数据驱动的脑卒中防治管理研究

刘 创 贾如春 著
罗 利 主审

电子工业出版社
Publishing House of Electronics Industry
北京·BEIJING

内 容 简 介

本书共7章：第1章介绍研究背景、研究意义、研究逻辑框架和研究内容等；第2章阐述脑卒中慢性病再入院风险分析和相关防控措施研究、随访优化和转诊决策与协调等研究现状；第3章以西南C市的真实医保大数据为研究对象，通过数据清洗和预处理，对两种非预期再入院事件的现状、预警因素与造成的损失分别进行研究；第4章建立考虑区域、医院和患者层不可观察异质性的再入院随机过程预测模型及其变体，将这些模型和机器学习模型分别用于预测脑卒中患者30天全因再入院和4年同因反复再入院，并比较这些模型预测两种不同再入院事件的性能；第5章研究单体三级医院的患者随访策略，医院内部医生门诊、护士电话/微信随访干预协作的问题；为三级医院制定科学的脑卒中患者出院后有限规划期内随访策略；第6章突破单体医院的空间限制，构建由三级医院和二级康复医院组成的两级下转系统，以缓解患者再入院问题。

本书可供工业工程、管理科学、系统科学、医院管理等专业的本科生、研究生、教师及医疗行业从业人员阅读、参考。

未经许可，不得以任何方式复制或抄袭本书之部分或全部内容。
版权所有，侵权必究。

图书在版编目（CIP）数据

数据驱动的脑卒中防治管理研究 / 刘创，贾如春著.
北京：电子工业出版社，2025.4. -- ISBN 978-7-121-50152-4

Ⅰ. R743

中国国家版本馆CIP数据核字第20250A6K91号

责任编辑：刘　洁
印　　刷：北京七彩京通数码快印有限公司
装　　订：北京七彩京通数码快印有限公司
出版发行：电子工业出版社
　　　　　北京市海淀区万寿路173信箱　邮编：100036
开　　本：787×1092　1/16　印张：10.75　字数：275.4千字
版　　次：2025年4月第1版
印　　次：2025年4月第1次印刷
定　　价：49.80元

凡所购买电子工业出版社图书有缺损问题，请向购买书店调换。若书店售缺，请与本社发行部联系，联系及邮购电话：(010) 88254888，88258888。
质量投诉请发邮件至zlts@phei.com.cn，盗版侵权举报请发邮件至dbqq@phei.com.cn。
本书咨询联系方式：(010) 88254178，liujie@phei.com.cn。

题　　词

　　健康大数据有助于突破慢性病防控"瓶颈"、为解决慢性病防控中的突出问题提供创新模式。本书以脑卒中为例，利用医保大数据，通过统计学、生存分析、机器学习等技术，深入挖掘患者再入院风险的规律和特征。同时，结合数学规划和排队博弈等理论，优化随访策略和下转决策，旨在提高医疗服务的质量和效率，降低患者的再入院风险。研究成果不仅有助于完善我国慢性病防控体系，也为医院管理提供了有益的参考。我相信，随着数据驱动策略的进一步发展和应用，我们将能够更好地应对慢性病带来的挑战，为"健康中国"的建设作出更大的贡献。

——四川大学商学院　罗利教授（二级）

　　面对慢性病发病率的持续上升，尤其是以脑卒中为代表的心脑血管疾病，我们需要创新的管理策略和手段。本书从医保大数据出发，利用统计学、生存分析、机器学习等技术，对脑卒中患者的再入院风险进行深入挖掘和分析。在此基础上，结合数学规划和排队博弈等理论，旨在优化随访策略和下转决策，提高医疗服务的质量和效率。研究成果不仅有助于完善医院的运营管理，还能为患者提供更加精准和个性化的服务，推动"健康中国"的建设。

——四川大学华西医院　蒋艳教授

前　言

慢性病发病率持续升高，对我国居民健康造成了严重威胁，已成为影响我国经济社会发展的重大公共卫生问题，其中以脑卒中为代表的心脑血管疾病形势更为严峻。《健康中国行动（2019—2030 年）》明确提出，对以心脑血管疾病为首的 4 类重大慢性病开展防控攻坚。脑卒中是最主要的心脑血管疾病，同时也是导致我国死亡人数最多的疾病，2021 年我国患者超过 2800 万人，每年住院总费用超过 1300 亿元，远高于高血压和糖尿病患者的住院费用总和，极大消耗了我国相关医疗资源；而脑卒中患者迁延不愈的特征使得患者再入院频发。

以脑卒中为代表的慢性病再入院可以通过科学防控有效控制。2022 年 4 月，国务院办公厅印发《"十四五"国民健康规划》，进一步强调"病前主动防、病后科学管、跟踪服务不间断"的医疗健康服务理念。《健康中国行动（2019—2030 年）》也明确提出，再入院率（也称为"再住院率"）指标要达到或接近世界先进水平。2020 年 12 月，国家卫健委印发《三级医院评审标准（2020 年版）》，正式将住院患者出院后 0～31 天内非预期再入院率纳入医疗服务能力与医院质量安全指标。由此可见，慢性病再入院风险预警和防控对患者健康促进、医院管理以及"健康中国"建设均有着举足轻重的作用。

当前，我国慢性病再入院防控仍处于探索阶段，尚未建立完整、成熟的医疗运作体系，尤其在再入院风险分析、预警与防控等方面存在诸多不足。具体问题为：①传统的单体医院信息系统无法记录患者跨院就医情况，且人工随访记录的患者失访问题严重，难以支撑系统、全面的患者再入院风险分析和评估，导致预警信息准确性、完整性不足；②出院患者的随访管理与再入院风险预测分析衔接不紧密，且缺乏优化方法的支撑，导致随访工作的科学性、有效性不足；③医院由于资源紧张且面临住院时间的绩效考核压力，可能会让患者过早出院，导致再入院率提升，形成恶性循环，而分级诊疗下转为此提供了全新的解决思路。

基于上述研究背景，本书以脑卒中为研究对象，综合运用统计学、生存分析、机器学习、数学规划、排队博弈等相关理论和方法，根据医保大数据，提出数据驱动的脑卒中患者再入院风险预警与防控策略，从以下 4 个方面开展系统性研究。

（1）数据驱动的脑卒中患者再入院风险分析

基于西南 C 市 2015—2018 年的医保大数据，提取脑卒中患者的住院记录，运用生存分析等方法先后对患者2种非预期再入院风险的预警因素及损失进行量化研究[①]。结果显示：①脑卒中患者再入院使医保累加花费增加70%~80%，并且会加速患者预后死亡；②30天全因再入院的预警因素包括郊县、男性、50岁以下、城乡居民医保、过短或过长的住院时间、出院状态不明等，4年同因反复再入院的预警因素包括城区、男性、50岁及以上、城镇职工医保、住院时间过长、出院状态标记为康复等；③二级医院和三级医院的脑卒中住院患者30天全因再入院风险不具有显著差异，为后续向下转诊研究提供了现实依据。

（2）数据驱动的脑卒中患者再入院风险预测研究

基于上一部分研究所确定的预警因素，通过量化区域、医院、患者不可观察异质性对再入院的影响，构建了具有时依特征（Time-Dependent）的再入院风险预测模型，验证并比较了模型预测2种不同再入院风险的性能。基于最优预测模型，可视化并解释了模型中区域、医院、患者各层级不可观察异质性对患者再入院发生时间的预警作用。结果显示：①预测30天全因再入院的P-HLL模型（考虑医院不可观察异质性的参数模型），和预测同因反复再入院的P-PGL模型（考虑患者不可观察异质性的参数模型）能够兼顾预测精度和模型可解释性，这表明本研究提出的模型可适用于不同的数据集和患者队列，具有一般性意义；②30天全因再入院与医院的相关性更高，而4年同因反复再入院与患者自身的相关性更强，这为后续医院随访规划提供了理论基础；③除了提高预测性能，不同层级的不可观察异质性变量估计值还能解释和量化不同患者、医院、区域的再入院风险或再入院时间。这些不同层级的异质性变量估计值能为医院管理人员和政府提供决策支持。

（3）基于脑卒中患者再入院风险分层的随访策略研究

基于上述最佳实证预测模型结果和结论，运用聚类方法对异质性患者再入院风险进行分层，同时考虑干预有效性随时间衰退的动态特征和医护产能限制，采用故障率阈值维护方法来优化随访策略，最后，以干预总成本最小化为目标函数，构建整数规划模型，得到规划期内不同出院时间的不同风险患者的最优医护联合随访策略。结果显示：①有效性更高的门诊干预的间隔可以更大，而有效性更低的电话/微信干预应该一起进行，以提高干预效果；②电话/微信随访虽然比门诊随访更经济便捷，但并不能完全替代门诊随访的作用，过分限制门诊产能并不能有效降低再入院率，因此医院在设计随访干预计划时需要合理配置不同类型的医疗资源；③患者风险画像分层（将患者分为再入院高、中和低风险）对出院后随访干预的降本增效具有显著积极的影响。

（4）再入院惩罚成本对脑卒中患者下转策略影响研究

考虑通过向下转诊来破解三级医院住院时间和再入院的考核压力，基于M/M/1排队与博弈论构建从三级医院到二级康复医院转诊的数学模型，研究三级医院转诊支付的协调机制，并探索再入院率绩效考核对三级医院下转策略的影响。结果显示：①三级医院的最优

[①] 一是政府考核医院医疗服务质量的30天全因再入院，全因再入院指对患者后续入院的病因不作局限性规定，即需要纳入患者出院后30天内由任何病因引发的再入院；二是能够反映医疗服务系统对慢性病中长期管控水平的同因反复再入院，即患者后续反复住院的病因与首次住院病因相同，本研究基于2015—2018年医保大数据，因此，涉及患者4年同因反复再入院。

下转人数关于再入院惩罚成本和其再入院率呈单调递增关系，当对医疗服务机构和系统实施再入院惩罚后，最优下转人数和转移支付价格均将增加；②二级康复医院的设立有利于降低整个医疗系统患者再入院率，缩短患者等待时间，提高三级医院和二级康复医院效益。下转方案可实现政府、三级医院、二级康复医院、患者多方共赢的目标；③除了关注二级康复医院产能外，还需要持续关注其医疗服务质量，以防止满足政策条件的二级医院转为康复护理机构后服务质量下降。

其中，研究内容（1）和（2）从政府实施再入院绩效评估的视角出发，对多区域、多医院、不同脑卒中患者再入院风险进行全面评估和预警。此外，再入院率绩效考核首先从三级医院开始实施，研究内容（3）和（4）主要站在三级医院的立场，进一步开展脑卒中患者再入院防控优化研究。

本书由从事数据驱动的脑卒中防治管理、经验丰富的行业专家与老师共同研究和写作完成。刘创负责整体设计，并研究和写作了第一章、第二章、第三章、第五章、第六章及附录；贾如春负责校对，并研究和写作了第四章；江乙、姜泽坤、殷晋共同负责完成第七章；罗利负责整本书的审核。

本书所有知识点都结合具体实例和程序讲解，便于读者理解和掌握，本书可供工业工程、管理科学、系统科学、医院管理等专业的本科生、研究生、教师、医疗行业从业人员阅读、参考。由于时间和作者水平有限，书中难免存在疏漏之处，敬请读者批评指正！

本研究得到了国家自然科学基金项目（72342014、72371176）的资助。在此，非常感谢国家自然科学基金委员会对本研究的资助！本书在撰写过程中，得到了四川大学商学院罗利教授、贺小舟博士、向杰博士、房圆晨博士的指导和帮助！本书还得到了四川大学华西医院蒋艳教授、段丽娟副教授等专家的大力帮助，有了他们的支持，本书的调研访谈、数据收集等工作才得以顺利进行，对此表示衷心的感谢！

图目录

图 1-1　研究逻辑框架 ··· 6
图 1-2　技术路线 ··· 10
图 2-1　文献综述逻辑结构 ·· 11
图 3-1　2015—2018 年因脑卒中反复再入院患者的选择流程 ····················· 29
图 3-2　30 天全因首次再入院和 4 年同因反复再入院数据集概况 ··············· 30
图 3-3　脑卒中患者 30 天全因再入院率（2015—2018 年）······················· 33
图 3-4　脑卒中患者 30 天全因再入院花费比较（2015—2018 年）·············· 33
图 3-5　脑卒中患者 30 天内全因再入院时间规律（2015—2018 年）··········· 34
图 3-6　脑卒中患者首次入院后 30 天再入院常见病因（2015—2018 年）····· 34
图 3-7　导致 30 天再入院最多的前 3 个病因的患者再入院时间分布（2015—2018 年）···· 35
图 3-8　脑卒中患者由不同病因导致 30 天再入院时间分布（2015—2018 年）············ 35
图 3-9　不同性别的患者 30 天全因再入院 ··· 36
图 3-10　不同年龄的患者 30 天全因再入院 ··· 36
图 3-11　不同医保类型的患者 30 天全因再入院 ···································· 36
图 3-12　不同区域的患者 30 天全因再入院 ··· 36
图 3-13　不同性别、年龄、医保类型的患者 30 天全因再入院累加风险（2015—2018 年）··· 37
图 3-14　不同医院级别 30 天全因再入院 ·· 37
图 3-15　不同收费医院 30 天全因再入院 ·· 37
图 3-16　不同入院月份患者 30 天全因再入院 ······································ 38
图 3-17　不同出院月份患者 30 天全因再入院 ······································ 38
图 3-18　不同住院天数患者 30 天全因再入院 ······································ 38
图 3-19　不同出院状态患者 30 天全因再入院 ······································ 38
图 3-20　显著影响患者 30 天全因再入院的合并症（2015—2018 年）········· 38
图 3-21　代表性病因患者 30 天全因再入院（2015—2018）····················· 39
图 3-22　脑卒中患者 4 年同因再入院时间分布规律（2015—2018 年）········ 45

IX

图 3-23 脑卒中患者 4 年同因首次再入院花费比较（2015—2018 年） …………… 46
图 3-24 不同患者入院次数分布（2015—2018 年） ……………………………… 46
图 3-25 不同入院次数患者病死率（2015—2018 年） …………………………… 46
图 3-26 不同性别患者 4 年同因再入院 …………………………………………… 46
图 3-27 不同年龄患者 4 年同因再入院 …………………………………………… 47
图 3-28 不同医保类型患者 4 年同因再入院 ……………………………………… 47
图 3-29 不同区域患者 4 年同因再入院 …………………………………………… 47
图 3-30 不同性别、年龄、医保患者 4 年同因累加再入院危险率（2015—2018 年） … 47
图 3-31 不同报销比例患者的医保类型 …………………………………………… 48
图 3-32 不同报销比例患者就医医院 ……………………………………………… 48
图 3-33 不同级别医院 4 年同因再入院 …………………………………………… 48
图 3-34 不同住院天数患者 4 年同因再入院 ……………………………………… 48
图 3-35 不同入院季度患者 4 年同因再入院 ……………………………………… 48
图 3-36 不同入院日患者 4 年同因再入院 ………………………………………… 48
图 3-37 不同出院状态患者 4 年同因再入院 ……………………………………… 49
图 3-38 不同亚病种患者 4 年同因再入院 ………………………………………… 49
图 3-39 不同合并症者 4 年同因再入院 …………………………………………… 49
图 4-1   医保数据层级结构 ………………………………………………………… 59
图 4-2   基于 Cox 半参数模型的 Harrell's C 值比较 …………………………… 67
图 4-3   基于参数模型的 Harrell's C 值比较 …………………………………… 68
图 4-4   生存曲线比较图 …………………………………………………………… 69
图 4-5   患者平均再入院时间间隔和不可观察异质性变量值 …………………… 71
图 4-6   医院平均再入院时间间隔和不可观察异质性变量值 …………………… 72
图 4-7   区域平均再入院时间间隔和不可观察异质性变量值 …………………… 73
图 5-1   随访干预计划研究结构 …………………………………………………… 78
图 5-2   不同风险水平患者的干预结果 …………………………………………… 83
图 5-3   不同风险水平患者的门诊干预次均成本变化对结果的影响 …………… 85
图 5-4   不同风险水平患者的电话/微信干预次均成本变化对结果的影响 …… 86
图 5-5   不同门诊干预有效性比例 α_i 下的干预总成本情况 ……………………… 88
图 5-6   高风险患者门诊干预有效性比例 α_1 变化对干预总成本和干预计划的影响 … 89
图 5-7   中风险患者门诊干预有效性比例 α_2 变化对干预总成本和干预计划的影响 … 89
图 5-8   低风险患者门诊干预有效性比例 α_3 变化对干预总成本和干预计划影响 …… 89

图 5-9 不同电话/微信干预有效性比例 β_1 下的干预总成本情况 ················ 90
图 5-10 高风险患者电话/微信干预有效性比例 β_1 变化对干预总成本和干预计划的影响 ····· 90
图 5-11 干预衰退因子 P_1、P_2 变化对干预总成本的影响 ················ 91
图 5-12 门诊干预衰退因子 P_1 对干预总成本和高风险患者干预计划的影响 ·········· 92
图 5-13 电话/微信干预衰退因子 P_2 对干预总成本和高风险患者干预计划的影响 ········ 92
图 5-14 3 月出院患者干预计划 ··· 94
图 5-15 6 月出院患者干预计划 ··· 94
图 5-16 9 月出院患者干预计划 ··· 94
图 5-17 12 月出院患者干预计划 ·· 94
图 5-18 风险层级划分对干预总成本的影响 ······································ 95
图 6-1 多层级医疗机构协作提供以脑卒中为代表慢性病连续护理服务 ············ 98
图 6-2 住院患者下转排队系统患者流模型图 ····································· 99
图 6-3 不同情景下不同决策模式的下转策略研究情形结构 ······················ 100
图 6-4 医联体内脑卒中住院患者下转决策博弈图 ································ 102
图 6-5 不考虑再入院惩罚成本时系统总利润 U_c 关于 λ_p 的变化示意图 ·········· 103
图 6-6 考虑再入院惩罚成本时系统总利润 $\tilde{U}_c$ 关于 λ_p 的变化示意图 ·········· 109
图 6-7 三级医院服务产能 μ_1 对均衡决策和均衡利润的影响 ···················· 117
图 6-8 二级康复医院服务产能 μ_2 对均衡决策和均衡利润的影响 ················ 118
图 6-9 三级医院再入院率 r 对均衡决策和均衡利润的影响 ····················· 119
图 6-10 二级康复医院再入院率 θ 对均衡决策和均衡利润的影响 ··············· 120

表目录

表 2-1	数据驱动的脑卒中慢性病再入院率、预警因素与损失研究	13
表 2-2	再入院预测方法总结	16
表 2-3	运作层的随访管理研究	21
表 2-4	联合策略动态随访干预模型比较	23
表 2-5	考虑医疗质量差异的住院患者下转决策优化比较	25
表 3-1	Elixhauser 合并症的 ICD-10 分类代码[162]	31
表 3-2	脑卒中患者 30 天全因再入院的预警因素 Cox 分析	40
表 3-3	脑卒中患者 30 天全因再入院高医保花费的预警因素	43
表 3-4	基于反复事件模型的同因再入院的单因素和多因素分析结果	50
表 3-5	脑卒中患者同因再入院高医保花费和患者预后的预警因素	53
表 3-6	脑卒中患者再入院风险预警因素与损失比较	56
表 4-1	脑卒中患者 4 年同因反复再入院数据集初步描述统计	63
表 4-2	再入院风险预测模型（共 39 个模型）	64
表 4-3	基于医保报销数据的再入院模型预测性能比较	65
表 5-1	门诊干预次均成本变化时目标函数的变化情况	84
表 5-2	电话/微信干预次均成本变化时目标函数的变化情况	85
表 5-3	干预有效性比例 (α, β_i) 变化下目标函数变化情况	87
表 5-4	干预衰退因子 P_1、P_2 变化时目标函数的变化情况	91
表 5-5	不同干预方式产能 W_1、W_2 下的结果对比	93
表 6-1	最优下转人数和最优转移支付价格	112
表 6-2	参数设置	114
表 6-3	最优下转人数系统协调优化与决策结果比较分析	115
表 A-1	脑卒中患者 30 天全因再入院数据集变量信息	126
表 A-2	脑卒中患者 4 年同因反复再入院数据集变量信息	128
表 A-3	基于卡方检验的脑卒中患者 30 天全因再入院单因素分析	130

表 A-4　基于卡方检验的脑卒中患者 4 年同因再入院单因素分析 ………………… 135

表 A-5　三个风险水平患者的 30 天再入院概率密度分布 $\tilde{\lambda}_{ij}$ ………………… 138

表 A-6　随访干预方式相关参数 ………………………………………………… 139

表 A-7　三级医院服务产能 μ_1 对均衡决策和均衡利润的影响 ………………… 140

表 A-8　二级康复医院服务产能 μ_2 对均衡决策和均衡利润的影响 …………… 141

表 A-9　三级医院再入院率 r 对均衡决策和均衡利润的影响 ………………… 141

表 A-10　二级康复医院再入院率 θ 对均衡决策和均衡利润的影响 …………… 142

目 录

1 绪论 1
  1.1 研究背景与研究意义 1
    1.1.1 研究背景 1
    1.1.2 研究意义 4
  1.2 研究逻辑框架与研究内容 6
    1.2.1 研究逻辑框架 6
    1.2.2 研究内容 6
  1.3 研究结构与技术路线 8
    1.3.1 研究结构 8
    1.3.2 技术路线 9
  1.4 本章小结 9

2 国内外研究现状 11
  2.1 数据驱动的脑卒中慢性病再入院风险分析与相关防控措施研究 12
    2.1.1 数据驱动的脑卒中慢性病再入院率、预警因素与损失研究 12
    2.1.2 数据驱动的脑卒中慢性病再入院预测方法研究 15
    2.1.3 再入院的防控措施研究 17
  2.2 预防性维护计划、调度优化与慢性病随访优化研究 18
    2.2.1 预防性维护计划与调度优化研究范畴与概念 19
    2.2.2 慢性病随访计划与调度优化研究 20
  2.3 医疗服务转诊决策与协调研究 23
    2.3.1 医疗服务上转决策与协调研究 23
    2.3.2 医疗服务下转决策与协调研究 24
  2.4 研究述评 26
  2.5 本章小结 27

3 数据驱动的脑卒中患者再入院风险分析 28
  3.1 数据来源与处理 28

  3.1.1 数据来源 ·· 28
  3.1.2 数据预处理 ·· 30
3.2 30 天全因再入院风险预警因素与损失分析 ·· 32
  3.2.1 描述统计分析 ·· 32
  3.2.2 基于 Cox 模型的全因再入院预警因素分析 ·· 39
  3.2.3 基于多元线性模型的再入院累加花费分析 ·· 42
3.3 4 年同因反复再入院风险预警因素与损失分析 ·· 45
  3.3.1 描述统计分析 ·· 45
  3.3.2 基于 AFT 模型的同因反复再入院预警因素分析 ·· 49
  3.3.3 反复再入院对累加花费和患者预后的影响分析 ······································ 52
3.4 再入院风险预警因素与损失比较 ·· 55
3.5 本章小结 ·· 56

4 数据驱动的脑卒中患者再入院预测研究 ·· 58

4.1 问题描述 ·· 58
4.2 模型构建 ·· 59
4.3 模型应用 ·· 63
4.4 结果分析 ·· 65
  4.4.1 模型预测性能比较 ·· 65
  4.4.2 不可观察异质性的预警作用 ·· 70
4.5 本章小结 ·· 74

5 基于再入院风险分层的脑卒中患者随访策略研究 ··· 76

5.1 问题描述 ·· 77
5.2 模型构建 ·· 78
  5.2.1 再入院时间模型构建 ·· 78
  5.2.2 假设与参数 ·· 79
  5.2.3 随访干预计划模型构建 ·· 80
  5.2.4 模型总结 ·· 81
5.3 脑卒中患者随访策略设计实例分析 ·· 81
  5.3.1 参数设置 ·· 82
  5.3.2 计算结果 ·· 82
  5.3.3 灵敏度分析 ·· 83
  5.3.4 不同场景下的干预计划 ·· 93
  5.3.5 风险分层的价值 ·· 95

  5.4 本章小结 ··· 95

6 再入院惩罚成本对脑卒中患者下转策略的影响研究 ······················ 97

  6.1 问题描述 ··· 99
  6.2 不考虑再入院惩罚成本的下转策略研究 ·································· 102
    6.2.1 系统集中决策 ··· 102
    6.2.2 系统分散决策 ··· 105
  6.3 考虑再入院惩罚成本的下转策略研究 ···································· 107
    6.3.1 系统集中决策 ··· 108
    6.3.2 系统分散决策 ··· 109
  6.4 系统协调优化与下转策略比较分析 ······································ 112
    6.4.1 分散决策向集中决策协调优化 ·································· 112
    6.4.2 两种情景的下转策略比较分析 ·································· 113
  6.5 脑卒中患者下转策略设计实例分析 ······································ 114
    6.5.1 系统协调优化条件结果分析 ···································· 115
    6.5.2 两种情景的下转策略比较分析 ·································· 115
    6.5.3 灵敏度分析 ··· 116
  6.6 本章小结 ·· 121

7 结论与展望 ··· 122

  7.1 研究工作总结 ··· 122
  7.2 研究创新点 ·· 124
  7.3 研究展望 ·· 125

附录 A ··· 126

  一、第 3 章的数据集信息说明和描述性统计数据 ····························· 126
  二、第 5 章的模型参数值 ·· 138
  三、第 6 章灵敏度分析的关键参数变化对均衡决策和利润的影响 ··········· 140

参考文献 ·· 143

1　绪论

1.1　研究背景与研究意义

1.1.1　研究背景

慢性病是严重威胁我国居民健康的一类疾病，已成为影响国家经济社会发展的重大公共卫生问题。《中国防治慢性病中长期规划（2017—2025年）》（国办发〔2017〕12号）指出，随着我国工业化、城镇化、人口老龄化进程不断加快，居民生活方式、生态环境、食品安全状况等对健康的影响逐步显现，慢性病发病、患病和死亡人数不断增多，群众慢性病疾病负担日益沉重[1]。慢性病影响因素的综合性、复杂性决定了防治任务的长期性和艰巨性。在所有慢性病中，1980—2019年，我国脑血管病患者出院人次数年均增速为9.59%，快于同期全病种出院人次数的年均增速（6.33%）；2019年，中国心脑血管疾病的住院总费用为3 133.66亿元[2]。据世界银行估算，2010—2040年，我国仅通过将心脑血管疾病的死亡率降低1%即可产生10.7万亿美元的经济效益[3]。随后，《国务院关于实施健康中国行动的意见》（国发〔2019〕13号）[4]、《健康中国行动（2019—2030年）》[5]明确提出我国将对以心脑血管疾病为首的4类重大慢性病开展防控"攻坚战"。

脑卒中是最主要的心脑血管疾病，也是导致中国死亡人数最多的疾病。中国脑卒中发病率是全球的2～3倍[6]，高居世界首位，且逐年增长。2019年3月《柳叶刀-神经病学》报告指出，中国每年有超过200万新发病例[7]。国家卫健委发布的统计数据显示，2021年，我国脑卒中患病总人数超过2 800万，每5位死亡者中至少有1位死于脑卒中[8]，占我国居民总死亡率的22.3%[9]。每年脑卒中住院总费用超过1 300亿元人民币，该数字仍在增长，远超过高血压和糖尿病的住院费用总和[2]，可见其形势之严峻。除了高发病率、高死亡率，75%～86.5%的脑卒中术后存活患者存在不同程度的身体功能障碍，60%处于复发高风险状态[10]，导致患者反复多次入院，这是造成我国疾病负担和医疗费用持续上升的主要原因之一[11]。

以脑卒中为代表的慢性病再入院，不仅使患者面临风险，加重患者、家庭、社会经济负担，增加医疗机构负荷，还会导致社会卫生资源被浪费。而以脑卒中为代表的慢性病再入院可以通过病后科学管理进行有效控制。2022年4月，国务院办公厅印发《"十四五"国民健康规划》，进一步强调"病前主动防、病后科学管、跟踪服务不间断"的医疗健康服务理念[12]；《健康中国行动（2019—2030年）》明确提出，再入院率等主要医疗服务质量指标达到或接近世界先进水平[5]；2020年12月，国家卫健委印发《三级医院评审标准（2020年版）》（国卫医发〔2020〕26号），正式将住院患者出院后0~31天内非预期再入院率纳入医疗服务能力与医院质量安全指标[13]，并在《三级医院评审标准（2020年版）实施细则》（国卫办医发〔2021〕19号）中强调，各省级卫生健康行政部门须遵循"标准只升不降，内容只增不减"的原则[14]。

然而，我国慢性病再入院防控仍处于探索阶段，尚未形成完整、成熟的医疗运作体系，特别是再入院风险分析、预警与防控等方面仍存在许多不足，具体问题总结如下。

（1）对出院患者再入院风险缺乏系统、全面的分析，预警信息准确性、完整性不足。

慢性病再入院风险分析为后续防控工作的开展提供了前馈信息，是科学防控的前提。慢性病再入院风险分析包括分析慢性病再入院危害因素、评估再入院风险以及可能造成的影响、再入院风险发展态势、再入院风险预测，识别可能再入院的患者等。

一方面，当前评判患者再入院的主要方式仍是单体医院信息系统或患者出院后的随访[15-17]，单体医院信息系统不能观察患者进入其他医院的记录，且以随访的方式追踪再入院数据不但耗费大量的人力物力，而且得到的结果通常不准确，难以确定患者再入院的准确时间，导致后续防控工作时效性不足，同时存在大量失访现象。

另一方面，再入院风险受到多种因素的影响，再入院结局存在异质性，为风险分析准确性带来了挑战。具体而言，不同区域在医疗资源配置、医疗服务可及性、医疗水平等方面存在差异；不同医院在医疗服务质量、医疗能力水平、医疗环境、出院计划有效性等方面存在差异；不同患者在人口社会学特征、临床特征、依从性、生活习惯等方面存在差异，这些都可能影响患者的再入院结局。在考虑区域、医院、患者情况对再入院事件的影响时，这些因素对不同性质的再入院事件的影响不尽相同，因此需要分别分析。

因此，通过深度挖掘跨区域、跨医院的大规模、高质量、碎片化程度较低的医保大数据，有助于对以脑卒中为代表的慢性病患者再入院风险进行系统、全面的评估；针对不同的再入院事件，甄别最主要的预警因素，并进行科学预测，识别最可能再入院的患者，从而有利于防控工作的科学开展。

（2）出院患者随访管理与再入院风险预测分析衔接性不强，且缺乏必要的优化方法支撑，随访工作的科学性、有效性不足。

随着《三级医院评审标准（2020年版）》的发布，三级医院管理层和医护人员更加关注如何有效、科学地降低再入院率。已有医学文献提出了许多干预措施来防止再入院，包括在患者出院前提供优质服务（如住院护理、患者教育和出院计划）、在患者出院后提供早期随访管理（如医生门诊复诊、护士电话/微信随访和家访等），在一定程度上改善了以往疾病治疗过程中存在的"重急救、轻预防"情况，有效提升了医疗服务质量。

随访管理的目的是在患者病情恶化并导致不必要的急诊或再入院之前，及时进行处理或治疗。然而，与患者出院前的管理相比，患者病情发展、依从性、距离等多重不确定因素给患者出院后的随访管理带来了挑战。多数医院在实施院外随访干预时，未通过风险预测分析准确识别可能的再入院患者，且医生门诊复诊和护士电话/微信随访之间缺乏协作或协作不持续。此外，随访时间、随访次数、随访对象往往由医疗服务提供者依据经验自主安排，缺乏优化方法的支撑。在随访时间上，目前的常见做法是建议患者在出院后1个月左右复诊，但患者很有可能在复诊之前就再入院，且这种定期、过长的复诊时间难以满足医院降低再入院率的需求。在随访次数上，如果随访过于频繁，导致较高的随访费用和时间，将使患者难以接受，从而不愿意接受随访；相反，如果随访次数不足，又无法有效、及时地发现并预警患者再入院风险，进而对患者和社会造成沉重的疾病负担，也会对医院服务质量和资源效率的提升造成消极影响。在随访对象上，由于资源有限，当前最常见的做法是对病情严重或高龄患者进行随访，而很多由于其他因素再入院的患者可能未被随访服务覆盖，导致随访可及性不足。

因此，医院管理者希望设计具有成本效益和科学性的患者院外管理策略。具体而言，医疗服务提供方仍然不确定要安排多少次随访、要安排哪些类型的随访，以及何时安排这些随访。尤其对于大型三级医院而言，医院在随访中可能用到的医疗资源尤其是门诊、医技检查、护理等往往供不应求。三级医院面临的现实难题为如何在有限的资源配置下，基于再入院风险分析提供的前馈信息，制定最佳的出院患者随访策略，在合适的时间对合适的患者实施合适的干预，使得再入院率达到医院要求，且干预总成本最低，以最低的成本获得最佳的健康促进效果。

（3）三级医院资源紧张且面临住院时间考核压力，可能会让患者过早出院，导致再入院率提升，形成恶性循环。

三级医院医疗资源紧张，同时有住院时长（Length of Stay, LOS）的考核压力，医院往往不得不让患者尽早出院。虽然尽早让患者出院可以缓解医院拥堵，但会影响患者预后质量，导致再入院率提升，形成恶性循环。分级诊疗，特别是下转机制提供了解决这一问题的新视角。通过将病情稳定的患者下转至社区/二级康复医院，三级医院既能缩短 LOS，又能有效降低再入院率。

发展以二级康复医院为代表的高质量接续性医疗服务机构，是政府在分级诊疗体系下防控脑卒中等慢性病再入院的重要举措。2015 年 9 月，《关于推进分级诊疗制度建设的指导意见》（国办发〔2015〕70 号）提出，明确各级各类医疗机构诊疗服务功能定位，城市三级医院主要提供急危重症和疑难复杂疾病的诊疗服务；城市二级医院主要接收三级医院转诊的急性病恢复期患者、术后恢复期患者及危重症稳定期患者[18]。《"十四五"优质高效医疗卫生服务体系建设实施方案》（发改社会〔2021〕893 号）进一步明确提出支持医疗资源丰富地区盘活资源，将部分有一定规模、床位利用率不高的二级医院转型改建为康复医疗机构和护理院、护理中心[19]。

脑卒中恢复期患者由三级医院下转至二级康复医院，能够获得低价保质的延续性专科医疗服务，进而使下转意愿大大提高，有效解决了基层机构护理不足而导致患者不愿意下转和再入院的问题。

然而，根据对多家医院的实地调研，发现当恢复期患者由三级医院下转至二级康复医院时，上、下级机构间存在利益冲突，这在一定程度上阻碍了患者下转。①相比于危急重症或急性期手术患者，恢复期患者对医院的收益贡献小，因此三级医院倾向于下转更多的恢复期患者，以达到缩短患者住院时间、提高床位周转率以接收更多危急重症或急性期手术患者的目的，同时有利于降低非预期再入院率，实现多方面收益。②对于二级康复医院而言，虽有一定的闲置资源，但如果过多地接收下转患者，导致接收急性期手术患者的容量有限，必然会影响其总收益。这种利益冲突与以往研究考虑的利益冲突不同，以往下转研究提出具有逐利行为的三级医院担心病源减少，引发经济利益损失，导致下转动机不强，从而从政府角度设计下级医院转诊支付机制,以激励上级医院下转。本研究认为,三级医院下转患者至二级康复医院能获得多方面收益,因此下转动机强烈,而二级康复医院站在自身利益最大化的角度则需要权衡。因此,三级医院为突破再入院和住院时间考核的恶性循环,通过分级诊疗将住院患者下转至提供延续性专科护理的二级康复医院,如何设计最佳的下转策略、如何设计利益协调机制来激励二级康复医院接收适量的患者,以及在再入院绩效约束下下转策略又该如何变化等问题,是亟待解决的问题。

因此,本研究以慢性病医保大数据为基础,根据中国人群疾病谱特征和具体社会经济情况,从脑卒中入手,围绕脑卒中患者再入院风险预警和防控策略优化进行研究,具体包含以下 4 个关键问题。

(1) 分析医保大数据,以脑卒中为例,全面、科学、合理地评估跨区域、跨医院脑卒中患者再入院风险,甄别不同再入院事件的风险预警因素和量化再入院风险损失。

(2) 在甄别预警因素的基础上,精准预测异质区域、异质医院、异质患者随时间变化的再入院风险和再入院时间,及时识别最可能再入院的患者。

(3) 三级医院如何在有限的资源配置下,基于再入院风险分析提供的前馈信息,制定最佳的出院患者随访策略,在合适的时间对合适的患者实施合适的干预,使得再入院率达到医院要求,且干预总成本最小,以最低的成本获得最佳的健康促进效果。

(4) 三级医院为突破再入院和住院考核的恶性循环,通过分级诊疗将患者下转至提供延续性专科护理的二级康复医院时,如何制定最佳的下转策略,如何设计利益协调机制来激励二级康复医院接收适量的患者,以及在再入院绩效约束下的下转策略该如何变化。

其中,研究问题(1)和(2)是站在政府实施再入院绩效评估的角度,对多区域、多医院、不同脑卒中患者再入院风险进行全面评估和预警。研究问题(3)和(4)是主要站在三级医院的角度进一步开展脑卒中患者再入院防控优化研究。

1.1.2 研究意义

随着"健康中国"战略的深入推进,慢性病过早死亡率虽然有所下降,但患病率却迅速提高,中国脑卒中患病人数位居全球第一,患者复发和再入院风险极高,不仅影响患者的生命质量,还造成医保额外支出巨大,医疗服务亟须从"重急救轻预防""重治疗轻康复""重药物轻管理"向"病前主动防、病后科学管、跟踪服务不间断"的医防融合方向发展。为解决上述问题,本研究基于管理科学与工程理论与方法,从数据驱动的角度出发,综合运用统计学、生存分析、机器学习、数学规划、排队博弈等相关理论方法,将传统优化思想、理论和技术延伸至慢性病再入院预防性医疗服务设计与优化中,提出数据驱动的脑卒中患者再入院风险预警与防控策略研究,拓展数据科学、风险管理和优化理论在医疗服务运作领域的应用。本研究的开展具有以下意义。

1. 理论意义

(1) 构建基于非完全信息的再入院过程预测模型,探索脑卒中患者再入院动态规律。本研究深度挖掘了西南 C 市 2015—2018 年的大规模、高质量、碎片化程度较低的跨区域、跨医院的脑卒中患者住院医保报销数据,在多维度、精细化统计分析的基础上,由于不同层级（区域层、医院层、患者层）存在非完全因素信息和非完全时间信息特征，构建考虑非完全信息的预测模型，把握患者再入院的动态特征，在保证预测模型可解释性的基础上，明显提升预测性能。

（2）充实和丰富慢性病随访干预优化研究，延伸和拓展可靠性学科研究方法在医疗服务运作中的应用。现有的随访干预优化模型可分为静态随访干预和动态随访干预模型，前者多采用二分类方法对患者再入院进行建模，旨在分析单一部门实施单一资源的一次性随访时最具成本效益的随访干预综合方案，但仅考虑有效性和成本，缺乏多部门、多资源的协同，也缺乏动态性、及时性。涉及多部门、多资源的联合策略动态随访干预模型能弥补以上不足，但是现有研究较少从医院面临再入院率绩效考核的角度出发。因此，本研究针对医院实际需求，考虑医院提出的再入院率阈值，采用可靠性领域预防性维护中的故障率（再入院率）阈值维护方法优化随访策略，是对可靠性研究理论和方法的延伸及拓展。

（3）拓展和丰富慢性病急性期术后患者接续性医疗服务协调优化研究，拓展患者流优化理论的深度和广度。已有研究主要围绕三级医院和社区医院组成的二级转诊系统进行下转协调，假设上、下级医院医疗质量同质。然而，现实中基层社区和三级医院的医疗质量存在差异（负差异），且只有少部分研究考虑了这种质量负差异，几乎没有研究考虑质量正差异，缺乏将提供高质量接续性医疗服务的二级康复机构纳入三级医院的下转系统后的均衡决策，因为患者下转至二级康复机构显然比回家或去社区能得到更高质量的专科护理，有助于三级医院突破住院时间和再入院恶性循环。尤其在由三级医院和二级康复医院组成的转诊系统中，再入院率绩效考核对下转策略的影响少有研究涉及。本研究立足于下转政策，创新性地在模型中将二级康复机构纳入三级医院的转诊系统中，同时考虑质量正差异，研究全新的利益共享机制，探索再入院绩效约束下的下转策略，拓展了患者流优化理论的深度和广度。

2. 实践意义

（1）探索脑卒中患者再入院风险的预警因素和损失，有助于为脑卒中防控指南提供决策支持。本研究以西南C市2015—2018年的真实数据为基础，基于多因素校正法，量化分析了30天全因再入院、4年同因反复再入院两种不同再入院事件的成因和影响，有助于在宏观的区域层面建立差别性再入院的防控方案，促进患者健康，减少卫生资源浪费。本研究通过利用大规模、碎片化程度较低的医保数据，考虑特定层级（区域层、医院层、患者层）的集聚效应对再入院的综合影响，有助于机构方/支付方比较不同区域、医院的再入院情况；有助于医院作为服务供应方评估和比较不同患者的再入院风险；有助于需求方患者掌握再入院风险，从而树立主动防范意识。

（2）实现患者出院后及时、有效且具有成本效益的随访，以解决三级医院再入院率过高的问题。三级医院作为优质稀缺资源主体，在分级诊疗中主要服务于急危重症及疑难复杂病症诊疗，可能面临再入院率高的问题。在门诊、医技检查、护理等关键资源供不应求的情况下，三级医院需要在有限的资源配置下，设计最佳的医护协作随访计划，在合适的时间对合适的患者实施合适的干预，使再入院率降至医院的期望范围内，且干预总成本最小。即以最低的成本获得最佳的健康促进效果，是三级医院面临的实际问题，也是本研究的重要意义之一。

（3）拓展多层级医疗机构协作的慢性病连续护理服务，不仅可缓解三级医院患者扎堆的现象，还可降低再入院率。三级医院面临住院时间和再入院率绩效考核的压力，容易陷入恶性循环。利用分级诊疗将脑卒中恢复期患者下转至能提供延续性专科护理的二级康复医院，是解决恶性循环的突破点。如何设计利益共享机制和下转策略，为患者提供高质量的延续性专科医疗服务，是三级医院面临的实际问题，也是本课题的重要研究意义。

1.2 研究逻辑框架与研究内容

1.2.1 研究逻辑框架

本研究提炼出关键研究问题并进行研究，从医保大数据驱动的角度出发，对脑卒中再入院风险预警和防控策略进行研究，如图1-1所示。

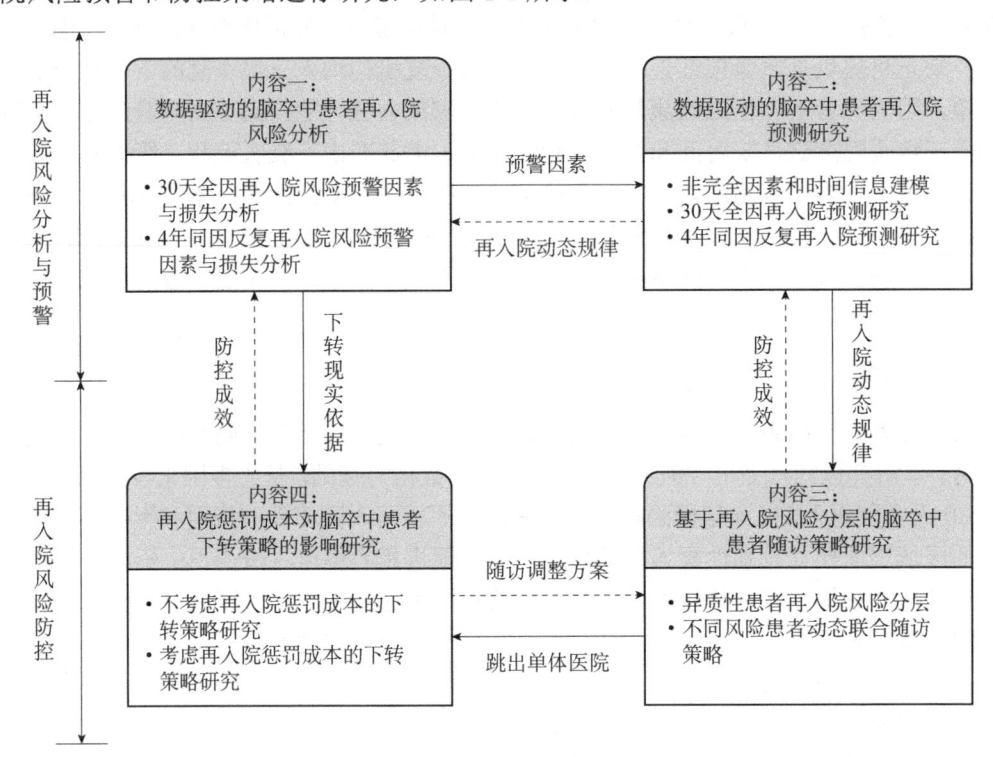

图1-1 研究逻辑框架

1.2.2 研究内容

1. 数据驱动的脑卒中患者再入院风险分析

以西南C市的真实医保大数据为研究对象，通过数据清洗和预处理后，对2种非预期再入院事件的现状、预警因素与造成的损失分别进行研究。

首先，针对 30 天全因再入院，初步分析 2015—2018 年的再入院趋势、每例再入院患者额外的医保花费、患者再入院时间和病因等基本情况。此后，运用卡方检验、Cox 模型、多重共线性检验分析患者 30 天全因再入院的预警因素。经过多因素校正，得到不同医院级别的 30 天再入院风险比较结果，为后续下转研究提供现实依据。此外，将上一步的预警因素纳入多元线性回归模型，将对数转化后的累加医保花费作为结果变量。进行多变量校正后，得到 30 天全因再入院对医保累加花费影响的量化结果。

与此同时，还将分析能反映医疗服务系统对重大慢性病脑卒中长期管控水平的同因反复再入院，初步分析 2015—2018 年的再入院时间分布规律、每例再入院患者额外的医保花费、患者入院次数分布，以及不同入院次数患者的院内病死率等基本情况。运用卡方检验、AFT（Accelerated Failure Time）模型分析患者中长期（2015—2018 年，共 4 年）同因反复再入院的预警因素。将上一步的预警因素纳入多元线性回归模型，将对数转化后的累加医保花费作为结果变量。进行多变量校正后，得到同因再入院对医保累加花费的量化结果。与此同时，由于 AFT 模型能分析患者院内死亡随机过程（是否死亡及死亡时间），将上一步的预警因素纳入 AFT 模型，量化分析 4 年同因反复再入院对患者院内死亡的影响，并得到经过多变量校正后的量化结果。将以上 2 种不同再入院事件的成因和损失结果进行对比，提出医疗服务系统需要进行有针对性的干预，最后提出管理洞察。

本章的量化分析结果和结论为后续预测研究、随访策略和下转策略优化提供了现实基础和参数、场景支持。

2. 数据驱动的脑卒中患者再入院预测研究

首先，基于研究内容 1 中 2 种再入院事件的各自预警因素，不同区域、不同医院以及不同的患者特征均会影响患者再入院，由于不是所有因素均包含在医保大数据中，医保大数据外那些不可获得的因素作为隐藏变量（不可观察异质性）也会对再入院产生影响。其次，传统的建模方法侧重于预测固定时间窗内的再入院概率，不能刻画随时间变化的再入院事件，同时由于观察期有限，如 30 天观察期内只能将患者出院 30 天内的再入院纳入，这样的非完全时间信息称为"删失"（Censor）数据。因此，为克服以上非完全因素信息和非完全时间信息的问题，本研究建立考虑区域、医院和患者层不可观察异质性的再入院随机过程的预测模型及其变体，用这些模型和机器学习模型分别预测脑卒中患者 30 天全因再入院和 4 年同因反复再入院事件，并比较这些模型预测 2 种不同再入院事件时的性能。

本章得到的最优预测模型能向后续随访优化输出再入院动态规律，为患者再入院风险分层提供支撑。

3. 基于再入院风险分层的脑卒中患者随访策略研究

本研究内容是为三级医院制定科学的脑卒中患者出院后有限规划期内的随访策略，基于研究内容 2 中的最佳预测模型得到的结果，运用聚类方法对异质患者再入院风险进行分层（如高、中、低风险），从医院面临再入院率绩效考核的实际情况出发，考虑随访干预效果衰退因子，在给定产能的前提下，通过整数规划构建考虑医院预期再入院率约束和随访干预方式（医生门诊、护士电话/微信）约束的模型；以最小化随访干预成本为目标，通过灵敏度分析探讨不同参数变化（如不同干预方式的次均成本、不同干预方式的有效性比例、不同干预方式的干预效果衰退因子、干预产能)对干预方案决策变量和目标函数值的影响。随后,提出适应不同场景的随访干预方案和策略。最后,比较分析 5 种患者再入院风险层级划分对目标函数值的影响,进一步验证模型的有效性,为三级医院制定及时、有效的随访方案和患者再入院风险分层提供参考依据,以实现以最小的干预成本控制非预期再入院率的目标。

4. 再入院惩罚成本对脑卒中患者下转策略的影响研究

基于研究内容 1 的结论,二级医院和三级医院的脑卒中住院患者 30 天非预期再入院率不具有显著差异,这为三级医院下转脑卒中住院患者提供了现实依据。因此,三级医院突破空间限制,通过医联体平台引入二级康复医院下转脑卒中恢复期患者,下转患者能直接回家或去社区医院得到延续性专科护理,因此,三级医院能实现多维收益目标,达到住院时间和再入院率绩效考核的要求,留出床位从而接收更多收益更高的急性期患者。本研究提出基于利益共享机制的排队博弈模型,并分别从是否考虑再入院惩罚成本 2 种情景、松散型和紧密型医联体 2 种组织形式,分别展开探讨当二级康复医院和医疗系统分别为主导方时的均衡决策。首先从理论上分析,得到最优下转人数、最优转移支付价格、协调条件和再入院惩罚成本对下转策略的影响等,之后分析验证了理论分析结果,并进一步分析系统中三级医院产能和再入院率、二级康复医院产能和再入院率等关键参数,以及与最优下转策略、目标函数之间的变化规律。

1.3　研究结构与技术路线

1.3.1　研究结构

第 1 章:阐述研究背景、提出研究问题,指出研究意义、研究思路与内容、研究结构与技术路线。

第 2 章:综述国内外研究现状。针对本书所涉及的核心研究问题,对国内外相关文献进行系统梳理。首先,梳理国内外慢性病与脑卒中再入院研究的相关文献,重点对数据驱动的再入院风险预警因素及损失、预测方法和相关改善措施等进行分析;其次,系统梳理设备可靠性领域预防性维护优化与慢性病随访优化相关问题;然后,梳理医疗服务转诊决策与协调的相关研究。在依次整理和总结现有研究留存的研究空间的基础上,最后引出本研究所提出核心研究问题的研究价值。

第 3 章:数据驱动的脑卒中患者再入院风险分析。首先对 C 市 2015—2018 年医保大数据进行清洗和预处理,之后针对该问题,从 30 天全因再入院和 4 年同因反复再入院 2 种不同的事件展开研究。本章基于两阶段的多因素量化校正分析,研究结果和结论能够在实践中辅助医疗服务系统相关人员针对脑卒中患者不同再入院事件进行有针对性的管控,也为本研究后续的预测建模、随访优化和下转优化提供现实基础、条件设定、参数和场景支持。

第 4 章:数据驱动的脑卒中患者再入院预测研究。通过分析医保大数据内可获得的影响因素（可观察异质性）和医保大数据外未获得的影响因素（不可观察异质性）、患者再入院的完全时间信息和非完全时间信息，综合运用多种高级生存分析方法构建再入院随机过程模型，并将其应用于预测 2 种不同的再入院事件，将预测结果与不考虑非完全因素信息的生存分析模型、不考虑非完全因素信息和非完全时间信息的机器学习模型 XGBoost 进行比较，随后对不可观察异质性代表的非完全因素信息的预警作用进行分析，为后续单体医院的随访优化中患者再入院风险分层提供再入院动态规律。

第 5 章：研究单体三级医院的患者随访策略，医院内部医生门诊、护士电话/微信随访干预协作的问题；主要探讨在有限的医疗服务资源下，通过构建整数规划模型，同时考虑不同再入院风险水平患者资源消耗的差异和不同随访方式的有效性及有效性衰退因子，用最小干预成本实现医院希望达到的再入院率水平，生成及时、有效、具有成本效益的患者随访策略，旨在为单体医院运作层的随访计划提供参考依据。

第 6 章：突破单体医院的空间限制，构建由三级医院和二级康复医院组成的两级下转系统；研究紧密型、松散型 2 种不同医联体组织形式下的最优下转策略，以及松散型医联体向紧密型医联体转变进程中的协调条件；研究再入院绩效惩罚对上述最优下转策略的影响；最后，用第 3 章基于真实世界数据的脑卒中再入院结论作为参数，进行数值实例分析，以验证理论分析结果，并进一步分析系统中的关键参数与最优下转策略、目标函数之间的变化规律。

第 7 章：总结论文的研究结论、创新性，并提出研究展望和存在的不足。

1.3.2 技术路线

防控患者再入院风险的随访管理问题，本质上是可靠性领域研究框架在医疗运作领域的延伸和扩展，因此，本书主要借鉴管理科学与工程中可靠性理论的故障率过程建模、预防性维护服务优化等相关技术方法来解决本书所提出的随访管理问题。此外，防控患者再入院的下转决策与协调问题，本质上也是一种排队博弈过程。本研究的技术路线主要从研究思路、研究内容和研究方法 3 个方面进行概括，具体见图 1-2。

1.4 本章小结

本章首先对研究的选题背景进行深入分析，指出当前我国慢性病患者基数持续扩大为推进"健康中国"建设带来巨大挑战。因此，本研究以慢性病医保大数据为基础，根据中国人群疾病谱特征和具体社会经济国情，围绕脑卒中患者再入院风险预警和防控策略优化进行研究，核心研究问题分别为数据驱动的脑卒中患者再入院风险分析与预测研究、基于再入院风险分层的脑卒中患者随访策略研究和再入院惩罚成本对脑卒中患者下转策略的影响研究，以期完善以脑卒中为典型代表的慢性病再入院风险系统分析与预警，形成科学合理的随访策略和下转策略，为慢性病再入院风险预警与防控管理提供理论基础与实践依据。

数据驱动的脑卒中防治管理研究

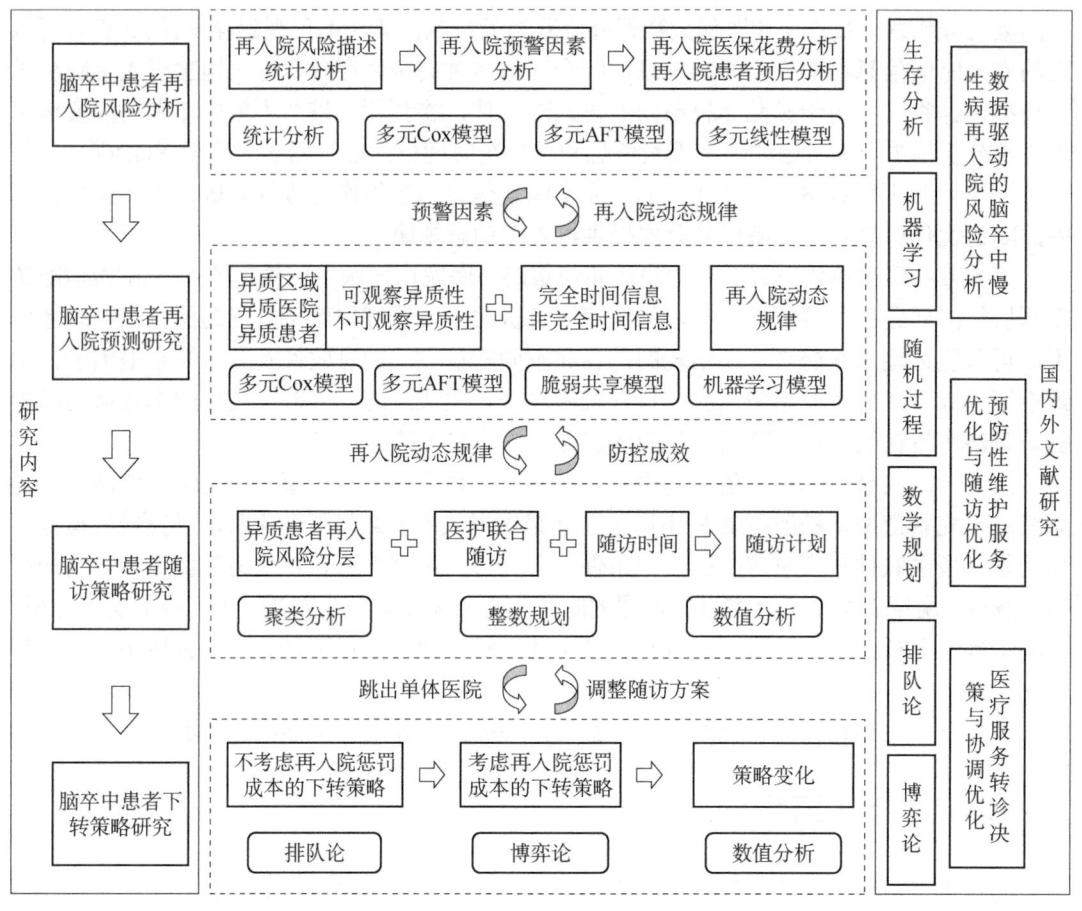

```
┌─────────┐  ┌─────────────────────────────────────────────────┐  ┌────┐ ┌────┐
│         │  │ ┌──────────┐  ┌──────────┐  ┌──────────────┐    │  │生  │ │数  │
│脑卒中患者│  │ │再入院风险描│→ │再入院预警 │→ │再入院医保花费│    │  │存  │ │据  │
│再入院风险│  │ │述统计分析 │  │因素分析  │  │分析 再入院患│    │  │分  │ │驱  │
│分析     │  │ └──────────┘  └──────────┘  │者预后分析   │    │  │析  │ │动  │
│         │  │ ┌──────┐ ┌─────────┐ ┌─────────┐ ┌──────────┐ │  │    │ │的  │
│         │  │ │统计分析│ │多元Cox模型│ │多元AFT模型│ │多元线性模型│ │  │    │ │脑  │
│         │  │ └──────┘ └─────────┘ └─────────┘ └──────────┘ │  │    │ │卒  │
│         │  │         预警因素 ⇄ 再入院动态规律              │  │机  │ │中  │
│    ↓    │  └─────────────────────────────────────────────────┘  │器  │ │慢  │
│         │  ┌─────────────────────────────────────────────────┐  │学  │ │性  │
│脑卒中患者│  │ ┌────────┐┌──────────┐┌──────────┐┌─────────┐ │  │习  │ │病  │
│再入院预测│  │ │异质区域 ││可观察异质性││完全时间信息││再入院动态│ │  │    │ │再  │
│研究     │  │ │异质医院 ││不可观察异质│+│非完全时间 ││规律     │ │  │    │ │入  │
│         │  │ │异质患者 ││性         ││信息       ││         │ │  │    │ │院  │
│         │  │ └────────┘└──────────┘└──────────┘└─────────┘ │  │    │ │风  │
│         │  │ ┌────────┐┌─────────┐┌─────────┐┌──────────┐ │  │随  │ │险  │
│         │  │ │多元Cox模││多元AFT模型││脆弱共享模型││机器学习模│ │  │机  │ │分  │
│         │  │ │型      ││         ││         ││型       │ │  │过  │ │析  │
│         │  │ └────────┘└─────────┘└─────────┘└──────────┘ │  │程  │ │    │
│ 研      │  │         再入院动态规律 ⇄ 防控成效              │  │    │ │预  │
│ 究   ↓  │  └─────────────────────────────────────────────────┘  │    │ │防  │
│ 内      │  ┌─────────────────────────────────────────────────┐  │    │ │性  │
│ 容      │  │ ┌────────┐  ┌────────┐  ┌────────┐  ┌────────┐│  │数  │ │维  │
│脑卒中患者│  │ │异质患者再│  │医护联合 │  │随访时间 │→ │随访计划││  │学  │ │护  │
│随访策略 │  │ │入院风险分│+│随访    │+│        │  │        ││  │规  │ │优  │
│研究     │  │ │层       │  │        │  │        │  │        ││  │划  │ │化  │
│         │  │ └────────┘  └────────┘  └────────┘  └────────┘│  │    │ │与  │
│         │  │ ┌────────┐  ┌────────┐            ┌────────┐ │  │    │ │随  │
│         │  │ │聚类分析 │  │整数规划 │            │数值分析 │ │  │    │ │访  │
│         │  │ └────────┘  └────────┘            └────────┘ │  │    │ │优  │
│         │  │     跳出单体医院 ⇄ 调整随访方案                │  │排  │ │化  │
│    ↓    │  └─────────────────────────────────────────────────┘  │队  │ │    │
│         │  ┌─────────────────────────────────────────────────┐  │论  │ │医  │
│脑卒中患者│  │ ┌──────────┐  ┌──────────┐    ┌────────┐      │  │    │ │疗  │
│下转策略 │  │ │不考虑再入院│→ │考虑再入院 │ →  │策略变化 │      │  │    │ │服  │
│研究     │  │ │惩罚成本的下││惩罚成本的下│    │        │      │  │    │ │务  │
│         │  │ │转策略     ││转策略     │    │        │      │  │博  │ │转  │
│         │  │ └──────────┘  └──────────┘    └────────┘      │  │弈  │ │诊  │
│         │  │ ┌────────┐    ┌────────┐       ┌────────┐    │  │论  │ │决  │
│         │  │ │排队论  │    │博弈论  │       │数值分析 │    │  │    │ │策  │
│         │  │ └────────┘    └────────┘       └────────┘    │  │    │ │与  │
│         │  └─────────────────────────────────────────────────┘  │    │ │协  │
└─────────┘                                                        └────┘ │调  │
                                                                          │优  │
                                                                          │化  │
                                                                          └────┘
```

图1-2 技术路线

2 国内外研究现状

本研究拟从"健康中国"战略视角出发，结合我国实际国情，以慢性病医保大数据为基础，选取重大慢性病脑卒中为研究病种，以三级医院防控出院患者再入院为切入点，在搜集数据驱动的慢性病再入院研究现状、预防性维护计划、调度优化与随访优化、医疗服务转诊决策与协调相关文献的基础上，梳理文献间的逻辑关系。首先，回顾脑卒中等慢性病再入院相关研究工作，了解当前相关分析方法和研究问题的不足。随后，通过对设备可靠性领域的预防性维护计划、调度优化相关研究进行综述，在总结该类问题的研究框架和方法的基础上，聚焦于医疗服务行业，梳理与本书研究问题相关的患者健康促进领域的慢性病或再入院随访优化问题分析的思路和研究方法，进一步研究面临异质性患者时三级医院如何设计具有科学性、成本效益的预防再入院的随访计划。最后，从医疗服务转诊与协调关系出发，聚焦于住院患者下转环节的利益协调机制，梳理当前与本书研究内容相关的问题分析思路和研究方法，进一步研究三级医院如何利用分级诊疗激励二级康复医院接收适量下转患者。通过综述已有研究文献，提出现有研究问题与研究方法的不足，进而提炼出本书研究问题的必要性和研究价值。本章按照图 2-1 所示的逻辑结构，从 3 个方面分别展开文献综述。

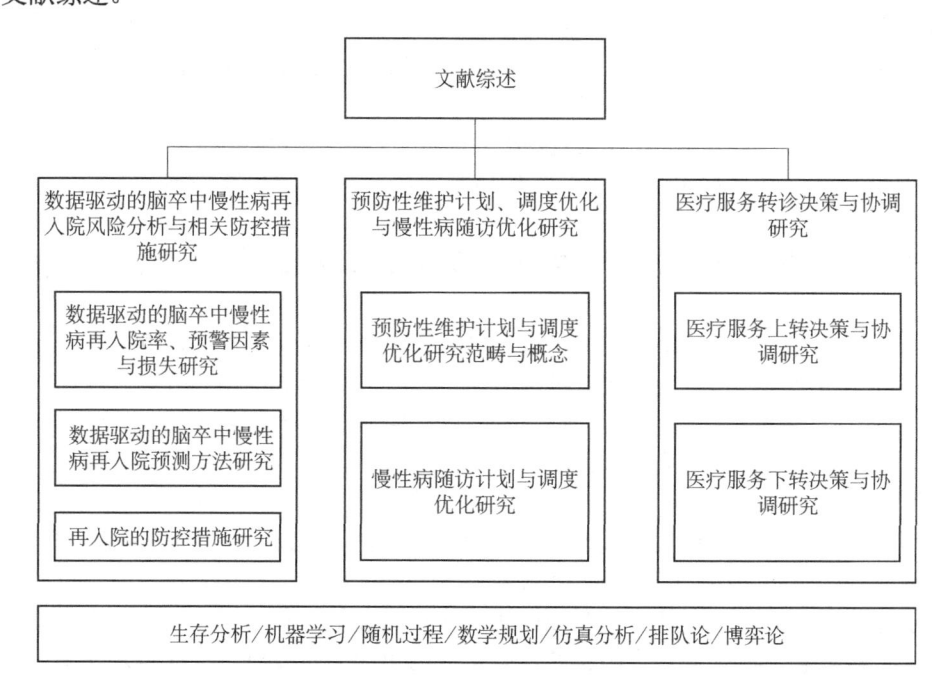

图 2-1 文献综述逻辑结构

2.1 数据驱动的脑卒中慢性病再入院风险分析与相关防控措施研究

20世纪60年代以来,医疗系统管理、实践工作者及学者逐渐意识到慢性病再入院给医疗系统运营带来了严重的影响。虽然Woodside在1953年研究伦敦精神病患者的结局中,首次提到再入院情况,并且随后几十年,再入院问题一直是医院管理者和临床医生关注的重点[20],但真正引发慢性病再入院研究热潮的是美国2010年颁布的《平价医疗法案》(The Affordable Care Act,ACA)和2012年真正实行的"医院再入院减少计划"(Hospital Readmissions Reduction Program,HRRP),使减少再入院的举措成为医疗系统最前沿的研究[21]。

再入院通常指住院患者在出院后再次被收治入院的情况[22]。在实际研究中,由于各个国家的医疗机制、医院管理模式、再入院测量规则等不一致,已有研究对再入院的时间间隔、入院方式和入院原因等细节未实现统一。首先,再入院的时间间隔包括7天、28天、30天、31天、60天、90天、4个月、180天或12个月等划分标准[23-25]。其中最常见的是30天再入院时间间隔。其次,在再入院方式上,有研究将计划性再入院排除在再入院范围之外。最后,再入院原因包括急诊、急救、择期原因再住院、全因入院、与前次入院相同或相关的疾病[26]。通常,30天全因首次再入院在以上研究中占主流地位。除此以外,KIM等[27]提出,特别对于慢性病而言,因疾病复发导致的多次反复再入院是对医疗资源和医疗花费的巨大消耗,值得深入研究。与30天全因再入院相对应,这种同一病种导致的反复多次再入院,本书将之命名为"同因反复再入院"。

国外业界和学界一致认为,慢性病再入院不但降低了患者的生命质量,还增加了患者和医疗系统的经济负担。而后,国外学者开始基于数据分析探索再入院的预警因素、再入院预测、再入院改善等,近几年涌现出了少部分学者开始关注如何将服务运作优化手段运用到该领域。本节主要围绕数据驱动的脑卒中慢性病再入院风险水平、再入院风险预警因素与社会经济后果分析、再入院预测建模、相关的防控措施进行综述。

2.1.1 数据驱动的脑卒中慢性病再入院率、预警因素与损失研究

从全球范围看,再入院率已被多个国家纳入医疗服务质量框架中,并制定了旨在降低再入院率以试图提高护理质量的国家级政策[28-31]。例如,美国于2010年颁布《平价医疗法案》、2012年正式实施"医院再入院减少计划",旨在降低指定慢性病30天全因非计划(非预期)再入院率。自2014年起,CMS每年报告心肌梗死、心力衰竭、肺炎、慢性阻塞性肺疾病(简称慢阻肺)和脑卒中5种慢性病的30天全因非计划再入院率[32]。结果显示,对于再入院率超过风险调整平均数的医院,其医疗保险报销比例减少了1%~3%。与美国步调几乎一致,英国也于2010年开始对30天紧急非预期(未指定病种)再入院率过高的医院进行经济惩罚[33]。表2-1覆盖了主要慢性病,并重点总结了不同国家围绕脑卒中开展的再入院研究。可以看出,来自多个国家的学者从数据驱动的角度对慢性病再入院率、预警因素进行了研究。此外,美国学者还额外对再入院风险损失进行了量化研究。

表 2-1 数据驱动的脑卒中慢性病再入院率、预警因素与损失研究

研究来源	数据时间	国家/医院（数据库）	样本量	慢性病	时间间隔	再入院率	预警因素	损失
KIM 等（2018）[37]	2010—2014 年	美国/2048 家医院（国家再入院数据库）	709 548	心肌梗死	30 天	12.3%	患者因素：女性、艾滋病、慢性肾病、贫血、高血压、胶原血管病、肺动脉高压、糖尿病、充血性心力衰竭、心房颤动；医院因素：住院时长	再入院患者的人均累计费用增加了 47.9%，人均累计中位费用高出 12 903 美元
TRIPATHI 等（2017）[38]	2013 年 1—12 月	美国/2001 家医院（国家再入院数据库）	206 869	心肌梗死	30 天	12%	患者因素：女性、高龄、高合并症负担	再入院患者的人均累计费用增加了 45%，人均累计平均费用高出 17 576 美元
RIOS-DIAZ 等（2020）[39]	2010—2014 年	美国/国家再入院数据库	15 935	切口疝	1 年	19.3%	患者因素：年龄、保险类型、Charlson 合并症指数高、合并症（贫血、慢性肺病、吸烟状况、肿瘤）、出院状态；医院因素：住院时长	再入院患者的人均累计平均费用高出 12 190 美元
POLLIFRONE 等（2021）[40]	2006 年 1 月—2015 年 12 月	美国/105 家医院	5 284	出血性脑卒中	30 天	8.5%	患者因素：合并症指数高、病情严重、保险类型	再入院患者的人均累计中位费用 34 313 美元
ARUNDEL 等（2016）[41]	1998 年 7 月—2001 年 10 月	美国/106 家医院	7 578	心力衰竭	30 天	20%	患者因素：年龄、疾病史；医院因素：住院时长、护理等级	再入院患者的人均累计平均费用高出 4 947 美元
SHAHEEN 等（2019）[42]	2014 年	美国/国家再入院数据库	58 954	肝硬化	90 天	25%	患者因素：男性、60 岁以下、3 种以上合并症、不遵医嘱出院	再入院患者累计费用高出 5 亿美元
SHIRAISHI 等（2018）[43]	2007—2015 年	日本/79 家医院	9 075	心力衰竭	30 天	4.8%～5.4%	NA	NA
美国 CMS 报告（2018）[44]	2014—2017 年	美国/4344 家医院	NA	缺血性脑卒中	30 天	9.3%～17.2%（Median: 11.8%）	NA	NA
LEE 等（2019）[45]	2013 年	日本/94 家医院	44 729	缺血性脑卒中	30 天	Mean: 7.6%	患者因素：医保类型、Elixhauser 合并症指数；医院因素：住院时长、等级、医院地理位置	NA

续表

研究来源	数据时间	国家/医院（数据库）	样本量	慢性病	时间间隔	再入院率	预警因素	损失
LABROSCIANO等（2019）[46]	2015—2016年	澳大利亚/140家医院	1 823 328	脑卒中大类	30天	6.5%~15%（Median：11%）	患者因素：身体机能、并发症	NA
RUFF等（2021）[47]	2011—2016年	德国/AOK公司患者报销数据库	84 326	脑卒中大类	1年	15%~31%	患者因素：高Charlson合并症指数、多次急诊史	NA
ANG等（2021）[48]	2008—2015年	马来西亚卫生部公立医院数据库	81 632	脑卒中大类	30天	13.5%	NA	NA
			151 729		90天	27.4%	NA	NA
BJERKREIM等（2018）[49]	2007年2月—2013年12月	挪威豪克兰大学医院	1 874	缺血性脑卒中	28天	11%~13%	患者因素：年龄、种族、卒中亚种、住院时长	NA
WEN等（2018）[25]	2015年1月—2016年12月	中国/375家中医院	50 912	脑卒中大类	30天	10.7%	患者因素：高龄、肠内营养、外周动脉疾病、卒中亚型	NA
文天才等（2019）[50]	2015—2016年	中国/北京24家医院	3 473	缺血性脑卒中	31天	28.8%	患者因素：年龄、卒中类型、医保类型、出院状态、住院时长、合并症；医院因素：临床路径	NA
XU等（2019）[51]	2007—2017年	中国/江西健康数据库	6 070	脑卒中大类	31天	27.64%	患者因素：年龄、医疗付费方式和职业；医院因素：住院时长、医院等级	NA
孙超等（2020）[52]	2018年9月—2019年10月	中国/1家医院	328	缺血性脑卒中	90天	8.6%	患者因素：疾病信息等；医院因素：住院时长；其他因素	NA
					30天	15.9%	患者因素：婚姻状况、吸烟史、合并高血压、合并高血脂、合并房颤、ADL评分；医院因素：住院时长、出院准备度；其他因素	NA

注：NA，Not Available.

整体而言，由于各个国家的基本国情、疾病谱、医疗体制、再入院统计规则不同，再入院率差距较大。其中，30 天再入院率范围跨度很大（4.8%~28.8%）。根据 WEN 等[25]对中国 375 家中医院 2015—2016 年脑卒中住院患者（93%的患者来自三级中医院）进行的统计分析，31 天非预期再入院率高达 28.8%。此外，KOLMOS 等[34]综述了多个国家脑卒中同因反复再入院率，范围跨度较大，多数研究随访时间为 1~5 年，再入院率主要覆盖范围为 10%~30%。

就预警因素而言，DESAI 等[35]和 KANSAGARA 等[36]的综述研究最早聚焦于分析影响再入院的关键因素。这些因素通常分为 3 类：（1）患者因素，如病史、疾病严重程度、合并症、年龄、性别、临床变量的变化、支付来源等；（2）医院因素，包括住院时长、出院计划的充分性、医院护理环境、医生特征等；（3）患者出院后，患者和医院双方的因素，包括出院后医院随访和跟进不足、患者不遵守用药和饮食指导、缺乏护理支持等。

脑卒中再入院预警因素也可以分为患者因素、医院因素和其他因素 3 类[25, 40, 45-49]。患者因素包括可干预因素（脑卒中复发、感染、吸烟、高血压等）、不可干预因素（年龄、遗传等）和疾病严重程度（合并症、并发症多、出院愈合不佳等）。医院因素包括患者交接不足、住院时间过短或过长、出院准备不足、出院后无专业医护人员的康复指导等，这些因素易导致出院后患者出现感染、骨折等其他并发症而入院（KOLMOS 等[34]，TOO 等[53]）。改善患者预后、加强和优化二级预防、降低再入院率是目前临床护理亟须解决的问题。最后，其他因素包括社会支持、延续性护理、交通不便、预约困难、复诊不及时等（孙超等[52]，李思琴等[54]）。

以上研究结果表明：（1）从全球范围来看，虽然国外再入院研究开展较早，但由于受获取数据的时间、不同数据来源（单体医院或多家医院的医保报销数据、电子病历、随访记录等）、不同人群来源（美国、英国、澳大利亚等）、不同疾病（心肌梗死、心力衰竭、脑卒中等）、不同因素（患者因素、医院因素、其他因素等）的影响，结果显著不同，国外研究系统并不适用于我国；（2）已有少数美国学者关注不同慢性病再入院风险损失（社会经济后果）的量化研究，而我国关于再入院的研究多处于预警因素分析阶段，到目前为止，依托我国情景的数据驱动的脑卒中再入院风险损失分析的研究较少。

2.1.2 数据驱动的脑卒中慢性病再入院预测方法研究

利用上述再入院风险预警因素，许多学者开始关注再入院风险预测。其中，KANSAGARA 等[36]、ZHOU 等[55]、ARTEXTE 等[56]、COFFEY 等[57]系统地分析了已有的 261 项研究，从而提出对预测风险模型目标的代表性见解。我们在此基础上，进一步分析近期发表的具有影响力的 13 篇预测类文章，如表 2-2 所示。这些研究以回顾性研究为主，也有一些研究遵循前瞻性研究设计。回顾性研究主要是用于其他目的的患者记录，其优点是数据以患者记录的形式存在，无须收集。相比之下，前瞻性研究收集数据主要用于特定的研究目的，允许准确定义和收集所需的数据；然而，缺点在于需要等待，必须首先记录事件（例如患者组的再入院），然后才能对其进行分析。

表 2-2 再入院预测方法总结

研究来源	国家/数据来源	疾病	时间间隔	预测方法：C 值
FRANCKOWIAK 等[58]	美国/Cerner 公司健康事实数据库	多种疾病	30 天	LR：0.73
XU 等[51]	中国/江西健康数据库	脑卒中	90 天	LR：0.771 XGBoost：0.782
XU 等[59]	美国/Geisinger 健康系统	慢阻肺	30 天	Hospital Score：0.6 LACE：0.6 RF：0.624 LR：0.635 SVM：0.643 GBDT：0.654
李金林等[60]	中国/某区域卫生信息平台	NA	0～30 天； 31～60 天； 61～90 天； 90 天以上	RF：NA SVM：NA ANN：NA
ZHANG 等[61]	中国/华西医院	心肌梗死	30 天	DC：0.681 RF：0.701 AdaBoost：0.702 SVM：0.707 ET：0.709 GBDT：0.710 Stacking：0.720
SHANG 等[62]	美国/Cerner 公司健康事实数据库	糖尿病	30 天	NB：0.652 TE：0.685 RF：0.686
林瑜等[63]	美国/重症医学数据库	重症	住院期间再入 ICU	RF：0.827 AdaBoost：0.851 GBDT：0.858 LR：0.810
LINEBACK 等[64]	美国/西北医药企业数据库	脑卒中	30 天	LR：0.58
DINH 等[65]	美国/Cerner 公司健康事实数据库	糖尿病	30 天	LR：0.68 ANN：0.83 SVM：0.92 XGBoost：0.99
AMRITPHALE 等[66]	美国/国家再入院数据库	脑卒中	30 天	DT：0.588 RF：0.611 SVM：0.67 LR：0.68 DNN：0.79
SHAH 等[67]	美国/加州医疗数据库	腰椎间盘突出症	30 天	RF：0.629 LR：0.675 AdaBoost：0.686 XGBoost：0.687

续表

研究来源	国家/数据来源	疾病	时间间隔	预测方法：C值
AFRASH 等[68]	伊朗/Ilam University of Medical Sciences	COVID-19	30天	Bagging：0.84 SVM：0.89 XGBoost：0.91
HOGAN 等[69]	美国/国家再入院数据库	哮喘	180天	Cox：0.592 ANN：0.636

注：NA，Not Available。

由上述研究可以发现，Cox（Cox Proportional Hazard）、LR（Logistic Regression）以及 DC（Decision Tree）、RF（Random Forest）、SVM（Support Vector Machine）、NN（Neural Network）、Boosting 等机器学习方法已被普遍应用于再入院风险的预测，评价预测方法性能的 C 统计量，即 AUC 值（UNO 等[70]）的变化幅度较大，大多数研究在（0.5，0.8）区间内变化。少数研究中 C 值能达到 0.8 及以上。C 的取值范围一般为 0.5~1，0.5 及以下表示分类能力不足，1 表示完美分类（WESTREICH 等[71]）。Gatt 等[72]进一步明确了对这些统计数据的解释：$C \leqslant 0.6$ 的模型有极差的判别能力；C 在（0.6，0.7）和（0.7，0.8）区间内分别表明较差、良好的判别性能；$C > 0.8$ 的统计量模型则显示出优异的辨别性能。此外，美国医疗健康系统已开始实施在线再入院风险计算器，比如，美国胸外科医师学会用于预测成人心脏术后死亡率和发病率[73]，美国成果研究和评估中心提供的患者出院后 30 天内心力衰竭再入院预测[74]。

已有上述研究结果表明：（1）大部分已开发的方法的 $C < 0.8$。尽管这些预测方法在降低医疗成本和提高整体护理质量方面存在很大潜力，但其预测性能和对再入院的整体理解仍需要在未来研究中进行改进（ZHOU 等[55]；ARTEXTE 等[56]；COFFEY 等[57]；GATT 等[72]；MAHMOUDI 等[75]；HUANG 等[76]）。（2）已有研究大多假设患者、医院是同质化的，不能全面把握并深刻理解再入院预测。（3）这些方法大多属于分类预测模型，只考虑再入院在有限时间窗（如 30 天）内是否发生单维结局，没有考虑事件发生的时间信息，即不能预测患者再入院的具体时间。患者记录中再入院的发生时间至关重要，因为其可能会揭示患者病情的进展模式，提供疾病在时间管控方面的重要信息。因此，与单维预测方法相比，考虑再入院是否发生以及发生时间的二维预测方法，能够极大地提升管理实践价值。（4）目前尚未将基于实证或预测的估计值结果或结论应用于指导和优化医疗护理服务管理及决策中。

2.1.3 再入院的防控措施研究

针对患者再入院的原因或预警因素进行分析后，许多学者开始关心如何采取一定的措施降低再入院率和数量。根据再入院的预警因素，再入院主要受患者、医院和其他因素影响，学者在研究改善策略时，主要从这些角度进行分析。

NORBERT 等[77]最早提出一部分慢性病再入院可以避免，另一部分则不能避免。此后，FOSTER 和 HARKNESS[78]发现，通过更好的患者出院后管理，可以降低很大比例的再入院率；并且，可避免的再入院在很大程度上可以通过提升医院的运营服务能力得到有效控制，因此，很多学者致力于研究如何降低由医院相关的原因导致的再入院率。

LUKE 等[79]将以医院主导的干预措施分为患者出院前、出院后和桥接期 3 个阶段，共包括 12 种不同的措施。患者出院前的干预措施包括患者教育、药物调节、出院计划以及随访计划。出院后的干预措施包括电话随访、患者热线、与门诊服务提供者的及时沟通、及时的门诊复诊随访以及出院后的家访。桥接期的干预措施包括过渡期指导、医生在住院和门诊环境中的连续性，以及以患者为中心的出院指导。覃桂荣[80]提出，在这些措施中，最关键且最易实施的措施依次包括专家门诊复诊随访、电话/微信随访、基于网络平台的健康教育等。无论是门诊复诊随访还是护士电话/微信随访，都是通过在不同时间节点实施相关的诊疗和护理决策，旨在监测患者病情是否已稳定、避免再入院等。这些原则性的指导为后续实施操作和大量对照试验研究的涌现奠定了基础。其中，一些学者通过对照试验验证患者出院后随访实施的及时性可以有效降低 30 天再入院率[81-84]，但是均未涉及随访干预的最佳时间。此外，KANSAGARA 等[36]、ZHOU 等[55]提出有针对性地识别具有再入院高风险的慢性病患者，在慢性病管理中具有重要意义。Dennis 等[85]进一步明确指出，对高风险患者不同亚群体实施随访的最佳时机和方式是未来的研究方向之一。

为提升医院的运营效率和成本效益，近年来，远程监测得到学者的关注，但是远程监护能否降低再入院风险在已有的研究中存在很大争议[115-118]。INGLIS[119]就此现象，对已有的远程监护文献进行分析后提出，仅靠远程监护并不能改善患者的治疗效果，远程监护应被视为帮助患者和医疗保健专业人员管理慢性病的工具，而不是护士和其他受过训练的医疗保健专业人员在持续治疗慢性病中抽身的理由。BUDHRAM[86]研究发现，针对急性脑卒中，在病发后 3 小时内开展的远程治疗比传统治疗的成本更低，且两者护理效果的差异并不显著。

医院在患者再入院前就对患者实施干预是为了防止患者病情恶化或疾病复发而导致再入院，体现了预防医学的理念。预防医学以人群为重点研究对象，研究人类健康的影响因素及其作用机制，以及疾病的发生、发展和流行规律，制定预防和控制对策[87]。

2.2 预防性维护计划、调度优化与慢性病随访优化研究

预防性维护（Preventive Maintenance，PM）最早起源于机器设备维护，是指在设备发生故障之前基于合适的时间间隔对设备实施合适的维护策略，防止设备系统失效而导致停工，保障设备的可靠性，减少退化设备系统的维护成本，最终支持顺利生产（MCCALL，1965[88]）。预防性维护与事后维护（Corrective Maintenance，CM）均属于设备维护，但后者在设备系统发生故障后采取维护维修措施。患者随访计划是指针对出院后的患者，在其病情恶化并导致不必要的急诊或再入院之前，基于合适的时间间隔，对患者实施合适的随访手段（如专家门诊复诊、护士电话/微信随访等），防止不必要的再入院。因此，发展起源更早、研究成果更丰富的设备可靠性领域的预防性维护在内容和目标上与预防患者再入院的随访服务最接近，能为后者的研究提供有价值的指导和借鉴。

2.2.1 预防性维护计划与调度优化研究范畴与概念

预防性维护采用基于故障时间的系统大修或单元更换形式，因此又称为基于时间的维护（Time-Based Maintenance，TBM）[89]。至今，该领域已经形成了一套系统、成熟的理论方法体系。预防性维护计划与调度在运作层研究的关键内容包括系统退化随机过程建模、维护效果建模、最佳维护频率（时间间隔）、维护行动（组合、优先级）决策、优化目标和优化方法。

预防性维护研究的第一个关键内容是对设备系统退化（即故障率变化的随机过程）建模，ALASWAD 等（2017）[89]综述并总结了这些随机退化模型。（1）如果设备系统状态可直接观察，则根据退化状态（离散或连续），通常可以采用：①离散状态退化模型（Discrete-State Deterioration Model），如马尔科夫过程（Markov Process）、半马尔科夫过程（Semi-Markov Process）；②连续状态退化模型（Continuous-State Deterioration Model），如布朗运动（Brownian Motion）、伽马过程（Gamma Process）、逆高斯（Inverse Gaussian）。（2）对于在动态环境中运行的某些设备系统，退化是由称为协变量的多种因素引起的。对于这样的系统，比例危险模型（Proportional Hazard Model）常用来对多变量引起的故障进行建模。比例危险模型来源于生存分析（Survival Analysis）的方法领域，能同时分析失效事件和监测状态数据，因此受到许多学者的关注[90-93]。

预防性维护研究的第二个关键内容是维护策略的效果建模。根据维护策略完美度，可分为完美策略和非完美策略。完美策略指维护后设备恢复至全新状态（如更换策略），非完美策略指维护后设备处于全新和故障之间的状态。事实上，每次进行预防性维护后，设备恢复至全新状态的情况较少，大多数情况下为非完美策略的效果实现。因此，大多数研究主要围绕非完美策略开展[94-96]。实施非完美策略后设备状态的变化通常可以通过故障率或者虚拟年龄建模。在故障率维护模型下，每次进行预防性维护后设备的故障率会降低一定的值，降低部分可以是固定值，也可以是固定比例[93, 97-98]。虚拟年龄方法与之类似，每次进行预防性维护后，设备的虚拟年龄会减少一定的值或一定的比例，使其故障率恢复至设备更年轻时的状态[99-101]。LIN 等的研究分别对降低故障率和降低虚拟年龄这 2 种建模方式进行了阐述和对比分析[102-103]。

预防性维护研究的第 3 个关键内容是决策最佳的维护行动（组合、优先级）和维护的最佳时间间隔（频率）。不同的维护行动涉及不同的资源，能达到不同的维护效果，如实施完美维护行动（更换）的成本往往大于非完美维护行动[104-105]。此外，BARLOW 等（1996）[106]、WANG 等（2002）[107]的综述研究根据维护时间间隔（频率），将预防性维护策略划分为 4 类：（1）基于役龄的维护策略（Age-Dependent PM Policy），在设备累计运行周期达到规定役龄时实施预防性维护；（2）等周期维护策略（Periodic PM Policy），以固定不变的时间间隔为维护周期安排预防性维护计划；（3）次序性维护策略（Sequential PM Policy），每次维护后，根据设备系统故障率的变化决定下一次维护的时间；（4）故障率阈值维护策略（Failure Limit PM Policy），设备故障率或其他可靠性指标（如故障次数、虚拟年龄等）到达临界点时进行预防性维护，每次维护修复将故障率降低一个固定值，或降低至某个固定值。次序性维护与故障率阈值维护均为变周期维护，区别在于前者在每次维护后决定下次维护的时刻，后者通过监控故障率或故障次数等可靠性指标决定维护时间间隔。

此外，就优化目标而言，已有研究的优化目标可以总结为以下4类[107-117]：（1）最小化系统维护成本；（2）最大化系统可靠性指标；（3）最小化系统维护成本的同时满足系统可靠性指标要求；（4）最大化系统可靠性指标的同时满足系统维护成本要求。

最后，在优化预防性维护计划和调度策略时，常见方法有整数规划、非线性规划、仿真等。当决定采取维护措施或分配资源时，常用到整数决策变量，因此整数规划在已有研究中最常见。GASTAVSSON等[118]考虑维护成本取决于退化状态，运用0-1整数规划模型求解有限规划期离散时间的最佳预防性维护时间间隔。DAO等[119]运用混合整数规划模型，在有限的时间内，安排不同铁路部件的维护任务，试图通过将不同的维护任务分组并同时执行来最小化总成本。CHANSOMBAT等[120]同时解决了资本货物行业中的集成生产和预防性维护调度问题，并针对该问题提出混合整数线性规划模型，目标是尽量降低总成本，包括迟到和提前罚款成本；零部件和组装持有成本；预防性维护费用；设置、生产、转移和生产闲置时间成本，然后使用从合作公司获得的数据，成功测试该模型，公司的总成本最多可降低63.5%。虽然整数线性规划受到大多数研究的青睐，但也有一些研究采用了非线性规划来解决设备维护计划问题，如ZHANG等[121]、SU等[122]。此外，仿真因其对复杂系统的优化能力近年来也在维护运作研究领域成为重要手段[123, 124]。OYARBIDE-ZUBILLAGA等[125]考虑生产、再制品材料、质量和维护的相互作用，将离散事件仿真和多目标进化算法相结合，以确定成本和利润标准下多设备系统的最佳预防性维护频率。ALRABGHI等[126]基于离散事件仿真，考虑生产动态和备件管理，同时优化维护策略及其参数。

由于设备维护是为了更顺利地生产，因此，该领域的研究多聚焦于生产调度与预防性维护的集成优化。

2.2.2 慢性病随访计划与调度优化研究

与研究起步早（20世纪60年代起）、成果丰硕的预防性维护优化相比，预防患者再入院的随访服务优化相关研究还处于起步阶段。这有两方面原因，一是"非预期再入院"概念的出现相对较晚（2010年由美国率先提出）；二是这之后的研究主要聚焦于实证研究，包括再入院影响因素、预测方法、改善措施的医疗护理对照实验等。LIU等[127]提出，尽管院外随访可以缓解再入院危机，但设计科学有效的随访策略背后的方法仍然是未来重要的研究方向之一。近年来，越来越多专家和学者明确指出，将再入院实证研究与随访服务运作优化相结合是业界和学界关注的焦点和前沿问题（LEE等[128]；ZHONG等[129]；LI等[130]）。

LAHIJANIAN等[131]假设再入院概率服从正态分布，运用基于再入院概率约束的0-1整数规划模型，开发了有限规划期内最小化预期治疗成本和再入院惩罚成本的多病症护理策略模型，以帮助医院在不同病症间分配资源，进而减少再入院事件。

此外，研究发现该领域大部分研究从运作层面出发研究医院随访计划与调度模型，以及主要决策随访时间节点或频率、随访资源在不同患者间的分配等。根据随访干预决策是否具有随时间变化的特征（是否对慢性病或再入院变化的随机过程建模）和实施的策略类型不同，将近年来运作层面随访相关研究分为以下4类（见表2-3）。单一策略是指研究考虑随访干预但未明确指出哪些干预措施，以及干预措施在成本、质量或有效性方面的区别，即仅涉及一种干预资源。联合策略是指随访时考虑多种不同干预措施的组合，且不同的干预涉及不同部门资源。

表 2-3　运作层的随访管理研究

疾病或再入院过程建模策略类型	二分类法（静态随访干预模型）	随机退化法（动态随访干预模型）
单一策略（单资源、单部门）	LEE 等[128]；BAYATI[132]	ZHANG 等[133]；HELM 等[134]；NENOVA 等[135]
联合策略（多资源、多部门）	ZHONG 等[129]；KHASAWNEH[136]；LEE 等[137]；LIN 等[138]	HELM 等[139]；LI 等[130]；LIU 等[127]

静态随访干预模型包括单一策略静态随访干预模型和联合策略静态随访干预模型，均采用二分类法对患者再入院进行建模，旨在分析实施一次性随访策略时最具成本效益的随访干预综合方案。例如，LEE 等[128]、BAYATI[132]、ZHONG 等[129]、KHASAWNEH[136]、LEE 等[137]采用机器学习、Logistic 回归等二分类法得出患者 30 天再入院率且为恒定不变的常数，但是无法决策随访干预时间间隔，也未考虑患者异质性，只引入随访干预措施，要么在一定的预算或资源约束下寻求降低至最大程度的再入院率，要么在一定的再入院率约束下寻求最低的随访干预成本，最终得到最具成本效益的随访干预方案。BAYATI[132]等针对心脏衰竭患者，采用二分类 LACE 方法，提出基于常数的患者 30 天再入院率阈值的一次性单一策略的随访干预，但其假设对每例患者实施随访干预措施的成本相同，最后提出患者风险分层是一种具有成本效益和针对性的降低再入院率手段。LEE 等[128]针对关节置换术后出院患者，分析并比较了在不同再入院风险水平患者中增加随访干预比例组合的成本效益。虽然联合策略静态随访干预模型（ZHONG[129]；KHASAWNEH[136]；LEE 等[137]）比较并证明了随访效果不同的策略组合在随访中的重要性，但仍缺乏考虑再入院的随机过程的重要特征。而在随访管理中，医院实施随访干预的时机至关重要，有助于迅速确定患者正在经历疾病进展或恶化的具体病程动态信息[134]，根据患者病程动态采取干预行动，开发动态随访干预模型，大大提高了随访干预的及时性，对实施随访的相关人员更具有指导意义。

在动态随访干预模型中，单一策略动态随访干预模型多聚焦于优化有限规划期（如 30 天）内的随访时间间隔（频率）。例如，ZHANG 等[133]在确定性延迟时间和生存分析中 Weibull 分布失效概率的假设下，最大限度地减少疾病发生和随访检查之间的时间间隔超过一定时长的可能性，最终得到专家门诊随访的最佳时间间隔。HELM 等[134]假设青光眼患者疾病进展状态可观察，运用 Markov 设计有限规划期内最小化检测与延误总成本的次序性疾病监测计划，用近似动态的规划求解，最终的输出结果为基于单一检测手段的青光眼监测频率。NENOVA 等[135]将 Markov 与生存分析相结合，设计有限规划期内最大化患者生活质量（Quality Adjusted Life Days，QALDs）的肾脏科医生次序性随访患者的最佳频率。以上单一策略动态干预模型只关注最佳的随访时间间隔（频率），并没有研究跨部门、涉及不同资源的不同随访方式质量或组合如何影响随访计划。由跨部门、跨资源的不同随访方式（如专家门诊复诊、护士电话/微信随访等）组成的联合策略较有价值，因为实证研究已表明，由不同随访方式组成的联合策略比仅基于一种方式的随访策略更加有效。因此，联合策略动态随访干预模型在单一策略动态干预模型的基础上，不仅考虑最佳随访时间间隔（及时性），还考虑具有不同成本和有效性的干预措施之间的协调配合（互补性），以获得更科学、有效的随访计划。HELM 等[139]运用竞争风险比例模型拟合患者再入院的随机过程，对患者再入院风险分层后，考虑患者异质性和联合策略，采用混合整数规划（MIP）模型解决变周期次序性随访计划以及产能规划问题，奠定了预防再入院的患者随访服务优化理论基础。LI 等[130]运用比例危险模型拟合小儿 1 型糖尿病患者并发症演进过程，考虑患者异质性和联合策略，运用混合整数规划模型得到有限规划期（1 年）的等周期随访计划，但是该研究未考虑产能限制。LIU 等[127]认为患者再入院的随机退化过程并不一定是离散时间马尔科夫链，当再入院事件受到多因素影响时，生存分析中的比例危险模型的适用性更强；在此基础上，在假设专家门诊复诊是完美策略的情况下，考虑产能限制，寻求能够最大化地检测到疾病概率目标下的最佳随访次数和随访方式组合。

本研究中的随访计划研究属于联合策略动态随访干预模型范畴，表 2-4 将本研究与 2 篇相近研究进行了比较。其中，本研究与 HELM 等[139]的研究最接近，但区别如下。

（1）研究对象不同。HELM 等[139]的研究未指定任何病种，而本研究聚焦于中国脑卒中患者，一是因为脑卒中在中国慢性病防控攻坚战中排在首位，二是因为不同疾病患者的再入院过程不同，以此得到的优化结果对脑卒中患者的院外管理更具有针对性和实用性。

（2）再入院随机过程建模和预测方法不同。HELM 等[139]使用生存分析中考虑竞争因素的比例风险模型，且假设基准危险服从 Weibull 分布，而本研究使用生存分析中考虑异质性组合（可观察异质性和不可观察异质性）的比例风险模型，对再入院影响因素的分析更加全面。此外，本研究中的基准危险拟合是根据大规模实证数据的结果。

（3）随访时间间隔决策方法不同。HELM 等[139]和本研究虽然都采用变周期随访策略，但前者基于预防性维护中的次序性维护方法，而本研究拟从医院面临再入院率绩效考核的实际情况出发，考虑医院提出的再入院率阈值，采用预防性维护中的故障率（再入院率）阈值维护方法优化随访时间间隔。

（4）随访方式效果设置不同。虽然 HELM 等[139]和本研究均考虑专家门诊复诊随访和护士电话/微信随访 2 种方式，但前者假设专家门诊复诊是完美行动（有效性=1）、护士电话/微信随访是非完美行动（0<有效性<1），本研究考虑脑卒中慢性病病情不可逆转的特征，假设专家门诊复诊和护士电话/微信随访均为非完美行动，但是专家门诊复诊的有效性大于护士电话/微信随访的有效性。

综上所述，本研究中的随访计划研究将基于实证数据，运用考虑患者异质性组合的比例危险模型对患者再入院随机过程建模；基于聚类对患者进行风险分层后，运用整数规划模型，在最小化随访成本的目标下，通过再入院率阈值策略，优化不同风险层患者的随访时间间隔、随访方式次序和组合，最终获得具有针对性、及时性、效益性的预防再入院随访计划。

表 2-4 联合策略动态随访干预模型比较

相关研究	疾病	规划期	再入院随机过程建模	随访时间间隔优化策略	随访策略类型	特点
本研究	脑卒中	30 天	考虑异质性组合的比例风险模型（实证分布）	变周期再入院率阈值随访	联合策略（2 种非完美行动）	产能有限
HELM 等[139]	未指定	30 天	考虑竞争因素的比例风险模型（Weibull 分布假设）	变周期次序性随访	联合策略（完美行动+非完美行动）	产能有限
LI 等[130]	小儿 1 型糖尿病	1 年	考虑患者异质性的比例风险模型（Weibull 分布假设）	等周期随访	联合策略（2 种非完美行动）	产能无限

2.3 医疗服务转诊决策与协调研究

我国的医疗转诊服务包括向上转诊和向下转诊：如果患者在基层医疗机构经全科医生首诊，病情严重超过其治疗和处理能力而无法进行后续治疗，需要向上级医院转诊治疗，则称为向上转诊，即"上转"；而将在三级医院确诊后的常见病、多发病、慢性病或者康复期的患者向下级医疗机构转诊称为向下转诊，即"下转"。通过这样的上下联动、急慢分治、双向转诊，可发挥不同医院的不同功能，最终实现患者的合理分流。

2.3.1 医疗服务上转决策与协调研究

医疗转诊服务中的"上转"研究主要围绕两级医疗服务系统，考虑政府惩罚、政府补贴或奖励、利益共享、成本分担等不同协调机制下的最佳转诊率或人数、服务定价、服务质量和产能设计等问题[141-146]。SHUMSKY 等[141]较早研究了由全科医生作为守门人，在患者病情超出其诊疗能力时将患者上转至上级医院的两级医疗服务系统，并且基于委托代理理论设计了 2 种激励机制，即按治疗数量激励和按治愈疾病激励，最终确定实现医疗系统运营成本最低目标的最佳上转率。陈妍等[142]运用 Stackelberg 博弈和 M/M/1 模型研究社区医院和三级医院构成的两级医疗系统的患者上转过程，考虑延时敏感患者选择行为，研究三级医院最优服务定价及社区医院服务能力设计，并进一步分析政府补贴的协调作用。贾俊秀等[143]研究两级医疗服务系统中消费者由健康服务机构上转至医疗机构的过程，考虑到上转率受到消费者健康和健康服务机构服务质量的影响，分别研究集中和分散决策模式下健康服务机构定价、服务质量和医疗机构服务质量决策。针对分散模式下转诊服务费导致转诊不协调的问题，提出并进一步分析质量惩罚契约和服务成本共担契约的作用。WEN 等[144]研究在两级服务系统中，患者选择和基层医疗机构的上转如何影响上级医疗机构产能的分配。LIU 等[145]研究一家三级医院和一家社区医院组成的双向转诊系统，该研究通过设计成本分担契约来实现转诊协调。GUO 等[146]通过分析转诊患者的等待时间，提出转诊优先级可有效缩短上转患者的总等待时间，因此，基于优先级的转诊策略可能有助于患者上转。

2.3.2 医疗服务下转决策与协调研究

中国的分级诊疗面临上转容易、下转难的问题[147-149]。上转容易是因为基层医院无法治疗或处理患者时，不得不上转患者，且患者倾向于到拥有优质资源的三级医院治疗。下转难存在医院和患者2方面因素，首先是大医院与基层医院之间的利益分配仍不明确，其次是患者对基层医疗质量和服务不信任。在此背景下，近年来，学者对患者下转环节愈发关注，致力于研究如何提高分级诊疗服务系统的三级医院下转患者的积极性及患者下转意愿，提高社区医院的服务能力，使三级医院转诊合适的患者至社区医院。根据是否考虑回诊率或再入院率对均衡决策的影响，聚焦于下转环节的研究可以分为2类。

第一类研究通常假设上、下级医院提供的医疗质量相同，且下级医院服务成本低于上级医院，患者下转时基于利益共享机制的转移支付价格由基层医疗机构付给上级医院或者由政府补贴进行协调。因此，这类研究通常未考虑上、下级医疗机构间的医疗质量差异导致的患者回诊或再入院，这类研究也占据了下转研究中的大部分。LI 等[150]考虑医院之间可能存在利益冲突，通过构建由一家三级医院和一家社区医院组成的下转排队模型，从医院盈利的角度，分析各自实施和接收下转患者的意愿。李忠萍等[151]通过运用博弈论和 M/M/1 排队模型构建了三级医院和社区医院的期望效用博弈模型，在此基础上，提出社区医院接收下转患者时，支付给三级医院一定的补偿费用的鼓励性支付策略，分别探索并比较不考虑及考虑该支付策略时的均衡下转率和均衡效用。此后，其另 2 项研究针对由政府、一家三级医院、一家社区医院、两类病人组成的分级医疗服务排队系统，构建一个 4 阶段 Stackelberg 博弈模型，探讨各方参与的决策关系，进而给出三级医院的下转率、社区医院支付的转诊价格和服务能力的均衡决策，以及政府的协调补贴策略[152-153]。马萌等[154]通过构建 4 阶段 Stackelberg 博弈模型，探讨政府资金投入决策下的三级医院下转决策、社区医院的服务能力规划决策，进而获得三级医院的期望效益及整个医疗系统的患者总效用。LI 等[155]研究由一家三级医院和三家社区基层医院组成的两级下转系统，将患者的治疗分为 2 个阶段，阶段 I 为急诊或择期手术及之后的高强度住院护理，阶段 II 为随访咨询服务或低强度的康复护理。阶段 I 的护理只能在三级医院，阶段 II 的护理在上、下级机构均可，同时假设社区医院与三级医院提供的阶段 II 护理质量一致。此时，上级医院需要决策何时往哪家社区医院下转患者。该研究提出 5 种阈值策略并进行仿真，最小化该系统内患者的平均等待时间，运用 PSO 算法获得最佳阈值。在其随后的另一项研究中，进一步研究了由一家上级机构和一家下级机构各自按疾病划分的床位阈值策略对下转决策的影响[156]。

第二类研究考虑到基层社区医院医疗质量不佳导致未治愈重返上级医院的回诊率或再入院率，这在两级医疗转诊系统中的下转决策与协调研究中也越来越受到关注（如 LIU 等[145]；WANG 等[157]；王伟等[158]），且是未来一个重要的研究方向。WANG 等[157]运用排队论构建三级医院、社区医院两级转诊系统中的患者流，通过 3 阶段 Stackelberg 博弈模型首先研究了三级医院转诊率、社区医院容量的均衡决策，然后研究社区医院质量不佳导致患者再入三级医院的回诊率，以及下级医院基于利益共享机制支付给上级医院的转诊费对均衡决策产生的影响。王伟等[158]提出当上、下级医疗机构存在质量差异时，需要通过优化分析来减少患者再入院导致的资源浪费。

综上所述，首先在方法上，上述研究基于排队博弈方法，该方法目前已经在供应链研究中被广泛应用，能为医疗服务链运作优化研究提供基础。其次，本研究中的患者下转也考虑了上、下级医疗机构的质量差异，但与已有的少数考虑质量差异的"下转"研究存在以下不同（见表2-5）。

（1）下转场景和研究目的不同。当前，大部分下转研究主要围绕患者从三级医院转诊至社区医院的过程，研究目的多聚焦于通过患者下转来缓解三级医院拥挤问题，而本研究积极响应《"十四五"优质高效医疗卫生服务体系建设实施方案》中"将部分有一定规模、床位利用率不高的二级医院转型改建为康复医疗机构和护理院、护理中心"的举措和要求，考虑将患者从三级医院下转至此类二级康复医院，在缓解三级医院拥挤问题的同时，减少患者再入院及其带来的资源浪费，保障转诊后的医疗服务质量，助推康复护理短板政策的落地。

（2）探索的现实情景和假设不同。当前，下转研究假设两级医疗服务系统中上、下级医院医疗服务质量相同，或者假设社区医院的医疗服务水平和质量比三级医院差。第一种假设可能会脱离实际；第二种假设虽然更贴近当前三级医院与基层社区医院医疗质量差异的现实，能够解决三级医院拥挤的问题，但下转患者的再入院问题可能会更加凸显，从而导致资源浪费。而且，最新的现实情况是三级医院作为紧缺优质医疗资源主体，需要突破住院时间和再入院率绩效考核的恶性循环。此时，有一定规模、床位利用率不高、医疗质量相对较高、患者居家护理服务更好的二级康复医院在解决三级医院以上困境中的作用凸显，当三级医院与二级康复医院组成一个患者下转的两级转诊服务系统时，能帮助三级医院缩短住院时间和有效降低再入院率。

（3）协调机制和博弈主导不同。已有研究提出的利益共享机制多是患者下转时，基层社区医院支付给上级医院一定的转诊费用以激励上级医院下转患者，转诊博弈由处于上级的三级医院主导。本研究考虑三级医院面临住院时间和非预期再入院的"背反"性考核问题，以及急性期术后恢复期患者带来的收益远小于急性期手术患者带来的收益，探索出将恢复期患者下转至二级康复医院不仅能解决此类问题，还能留出床位接收更多急性期手术患者，进而带来更多收益。由于三级医院会得到以上多方面的收益，因此下转动机强烈，本研究拟提出的利益共享机制是患者下转时三级医院将支付给二级康复医院一定的转诊费，该转诊费用由二级康复医院决策，而转诊量由三级医院决策，因此，博弈主导是二级康复医院。在此基础上，进一步探索三级医院在面临医疗质量绩效考核时，如何协调住院患者下转情况，也是本研究要探索的问题。

表2-5 考虑医疗质量差异的住院患者下转决策优化比较

相关研究	两级转诊系统	假设	协调机制	决策模式演进	特点	博弈主导	优化决策	方法
本研究	三级医院-二级康复医院	患者下转至有一定规模、床位利用率不高的二级康复医院，可提供连续、高质量的护理	三级医院转诊支付机制、非预期再入院惩罚机制	分散医联体决策向紧密医联体决策演进	缓解拥堵且保证下转质量（减少再入院）	二级康复医院	阶段1：二级康复医院决策转诊支付价格；阶段2：三级医院决策最佳下转量	排队论、Stackelberg博弈

续表

相关研究	两级转诊系统	假设	协调机制	决策模式演进	特点	博弈主导	优化决策	方法
WANG等[157]	三级医院-社区医院	患者下转至医疗质量更差的社区医院	社区医院转诊支付机制	NA	缓解拥堵	三级医院	阶段1：三级医院决策最佳下转量；阶段2：社区医院决策最佳容量	排队论、Stackelberg博弈
王伟等[158]	三级医院-社区医院	患者下转至医疗质量更差的社区医院	NA	NA	缓解拥堵	三级医院	最佳下转量	排队论、Stackelberg博弈

注：NA，Not Available。

2.4 研究述评

基于上述研究综述，本研究发现慢性病及再入院的低质高耗属性在全球范围内越来越受到政府、业界与学界的关注，降低再入院率已成为各国提升医疗质量和资源效率、降低医疗成本的重要抓手。国内外学者的前期研究虽可提供借鉴，但仍存在不足。在吸纳前人研究的基础上，这些不足为本研究提供了研究空间。

第一，虽然国外对再入院的研究比中国更早，但再入院受到不同数据来源、不同人群、不同疾病、不同地域等多种因素的影响，因此国外的研究成果并不适用于中国。我国再入院相关研究起步晚，研究成果的系统性相对不足。相比而言，我国从2020年才正式在全国对三级医院实施30天非预期再入院率绩效考核，由于政策起步晚，目前国内大多数研究集中于再入院的预警因素和预测分析，再入院风险损失分析则相对缺乏。考虑到不同再入院事件的预警因素可能不同，本研究以脑卒中为研究病种，从数据驱动的角度拟对脑卒中患者30天全因再入院的预警因素和损失进行分析，还将拓展性地分析脑卒中患者4年同因反复再入院的预警因素和损失，探讨不同再入院风险事件的防控启示，以减少资源浪费，提升患者生命质量。

第二，关于慢性病及再入院预测的研究大多采用基于分类思想的方法，预测固定时间窗内（如30天）患者是否再入院，却忽略了30天内再入院随时间变化的随机过程和非完全时间信息。这种动态特征对随访计划的构建具有重要意义，且大部分研究的预测判别性能不佳。与仅进行分类的单维预测方法相比，考虑再入院是否发生以及发生时间的二维预测方法能够极大地提升预测性能和管理实践价值。本研究拟采用生存分析中的高级分析方法，对再入院及再入院时间进行二维建模。在此基础上，纳入不同层级的不可观察异质性（区域异质性、医院异质性、患者异质性），探讨这些异质性的管理启示；还将进一步研究脑卒中患者30天全因再入院、4年同因反复再入院的预测问题，探讨不同预测模型对不同再入院事件的适用性。

第三，关于慢性病及再入院的随访计划研究，综合考虑慢性病不可逆特征的贴合实际的干预行动与及时性更强、更具有成本效益的联合策略动态干预模型必然是今后重要的研究方向。并且,将基于实证或预测的估计值结果或结论应用于指导和优化医疗护理服务管理和决策的研究,是未来的研究方向。

第四,关于患者下转的研究主要围绕三级医院和社区医院组成的二级转诊系统进行下转协调,大都假设三级医院和社区医院医疗质量相同,现实是两者之间的医疗质量存在差异(负差异,社区医院的医疗质量和服务水平通常低于三级医院),但只有少部分研究考虑了这种质量负差异。在少量考虑质量差异的研究中,缺乏将医疗护理质量更好、连续性更强的二级康复机构纳入康复转诊系统后,在质量正差异场景下的均衡决策。尤其在由三级医院和二级康复医院组成的转诊系统中,三级医院在面临医疗质量绩效考核时,在非预期再入院绩效惩罚机制下如何协调住院患者下转,在缓解三级医院拥挤问题的基础上还能解决再入院问题的研究较少。在此基础上,如何协调分散医联体向紧密医联体决策的演进,已有研究较少涉及。以上不足均为本研究提供了研究空间。

2.5 本章小结

本书从"健康中国"战略出发,以中国重大慢性病之首脑卒中再入院的防控为抓手,通过系统、全面的再入院风险分析和预测,在时间维度上优化三级医院的随访计划,在空间维度上协调三级医院与二级康复医院的转诊服务系统,优化医疗服务在慢性病再入院防控中的科学性和有效性;应用管理科学与工程的相关理论与方法建立符合中国国情的随访计划模型和康复转诊排队模型,以期在理论和应用层面上进一步丰富和拓展我国慢性病再入院防控、分级诊疗多领域的相关研究内容和成果。

3 数据驱动的脑卒中患者再入院风险分析

患者（非预期）再入院事件通常分为两类，一类是能评估医院医疗服务质量的 30 天全因再入院，另一类是能够反映医疗服务系统对慢性病管控水平的长期同因反复再入院。其中，前者将时间范围规定在患者出院 30 天内，原因在于 30 天内的再入院较大程度上与上次住院时的医疗护理质量和出院后的随访有关。而出院 30 天后的再入院更多与门诊照护体系、患者个人的生活方式及超出医院控制范围的社会层面因素有关[159]。此外，全因再入院对患者后续入院的病因（根据主诊断代码识别）不做局限性规定，即需要纳入患者出院后由任何病因引发的再入院。

基于不同类型的再入院事件能反映不同层面的医疗服务质量和水平。本章从 C 市医保局住院患者报销数据库中提取、清洗和分析脑卒中患者 2015—2018 年的住院数据，探讨脑卒中患者不同再入院风险态势、预警因素，以及不同再入院事件对医保资金和患者生命造成的损失。具体而言，首先，针对脑卒中患者 30 天全因再入院事件，本章将分析再入院的趋势、时间分布和再入院病因。尽管存在患者出院后死亡的竞争风险，但出院后 30 天内的死亡率相对于再入院率来说较小，因此，在进一步探索再入院预警因素的基础上，分析该再入院事件造成的医保资金损失。其次，针对脑卒中患者中长期（4 年）同因反复再入院事件，本章将在分析其预警因素的基础上，进一步探讨该类再入院事件造成的医保资金损失和患者生命损失。最后，本章从数据驱动的角度对不同类型再入院风险事件的预警因素和损失进行分析，为后续优化研究提供现实支撑，进一步为再入院预测建模提供数据基础，为单体医院随访优化数学规划模型和多家医院间的住院患者下转优化提供现实基础、参数和场景支持。本章的数据清洗、预处理和数据分析在开源软件 R 语言（Version 4.0.5）中进行。

3.1 数据来源与处理

3.1.1 数据来源

当前研究再入院的数据资料较多来自社区调研或者单体医院住院信息，而综合、系统地对多中心、多医院、多患者的多种再入院事件的研究较少。本研究通过 C 市医保数据库收集 2015 年 1 月 1 日—2018 年 12 月 31 日 C 市曾罹患脑血管疾病的入院患者记录，具体方法为基于每条患者记录的 8 个诊断列识别 ICD-10 前 3 位编码为 I60～I69 的入院患者记录，共计 317 928 条入院患者记录。在此基础上，识别出第 1 诊断列（主诊段）为 I63（脑卒中）的入院患者记录。

为了保护患者的隐私，在分析前，通过删除敏感的个人信息来匿名化所有数据，并通过医保编号来标识患者。首先，本书纳入的研究对象为缺血性脑卒中患者（ICD-10 前三位编码为 I63），剔除脑出血和其他类型的脑卒中患者，原因在于：①缺血性脑卒中是最常见的脑卒中类型，占脑卒中住院患者的 80%；②缺血性脑卒中的原因、预后和治疗与出血性脑卒中完全不同。将缺血性和出血性脑卒中患者均纳入研究，可能会使医院的患者组合更加难以解释。其次，儿童脑卒中和成人脑卒中无论从致病机理、影响因素、医疗护理难易程度，还是从医疗资源消耗程度方面，均存在极大差异[6]，本书选取覆盖面更广、医疗资源消耗更多的成人脑卒中患者（≥20 岁）作为研究对象。在进一步分析前，与已有研究类似[160]，剔除首次住院费用低于 100 元、性别不详、出院原因不详的患者，以及再入院原因为康复、理疗的患者（该类患者再入院通常具有计划性或预期性）。图 3-1 以 4 年同因反复再入院数据集为例，展示 2015—2018 年脑卒中反复再入院患者的选择流程。

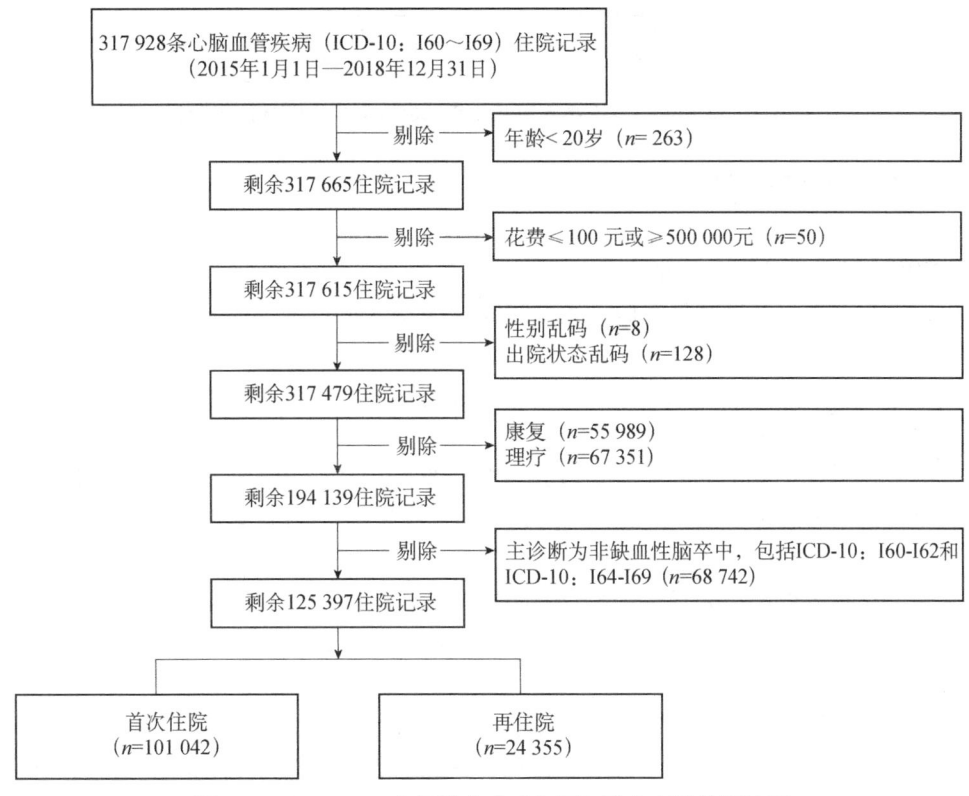

图 3-1 2015—2018 年因脑卒中反复再入院患者的选择流程

由于不同类型的再入院事件涉及时间维度和事件次数的差异，30 天全因再入院通常只涉及患者出院后 30 天内的首次再入院，而 4 年同因反复再入院涉及患者出院后较长一段时间内的反复多次再入院，因此，清洗后获得的数据条数有区别，见图 3-2。30 天全因再入院数据集涉及 23 个区域的 416 家医院，共计 18 983 条患者记录（同天或第 2 天转入另一家医院的不纳入再入院数据集）。针对 4 年同因反复再入院数据集，涉及 23 个区域的 838 家医院，共计 125 397 条患者记录。

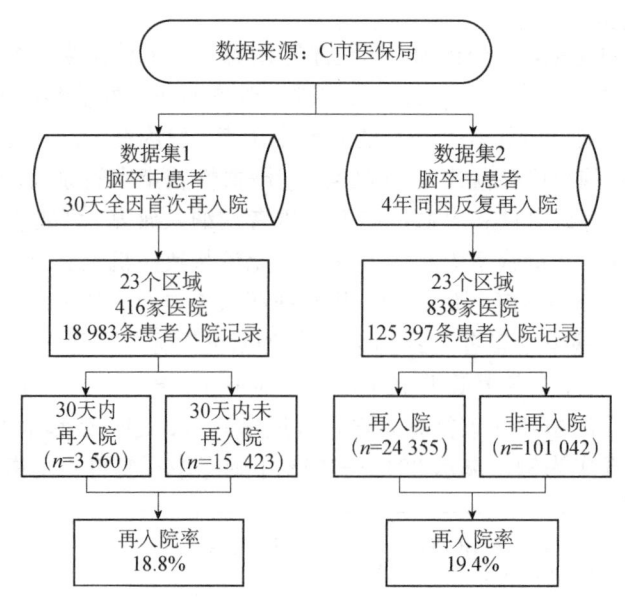

图 3-2 30 天全因首次再入院和 4 年同因反复再入院数据集概况

3.1.2 数据预处理

2 个再入院数据集预处理的相同步骤如下。

（1）数据整理：通过医保编码、入院时间这 2 个变量对患者进行排序，识别具有再入院记录的患者。

（2）删除无关变量：删除与本次研究不相关的变量，如患者姓名、结算编码、单位名称、入院床位、出院床位等。

（3）数据清理：对于缺失值过多或分类变量的类别过多的字段，进行重新赋值。如出院状态字段，系统规定"101""201""301""401""501"分别代表康复、转院、死亡、其他和中途结账，该字段下还有"1""2""3""4""5""6""7""8""9""10""康复""转院"等值。根据医保工作人员反馈，有些出院状态值是因为某些医院未按规定输入，所以其含义不确定。本研究首先分别将"康复""转院"赋值为"101""201"，再将"7""9""10"赋值为"401"。

（4）数据离散化：连续属性值的个数往往较多，而且不能很好地解释数据挖掘的结果。为了使挖掘结果更加简洁、易于使用，将连续性变量进行离散化，用离散化后的数值区间替代原来的连续数值，从而大大减少了给定连续属性值的个数。目前，常用的数据离散化方法主要分为 2 类，分别是无监督的离散化和有监督的离散化。前者不考虑类属性，包括等宽分箱、等频分箱及基于聚类的离散化等。相反，后者在对连续变量进行离散化时，考虑类属性，包括基于熵的离散化、基于卡方检验的区间合并等。采用有监督的离散化对建立好的分类预测模型具有重要意义，所以，应在离散化连续变量时采用有监督的离散化。对患者年龄、首次住院时间这 2 个连续变量进行基于卡方检验的区间合并。

（5）数据匿名化：数据集覆盖 C 市 23 个区域，根据 C 市住房和城乡建设局文件，将其划分为"市中心城区"和"郊区新城"，本书分别简称为"城区"和"郊县"，并进行编码。

（6）合并症分析：由于每一条住院患者记录中有8个诊断列，根据与医护人员讨论的结果，将第一诊断列视为患者本次住院诊断（即主诊断），第二至第七诊断列视为患者伴随病情即合并症列，且不同患者合并症数量不同。通常，合并症的分类有2种方法，分别是Charlson和Elixhauser合并症分类法，SHARMA等[161]证实了Elixhauser合并症分类法在临床应用上的广泛适用性和优越性。因此，根据QUAN等[162]最早提出及最广泛使用的合并症编码算法，可以识别出31种Elixhauser合并症。为便于分析，将这31种合并症设置为哑变量，编码为C1~C31，详见表3-1。

（7）增加衍生变量：①是否再入院；②根据入院时间和出院时间，增加入院季度、入院月份、是否周末入院、出院季度、出院月份、是否周末出院；③30天全因再入院费用、两次入院总费用、再入院时间间隔；④对于同因反复再入院的费用，本研究取前两次为总费用进行医疗花费分析，以便和30天全因再入院费用进行对比。

此外，由于4年同因反复再入院数据集涉及患者多次反复再入院，还需要进行额外处理：①该数据集涉及两类患者，一类是无再入院记录的患者，一条记录则代表一例患者；另一类是经历了反复入院的患者，入院记录数为N（$N \geq 2$），对于发生N次入院的患者有N条入院记录；②增加衍生变量——事件次数，即患者入院次数。

经过数据预处理后，2个数据集涉及区域信息、医院信息和患者信息3个维度的变量集。

表3-1 Elixhauser合并症的ICD-10分类代码[162]

序号	合并症	ICD-10 代码
1	充血性心力衰竭	I09.9、I11.0、I13.0、I13.2、I25.5、I42.0、I42.5–I42.9、I43.x、I50.x、P29.0
2	心律失常	I44.1–I44.3、I45.6、I45.9、I47.x–I49.x、R00.0、R00.1、R00.8、T82.1、Z45.0、Z95.0
3	心脏瓣膜病	A52.0、I05.x–I08.x、I09.1、I09.8、I34.x–I39.x、Q23.0–Q23.3、Z95.2– Z95.4
4	肺循环障碍	I26.x、I27.x、I28.0、I28.8、I28.9
5	周围血管疾病	I70.x、I71.x、I73.1、I73.8、I73.9、I77.1、I79.0、I79.2、K55.1、K55.8、K55.9、Z95.8、Z95.9
6	无并发症型高血压	I10.x
7	伴并发症高血压	I11.x–I13.x、I15.x
8	瘫痪	G04.1、G11.4、G80.1、G80.2、G81.x、G82.x、G83.0–G83.4、G83.9
9	其他神经系统疾病	G10.x–G13.x、G20.x–G22.x、G25.4、G25.5、G31.2、G31.8、G31.9、G32.x、G35.x–G37.x、G40.x、G41.x、G93.1、G93.4、R47.0、R56.x
10	慢阻肺	I27.8、I27.9、J40.x–J47.x、J60.x–J67.x、J68.4、J70.1、J70.3
11	无并发症糖尿病	E10.0、E10.1、E10.9、E11.0、E11.1、E11.9、E12.0、E12.1、E12.9、E13.0、E13.1、E13.9、E14.0、E14.1、E14.9
12	伴并发症糖尿病	E10.2–E10.8、E11.2–E11.8、E12.2– E12.8、E13.2–E13.8、E14.2–E14.8
13	甲状腺功能衰退	E00.x–E03.x、E89.0

续表

序号	合并症	ICD-10 代码
14	肾衰竭	I12.0、I13.1、N18.x、N19.x、N25.0、Z49.0–Z49.2、Z94.0、Z99.2
15	肝病	B18.x、I85.x、I86.4、I98.2、K70.x、K71.1、K71.3–K71.5、K71.7、K72.x–K74.x、K76.0、K76.2–K76.9、Z94.4
16	消化性溃疡	K25.7、K25.9、K26.7、K26.9、K27.7、K27.9、K28.7、K28.9
17	AIDS/HIV	B20.x–B22.x、B24.x
18	淋巴瘤	C81.x–C85.x、C88.x、C96.x、C90.0、C90.2
19	转移癌	C77.x–C80.x
20	无转移实体瘤	C00.x–C26.x、C30.x–C34.x、C37.x–C41.x、C43.x、C45.x–C58.x、C60.x–C76.x、C97.x
21	类风湿关节炎	L94.0、L94.1、L94.3、M05.x、M06.x、M08.x、M12.0、M12.3、M30.x、M31.0–M31.3、M32.x–M35.x、M45.x、M46.1、M46.8、M46.9
22	凝血功能障碍	D65.x–D68.x、D69.1、D69.3–D69.6
23	肥胖	E66.x
24	体质量下降	E40.x–E46.x、R63.4、R64
25	液体和电解质紊乱	E22.2、E86.x、E87.x
26	失血性贫血	D50.0
27	营养缺乏性贫血	D50.8、D50.9、D51.x–D53.x
28	酗酒	F10、E52、G62.1、I42.6、K29.2、K70.0、K70.3、K70.9、T51.x、Z50.2、Z71.4、Z72.1
29	滥用药物	F11.x–F16.x、F18.x、F19.x、Z71.5、Z72.2
30	精神疾病	F20.x、F22.x–F25.x、F28.x、F29.x、F30.2、F31.2、F31.5
31	抑郁	F20.4、F31.3–F31.5、F32.x、F33.x、F34.1、F41.2、F43.2

3.2 30天全因再入院风险预警因素与损失分析

3.2.1 描述统计分析

3.2.1.1 再入院趋势分析

2015—2018 年，在脑卒中首次入院后的幸存者中，30 天全因再入院率为 18.8%，且呈现逐年递增的显著趋势（$P<0.001$，见图 3-3）。再入院率自 2015 年的 14.94% 至 2018 年的 35.47%，增长率为 137%。通过访谈医院管理和医护专技人员可知，脑卒中发病率逐年递增，病死率逐年降低，导致患病率显著持续上升，这也在柳叶刀发布的 2019 中国脑卒中报告中得到了印证[7]。进而，不断增加的患病率及居高不下的复发率带动了再入院率的提高[163-165]。

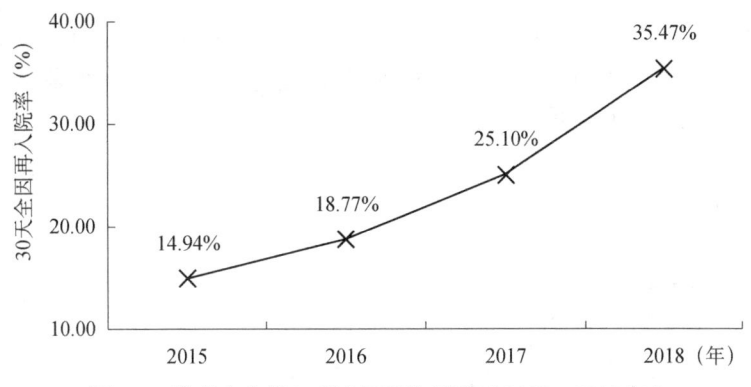

图3-3 脑卒中患者30天全因再入院率（2015—2018年）

3.2.1.2 再入院花费分析

经历了30天再入院的患者的中位累加花费（首次入院花费加再入院花费）为14 554.1元，平均累加花费为18 852.7元；而未经历30天再入院的患者中位累加花费为6 908.6元，平均累加花费为8 212.9元（$P<0.001$，见图3-4）。即就中位累加花费而言，经历30天再入院的患者的累加花费比未经历30天再入院的患者多7 645.5元。

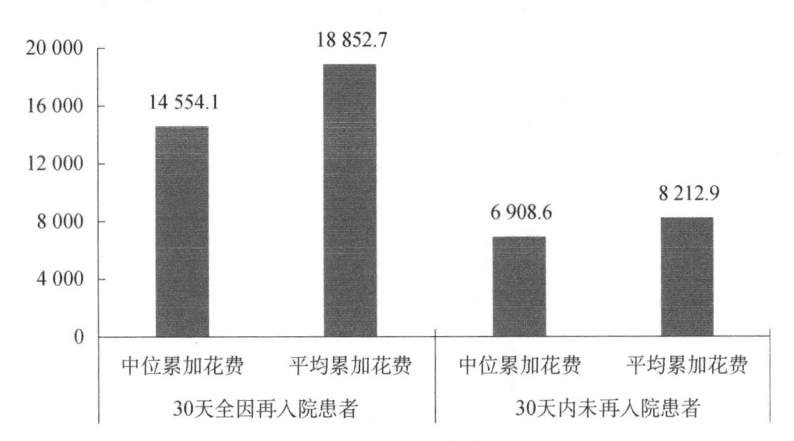

图3-4 脑卒中患者30天全因再入院花费比较（2015—2018年）

3.2.1.3 再入院时间和病因分布比较分析

图3-5和图3-6分别展示了脑卒中患者首次出院后30天内再入院的时间和病因分布。其中，再入院时间呈非正态分布。在整个队列中，出院后7天内再入院的比例为36.4%，14天内再入院的比例为60.9%，再入院中位时间为11天（IQR，5~19天）。30天再入院的病因根据每条再入院记录的主诊断代码确定，分为脑血管（I60-I69）和非脑血管病因。此外，脑血管病因分为出血性脑卒中（I60-I62）、脑卒中（I63）、其他脑血管疾病（I64-I68）和脑血管疾病后遗症（I69）。非脑血管病因包括高血压（I10-I15）、缺血性心脏病（I20-I25）、循环系统类心脏病（I30-I52）、呼吸系统疾病（J00-J99）和神经系统疾病（G00-G99）等。其中，由于高血压和心脏病与脑卒中关系密切而被单独列出。在经历30天全因再入院的患者中（见图3-6），脑血管病因占55.96%，包括缺血性脑卒中（48.29%）、其他脑血管疾病

（5.53%）、脑血管疾病后遗症（1.24%）和出血性脑卒中（0.90%）。在非脑血管病因中，高血压和心脏病导致的再入院分别占3.71%和4.92%。值得注意的是，呼吸系统疾病（11.71%）和神经系统疾病（5.08%）也是再入院的主要病因。

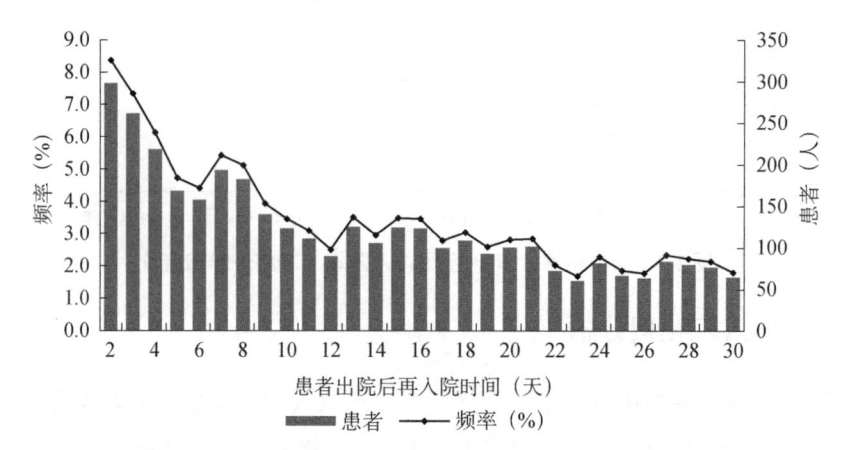

图3-5 脑卒中患者30天内全因再入院时间规律（2015—2018年）

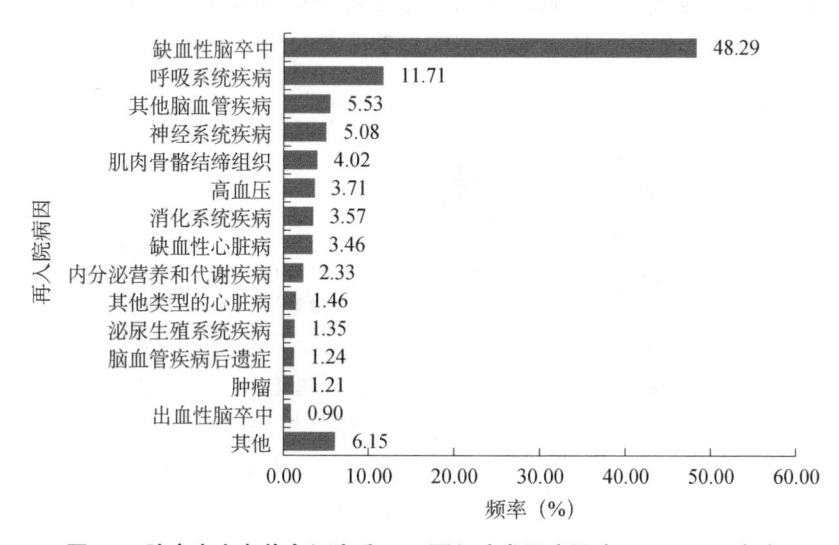

图3-6 脑卒中患者首次入院后30天再入院常见病因（2015—2018年）

在中国，脑卒中复发是再入院的主要原因，这也可能与患者出院后服药依从性较差有关[166]。因此，对导致再入院人数最多的前3个病因（缺血性脑卒中、呼吸系统疾病、其他脑血管疾病）的再入院时间分布规律进行分析（见图3-7），其他病因由于数量较少未被单列。此外，经过与专业医护理人员讨论，提出基于预防或延缓疾病发生的可行性，进一步对由缺血性脑卒中、其他脑血管疾病、高血压、缺血性心脏病这4种再入院病因（皆属于循环系统疾病）导致的再入院的时间分布进行分析（见图3-8）。图3-7和图3-8说明不同病因的再入院时间-人次虽有不同程度的波动，再入院风险随时间推移呈下降趋势，60%以上再入院发生在患者出院后14天内，约80%再入院发生在患者出院后21天内。

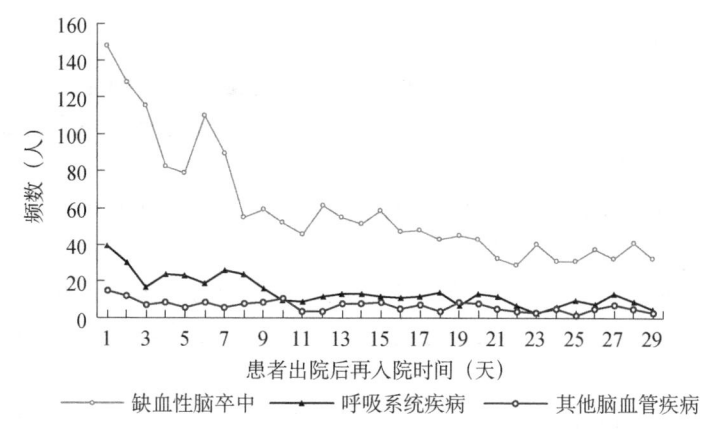

图 3-7　导致 30 天再入院最多的前 3 个病因的患者再入院时间分布（2015—2018 年）

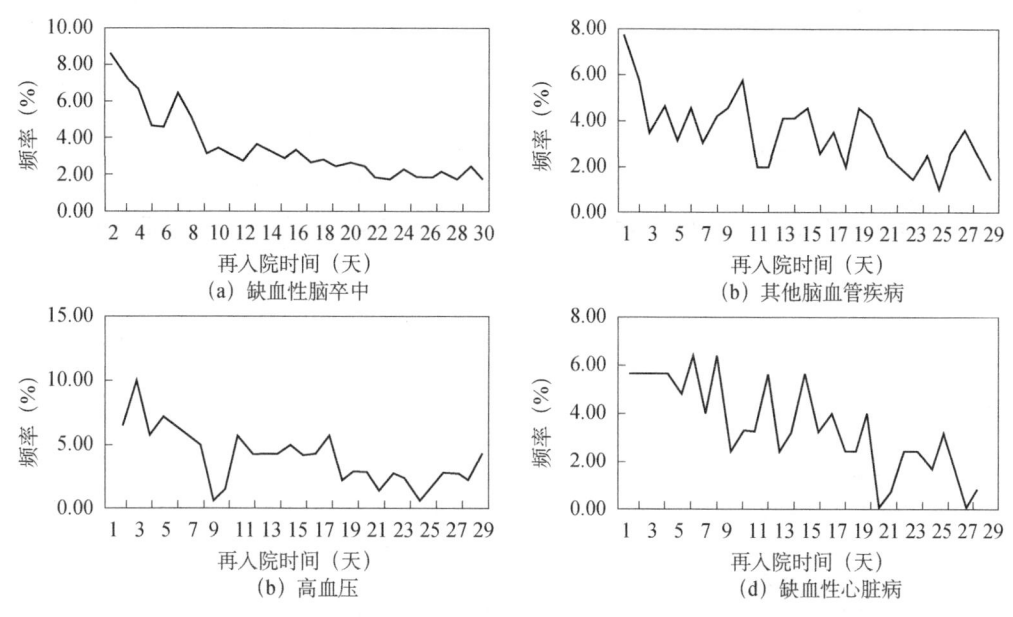

图 3-8　脑卒中患者由不同病因导致 30 天再入院时间分布（2015—2018 年）

3.2.1.4　不同特征患者全因再入院情况比较分析

经过数据预处理，本研究获得了关于区域、医院和患者 3 个维度的变量信息，将这些变量按照患者人口社会学特征（性别、年龄、医保类型、区域参保分中心）、住院过程（医院级别、收费等级、入院季度、入院月份、是否周末入院、首次住院时间、出院季度、出院月份、是否周末出院、出院状态）和临床特征（31 种合并症、再入院病因）进行分类后，分析脑卒中患者 30 天全因再入院的影响因素，以是否 30 天内再入院作为结局变量。

以区域为例，提出假设，即 H_0：患者所在区域与患者 30 天全因再入院不相关；H_1：患者所在区域与患者 30 天全因再入院相关。检验水准、所有 P 值均为双侧概率。

（1）不同人口社会学特征的患者再入院情况比较。

对再入院情况按人口社会学特征进行卡方检验，不同性别、年龄、医保类型和区域的住院患者再入院情况存在显著差异。

男性的再入院率较高,为19.6%,女性再入院率较低,为17.9%;在不同年龄分组的患者中,20～50岁患者的再入院率最高,为28.0%,65岁以上的患者再入院率最低,为18.3%;在2种不同医保类型的患者中,居民医保患者再入院率为21.9%,职工医保患者再入院率为17.0%;在23个区域中,郊县8、4、1、7、2的再入院率超过整体平均再入院率(18.8%),分别以27.0%、25.3%、25.1%、22.2%、21.8%依次排名前五,城区14的再入院率最低,为14.6%。需要注意的是,城区1的参保分中心为C市总中心,参保患者皆为C市体制内职工;其他分中心报销患者既包含职工医保患者,又包含居民医保患者(见图3-9～图3-12)。

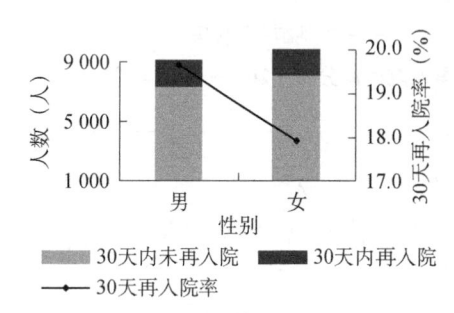

图3-9 不同性别的患者30天全因再入院

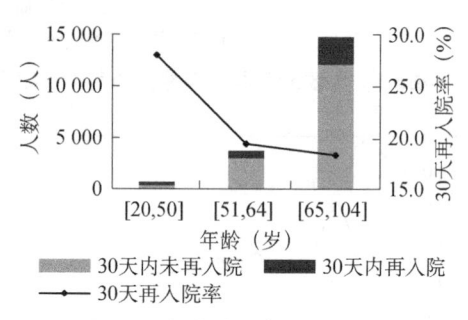

图3-10 不同年龄的患者30天全因再入院

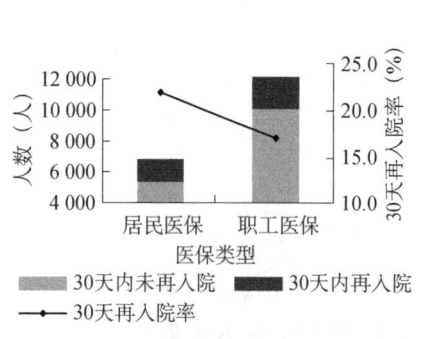

图3-11 不同医保类型的患者30天全因再入院

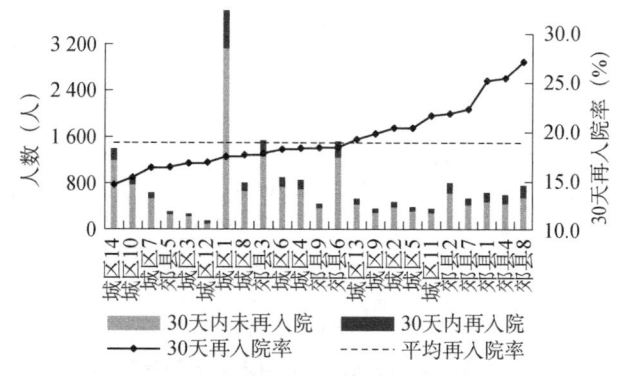

图3-12 不同区域的患者30天全因再入院

进一步对不同性别、年龄和医保类型的患者绘制30天全因再入院累加风险(Cumulative Hazard)分面图(见图3-13)。横向看,年轻患者再入院风险最高;纵向看,城乡居民医保患者再入院风险高于城镇职工医保患者。就性别而言,男性累加风险显著高于女性。但在不同医保类型中,经过年龄分组后,男性与女性的累加风险呈现不同特征。在城乡居民医保中,20～50岁的男性与女性之间的累加风险差距最大;其次是高于65岁的不同性别患者间的累加风险差距。而在城镇职工医保中,不同年龄组患者性别间的累加风险差距相对较小。以上结果表明,城乡居民医保20～50岁男性患者的30天全因再入院风险最高,为最危险的人群。

(2)不同住院过程患者再入院情况比较。

通过患者首次就医的医院级别、收费等级、入院季度、入院月份、是否周末入院、首次住院时间（LOS）、出院季度、出院月份、是否周末出院和出院状态 10 个维度对患者的住院过程进行描述分析，如图 3-14～图 3-19 所示。30 天全因再入院情况的卡方检验结果显示，不同的医院级别、收费等级、入院月份、出院月份、首次住院时间、出院状态的住院患者再入院情况均有显著差异。未定级的基层医疗机构，即社区和乡镇卫生院 30 天全因再入院率最高，为 24.7%，二级医院的再入院率最低，为 17.7%；收费等级为二乙下 I 时（通常为基层医疗机构）再入院率最高，为 22.0%；以上结果表明二级医院的医疗护理质量优于基层医疗机构。在不同月份入院的患者中，5 月入院的患者再入院率最高，为 21.6%；3 月入院的患者再入院率最低，为 16.1%；住院天数超过 29 天的患者再入院率最高，为 42.4%；住院 8～14 天的患者再入院率最低，为 16.0%。在不同月份出院的患者中，6 月份出院的患者再入院率最高，为 21.4%；9 月份出院的患者再入院率最低，为 16.5%。出院状态为其他（含未遵医嘱出院）的患者再入院率最高，为 21.5%，出院状态为康复的患者再入院率最低，为 18.1%。

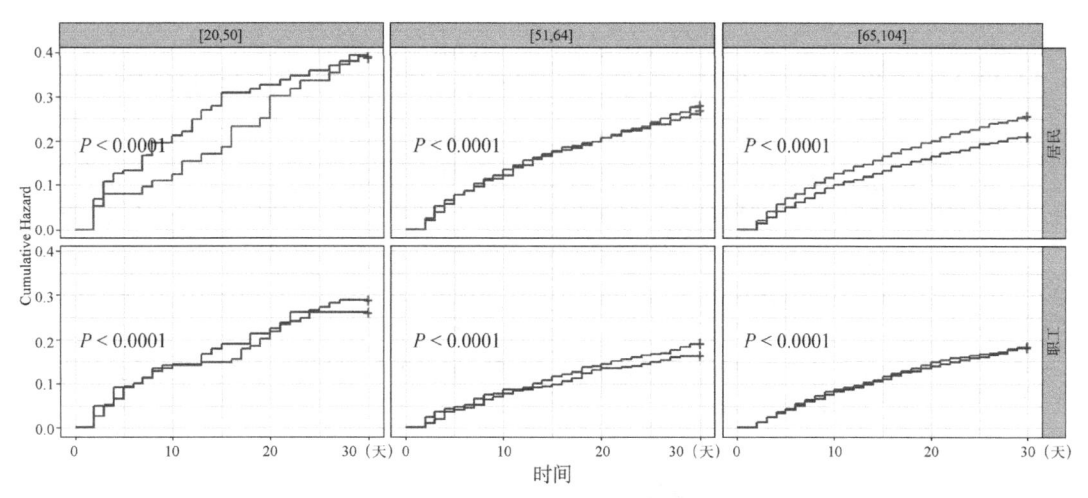

图 3-13　不同性别、年龄、医保类型的患者 30 天全因再入院累加风险（2015—2018 年）

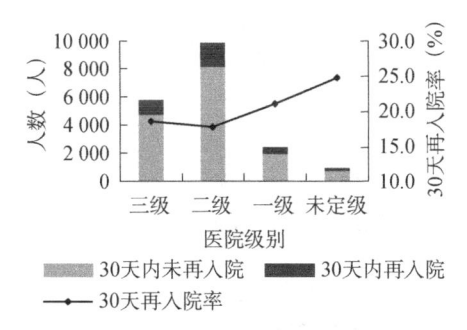

图 3-14　不同医院级别 30 天全因再入院

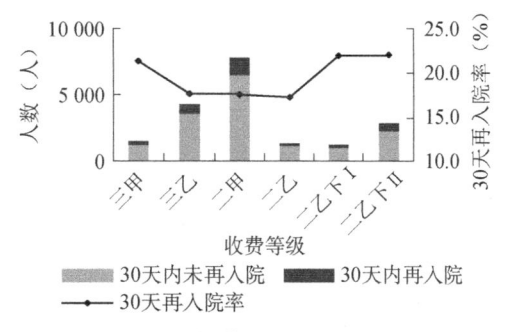

图 3-15　不同收费医院 30 天全因再入院

（3）不同临床特征患者再入院情况比较。

本研究以 31 种 Elixhauser 合并症和再入院病因来描述患者疾病临床特征。其中，由于合并症数量较多，本书仅展示对再入院影响显著的合并症（见图3-20），充血性心力衰竭（C1）、无转移实体瘤（C20）、液体与电解质紊乱（C25）、抑郁症（C31）患者再入院率高于平均再入院率水平，为18.8%，且C1和C25不仅再入院率高，再入院人数也最多。图3-21显示，脑卒中复发不仅再入院率最高，且患者数量高达1 700余人。

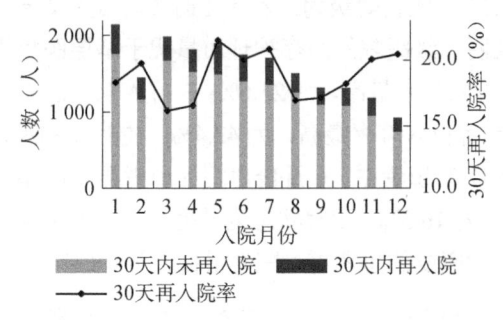

图3-16　不同入院月份患者30天全因再入院

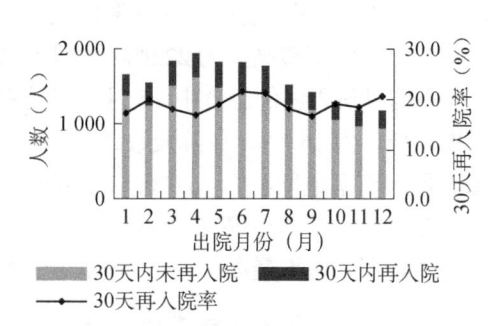

图3-17　不同出院月份患者30天全因再入院

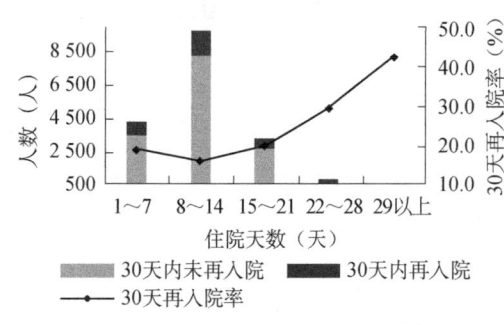

图3-18　不同住院天数患者30天全因再入院

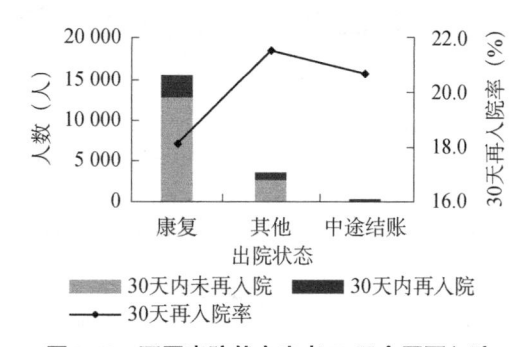

图3-19　不同出院状态患者30天全因再入院

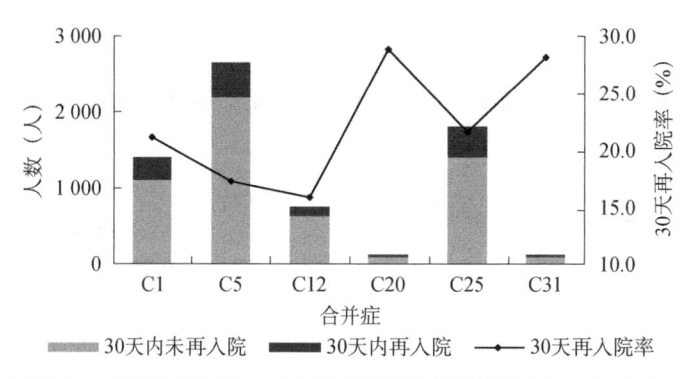

图3-20　显著影响患者30天全因再入院的合并症（2015—2018年）

综上所述，经过对30天全因再入院进行单因素分析，发现患者性别、年龄、医保类型和所在区域、首次就医的医院级别、收费等级、入院月份、住院天数、出院月份、出院状态、充血性心力衰竭（C1）、周围血管疾病（C5）、伴并发症糖尿病（C12）、无转移实体瘤（C20）、液体与电解质紊乱（C25）和抑郁症（C31）与30天全因再入院具有显著相关性。

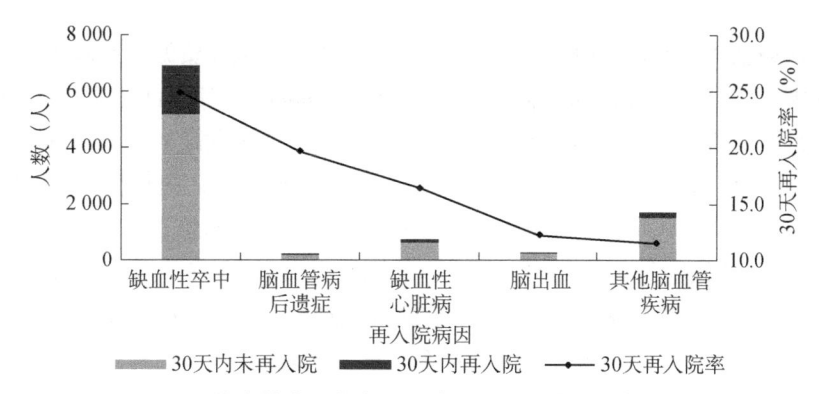

图3-21 代表性病因患者30天全因再入院（2015—2018）

3.2.2 基于Cox模型的全因再入院预警因素分析

由于结局变量为30天全因再入院，该变量不仅涉及结局事件，即再入院事件是否发生，还涉及事件发生的时间，但卡方检验仅能对结局特征进行分析，而忽略了结局变量的时间特征。生存分析方法旨在研究终点事件和生存时间与相关影响因素间的关系及其程度，其中终点事件是指某一事件的结果，本研究特指患者出院后30天内发生的首次再入院；生存时间指该事件从起点到终点的时间跨度，本研究特指在30天时间窗内，患者从出院至首次再入院所经历的时间。研究结果变量从单维的再入院事件到二维的再入院时间和再入院事件（Time-To-Readmission）。因此，生存分析方法既考虑事件是否发生，又考虑事件发生的时间及该时间分布的非正态性，能很好地弥补卡方检验的不足。

将显著影响30天再入院的因素纳入方程，包括患者性别、年龄、医保类型和区域、首次就医医院级别、收费等级、入院月份、住院时间、出院月份、出院状态、充血性心力衰竭（C1）、周围血管疾病（C5）、伴并发症糖尿病（C12）、无转移实体瘤（C20）、液体与电解质紊乱（C25）和抑郁症（C31）。进行Cox多因素回归后，进行多重共线性检验，发现入院月份和出院月份存在高度相关性，医院级别和收费等级存在高度相关性，因此剔除GVIF值较大的出院月份、收费等级字段后再次重新建模，得到的分析结果见表3-2。此外，模型通过了比例假设检验（$P>0.05$），因为较短的观察期（30天）更有利于模型满足比例假设。

基于卡方检验的单因素分析结果仅能得出某因素是否影响患者30天全因再入院的结论，而基于Cox模型的单因素分析还能进一步得到组内不同水平的风险比结果（见表3-2）。例如，就医保分中心区域而言，分析结果显示，郊县8、1、4、7和2医保分中心的30天全因再入院风险分别是城区1医保中心的1.691、1.541、1.538、1.327、1.281倍（$P<0.05$）；城区11医保分中心的30天全因再入院风险是城区1医保中心的1.282倍（$P<0.05$）。相反，城区14医保分中心的30天全因再入院风险是城区1医保中心的0.824倍（$P<0.05$）。

考虑混杂因素后，基于Cox回归的多因素校正分析结果显示，就医保分中心而言，城区11医保分中心的30天全因再入院与参照组城区1相比，在统计学上不再显著。这可能是由于近年来城区 11 作为国家级新区,其经济发展迅猛,医疗资源布局趋于平衡,医疗服务的可及性大大提高,多家三级医院在该区域设立直管分院,该区域内医疗资源的可及性和医疗质量得到改善。此外,随着城区 11 的发展,吸引了大批高素质人才落户,其健康管理意识和能力普遍较强。就住院时间(LOS)而言,30 天再入院发生率并非随 LOS 的增加呈简单的线性关系,而是呈现非线性趋势。与 LOS 为 0~7 天的患者相比,LOS 为 8~14 天的患者 30 天再入院风险是其的 0.905 倍(P=0.025);与 LOS 为 8~14 天相比,较长的 LOS(≥15 天)也与更高的再入院率相关。由于疾病的复杂性、严重程度和院内脑卒中后发生的不良事件,LOS 延长到大于 15 天的患者更有可能在出院后 30 天内再次入院。因此,本研究结果表明,增加的 30 天再入院率与过短或过长的 LOS 相关。

综上,表 3-2 中的多因素分析结果显示,郊县(郊县 8、1、4 和 7)、男性、50 岁以下、城乡居民医保、基层医疗机构首次就医、住院时间过长或过短、合并症如充血性心力衰竭、无转移实体瘤、液体与电解质紊乱、抑郁症是患者 30 天全因再入院的预警因素,也会导致再入院发生在患者出院后更早的时间段。

此外,经过多因素校正后,发现在三级医院就医的患者的 30 天全因再入院风险与在二级医院就医的患者的 30 天全因再入院风险相比,并没有显著差异。其原因可能在于,二级医院能够提供与三级医院同质的延续性专科护理。因此,该结果也为患者从三级医院下转至二级医院提供了有力且可靠的数据支持。相反,如果三级医院直接将恢复期患者下转至提供全科照护的基层医疗机构,并不利于降低患者再入院的风险。

表 3-2 脑卒中患者 30 天全因再入院的预警因素 Cox 分析

预警因素	单因素分析[§]			多因素分析[*]		
	未校正 HR	95%CI	P 值	校正后 HR	95%CI	P 值
区域						
城区 1	1(Reference)			1(Reference)		
城区 2	1.190	0.963 1.712	0.108	1.178	0.950 1.461	0.135
城区 3	0.950	0.699 1.279	0.715	0.947	0.699 1.284	0.727
城区 4	1.056	0.887 1.257	0.541	1.040	0.870 1.243	0.666
城区 5	1.176	0.932 1.483	0.171	1.080	0.854 1.366	0.520
城区 6	1.052	0.886 1.248	0.565	1.121	0.939 1.339	0.205
城区 7	0.927	0.754 1.140	0.472	0.929	0.751 1.151	0.502
城区 8	1.014	0.846 1.215	0.883	1.042	0.863 1.259	0.670
城区 9	1.172	0.917 1.497	0.205	1.094	0.855 1.401	0.476
城区 10	0.871	0.726 1.045	0.137	0.834	0.689 1.009	0.062
城区 11	1.282	1.014 1.621	0.038	1.250	0.982 1.592	0.070
城区 12	0.967	0.614 1.528	0.891	0.817	0.516 1.293	0.388

续表

预警因素	单因素分析§			多因素分析*			
	未校正HR	95%CI		P值	校正后HR	95%CI		P值
城区13	1.118	0.908	1.376	0.294	1.125	0.912	1.388	0.270
城区14	0.824	0.704	0.964	0.016	0.873	0.740	1.030	0.107
郊县1	1.541	1.297	1.830	<0.001	1.434	1.194	1.722	<0.001
郊县2	1.281	1.085	1.513	0.004	1.190	0.995	1.422	0.057
郊县3	1.026	0.891	1.182	0.717	0.948	0.816	1.103	0.490
郊县4	1.538	1.290	1.834	<0.001	1.334	1.103	1.614	0.003
郊县5	0.938	0.703	1.250	0.661	0.856	0.639	1.148	0.299
郊县6	1.057	0.919	1.216	0.437	1.039	0.889	1.215	0.627
郊县7	1.327	1.093	1.610	0.004	1.292	1.051	1.588	0.015
郊县8	1.691	1.446	1.977	<0.001	1.468	1.238	1.741	<0.001
郊县9	1.061	0.844	1.335	0.612	1.152	0.908	1.461	0.244
性别								
女性	1（Reference）				1（Reference）			
男性	1.108	1.037	1.183	0.002	1.084	1.015	1.159	0.016
年龄（岁）								
[20, 50]	1（Reference）				1（Reference）			
[51, 64]	0.652	0.542	0.784	<0.001	0.687	0.570	0.827	<0.001
[65, 104]	0.608	0.511	0.724	<0.001	0.634	0.532	0.756	<0.001
医保类型								
城镇职工	1（Reference）				1（Reference）			
城乡居民	1.336	1.250	1.428	<0.001	1.336	1.241	1.438	<0.001
医院级别								
三级医院	1（Reference）				1（Reference）			
二级医院	0.951	0.881	1.026	0.193	1.007	0.931	1.089	0.867
一级医院	1.134	1.021	1.261	0.019	1.223	1.093	1.369	<0.001
未定级医院	1.384	1.202	1.595	<0.001	1.315	1.135	1.524	<0.001
LOS（天）								
[1, 7]	1（Reference）				1（Reference）			
[8, 14]	0.822	0.755	0.894	<0.001	0.905	0.830	0.988	0.025
[15, 21]	1.044	0.941	1.157	0.417	1.193	1.073	1.327	0.001
[22, 28]	1.668	1.450	1.919	<0.001	1.943	1.684	2.243	<0.001
≥29	2.735	2.377	3.148	<0.001	3.117	2.700	3.599	<0.001
入院月份（月）								
1	1（Reference）				1（Reference）			
2	1.098	0.943	1.279	0.228	1.068	0.917	1.243	0.399

续表

预警因素	单因素分析§			多因素分析*			
	未校正HR	95%CI		P值	校正后HR	95%CI		P值

预警因素	未校正HR	95%CI		P值	校正后HR	95%CI		P值
3	0.871	0.752	1.010	0.068	0.891	0.769	1.033	0.127
4	0.895	0.770	1.040	0.147	0.906	0.779	1.053	0.199
5	1.202	1.047	1.381	0.009	1.193	1.039	1.371	0.013
6	1.113	0.964	1.286	0.144	1.094	0.947	1.264	0.222
7	1.165	1.009	1.345	0.037	1.160	1.005	1.340	0.043
8	0.922	0.788	1.080	0.316	0.908	0.775	1.064	0.233
9	0.938	0.797	1.106	0.448	0.957	0.812	1.128	0.602
10	1.003	0.854	1.179	0.967	1.026	0.873	1.206	0.753
11	1.119	0.953	1.315	0.170	1.136	0.967	1.335	0.121
12	1.158	0.974	1.377	0.096	1.220	1.026	1.452	0.025
出院状态								
康复	1（Reference）				1（Reference）			
其他	1.158	1.064	1.260	<0.001	1.167	1.067	1.277	<0.001
中途结账	1.156	0.797	1.678	0.445	1.370	0.940	1.998	0.102
C1：充血性心力衰竭	1.148	1.020	1.293	0.023	1.151	1.021	1.297	0.021
C5：周围血管疾病	0.896	0.812	0.988	0.027	1.007	0.911	1.112	0.898
C12：伴并发症糖尿病	0.828	0.691	0.992	0.040	0.897	0.748	1.075	0.239
C20：无转移实体瘤	1.639	1.186	2.266	0.003	1.582	1.143	2.190	0.006
C25：液体与电解质紊乱	1.195	1.076	1.327	<0.001	1.180	1.061	1.313	0.002
C31：抑郁症	1.597	1.139	2.238	0.007	1.643	1.170	2.307	0.004

注：§单因素 Cox 回归模型，纳入卡方检验中 $P<0.05$ 的变量，再剔除不满足多重共线性检验的出院月份（GVIF>5）。*多因素 Cox 回归模型，其结果变量为 30 天再入院，包括来自单因素 Cox 分析的相同变量。

HR：Hazard Ratio，风险比率，HR 越大，风险越高。

3.2.3 基于多元线性模型的再入院累加花费分析

针对花费分析，将累加花费定义为再入院花费加上首次入院花费，即 2 次入院花费之和。未再入院的患者，其累加花费为首次入院的花费。以累加花费为因变量，前期统计结果显示累加花费的分布不服从正态分布，取对数后呈现近似正态分布，因此，采用多元线性回归进行分析，所有检验均为双尾检验，$P<0.05$ 表明具有统计学意义。根据表 3-3 的回归系数，可以得到模型中各自变量的回归系数及常量。

经多变量校正后，30 天再入院与累加花费增加 76.0%相关（95%CI，0.748~0.780；$P<0.001$）。

表 3-3 脑卒中患者 30 天全因再入院高医保花费的预警因素

预警因素	单因素分析§		多因素分析*			
	系数	P 值	系数	95%CI		P 值
30 天再入院	0.789	<0.001	0.764	0.748	0.780	<0.001
区域						
城区 1	1（Reference）		1（Reference）			
城区 2	−0.080	0.022	0.015	−0.026	0.056	0.468
城区 3	−0.170	<0.001	−0.148	−0.201	−0.095	<0.001
城区 4	−0.028	0.304	0.027	−0.005	0.059	0.102
城区 5	−0.041	0.284	0.010	−0.034	0.055	0.651
城区 6	−0.153	<0.001	0.030	−0.002	0.062	0.064
城区 7	−0.288	<0.001	−0.229	−0.265	−0.192	<0.001
城区 8	−0.373	<0.001	−0.121	−0.154	−0.088	0.000
城区 9	−0.015	0.709	−0.012	−0.058	0.034	0.621
城区 10	−0.143	<0.001	−0.219	−0.252	−0.187	<0.001
城区 11	−0.102	0.011	−0.098	−0.145	−0.052	<0.001
城区 12	−0.562	<0.001	−0.224	−0.303	−0.144	<0.001
城区 13	−0.079	0.019	−0.033	−0.072	0.005	0.089
城区 14	−0.146	<0.001	0.022	−0.006	0.049	0.121
郊县 1	−0.371	<0.001	−0.236	−0.273	−0.199	<0.001
郊县 2	−0.463	<0.001	−0.077	−0.111	−0.043	<0.001
郊县 3	−0.411	<0.001	−0.292	−0.318	−0.265	<0.001
郊县 4	−0.433	<0.001	−0.353	−0.392	−0.314	<0.001
郊县 5	−0.531	<0.001	−0.284	−0.334	−0.234	<0.001
郊县 6	−0.316	<0.001	−0.209	−0.237	−0.181	<0.001
郊县 7	−0.414	<0.001	0.043	0.003	0.083	0.035
郊县 8	−0.443	<0.001	−0.151	−0.186	−0.116	<0.001
郊县 9	−0.309	<0.001	0.021	−0.022	0.064	0.335
性别						
女性	1（Reference）		1（Reference）			
男性	0.039	<0.001	0.025	0.013	0.037	<0.001
年龄（岁）						
[20, 50]	1（Reference）		1（Reference）			
[51, 64]	−0.126	<0.001	−0.061	−0.103	−0.020	0.004
[65, 104]	−0.109	0.002	−0.049	−0.089	−0.010	0.015
医保类型						
城镇职工	1（Reference）		1（Reference）			
城乡居民	−0.312	<0.001	−0.116	−0.130	−0.102	<0.001

续表

预警因素	单因素分析§		多因素分析*			
	系数	P值	系数	95%CI		P值
医院级别						
三级医院	1（Reference）		1（Reference）			
二级医院	−0.401	<0.001	−0.349	−0.364	−0.335	<0.001
一级医院	−0.829	<0.001	−0.795	−0.817	−0.773	<0.001
未定级医院	−1.413	<0.001	−1.201	−1.232	−1.171	<0.001
LOS（天）						
[1, 7]	1（Reference）		1（Reference）			
[8, 14]	0.546	<0.001	0.489	0.473	0.505	<0.001
[15, 21]	0.998	<0.001	0.835	0.815	0.855	<0.001
[22, 28]	1.406	<0.001	1.114	1.082	1.147	<0.001
≥29	1.660	<0.001	1.314	1.277	1.352	<0.001
入院月份（月）						
1	1（Reference）		1（Reference）			
2	0.104	0.000	0.059	0.030	0.088	<0.001
3	0.043	0.066	0.009	−0.017	0.036	0.484
4	0.034	0.152	0.001	−0.026	0.028	0.936
5	0.040	0.088	−0.005	−0.031	0.022	0.738
6	0.051	0.035	0.019	−0.009	0.046	0.180
7	0.089	0.000	0.042	0.015	0.070	0.003
8	0.027	0.285	0.022	−0.006	0.051	0.129
9	0.035	0.180	0.007	−0.023	0.037	0.634
10	0.069	0.008	0.044	0.014	0.073	0.004
11	0.071	0.008	0.032	0.001	0.063	0.042
12	0.071	0.015	0.028	−0.005	0.062	0.098
出院状态						
康复	1（Reference）		1（Reference）			
其他	−0.202	<0.001	−0.014	−0.031	0.004	0.125
中途结账	0.571	<0.001	0.109	0.034	0.183	0.004
C1：充血性心力衰竭	0.131	<0.001	0.103	0.080	0.127	<0.001
C5：周围血管疾病	0.202	<0.001	0.099	0.081	0.117	<0.001
C12：伴并发症糖尿病	0.185	<0.001	0.116	0.085	0.148	<0.001
C20：无转移实体瘤	0.447	<0.001	0.106	0.030	0.182	<0.001
C25：液体与电解质紊乱	0.260	<0.001	0.098	0.077	0.120	<0.001
C31：抑郁症	0.320	<0.001	−0.031	−0.109	0.047	0.432

注：§单因素线性回归模型，纳入表3-2中$P<0.05$的变量，结果变量是对数转化后的累加医保花费。*多因素线性回归模型，纳入来自单因素线性回归分析的相同变量，结果变量是对数转化后的累加医保花费。

3.3 4年同因反复再入院风险预警因素与损失分析

3.3.1 描述统计分析

该数据集涉及 23 个区域、838 家医院，包含 125 397 条患者入院记录，其中标记为再入院的记录有 24 355 条，再入院率达到 19.42%。由于存在患者反复多次入院，故实际仅涉及 101 042 例患者。

3.3.1.1 再入院时间分布规律分析

2015—2018 年，在 101 042 例脑卒中患者中，共计 15 912 例患者出现过同因再入院，患者比例为 15.7%。其中，30 天内再入院人数为 3 357 人，占比为 21.1%；60 天内再入院人数为 4 976 人（占比为 31.3%）；90 天内再入院人数为 6 102 人（占比为 38.3%）；180 天内再入院 8 589 人（占比为 54.0%）；365 天内再入院 11 923 人（占比为 74.9%）；500 天内再入院 13 338 人（占比为 83.8%）。图 3-22 展示了患者出院后 180 天内的再入院人数。

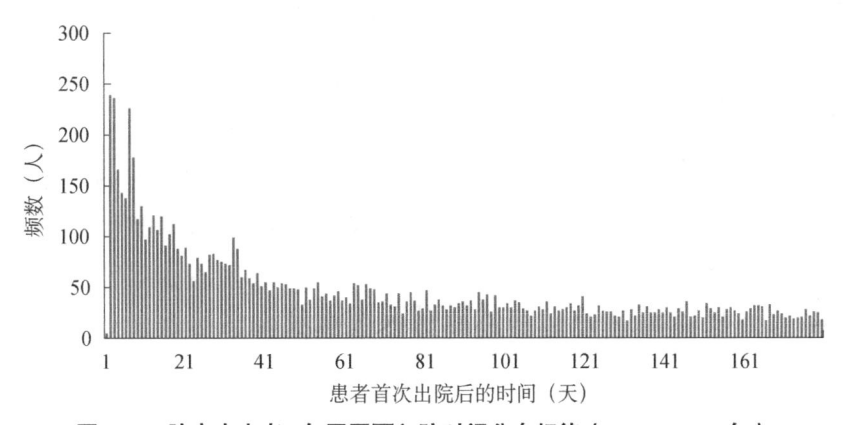

图3-22　脑卒中患者4年同因再入院时间分布规律（2015—2018 年）

3.3.1.2 再入院花费分析

出现同因再入院的患者，其中位累加花费、平均累加花费分别为 15 479.5 元、20 255.9 元；而未出现再入院的患者的中位累加花费、平均累加花费分别为 7 250.6 元、9 895.6 元。就中位累加花费而言，经历同因再入院的患者的中位累加花费比未经历再入院的患者高 8 228.9 元（见图 3-23）。

3.3.1.3 患者入院次数和预后分析

在 101 042 例患者中，11 547 例患者发生了 2 次入院，4 365 例患者发生了至少 3 次入院。患者入院次数最多为 25 次（见图 3-24）。

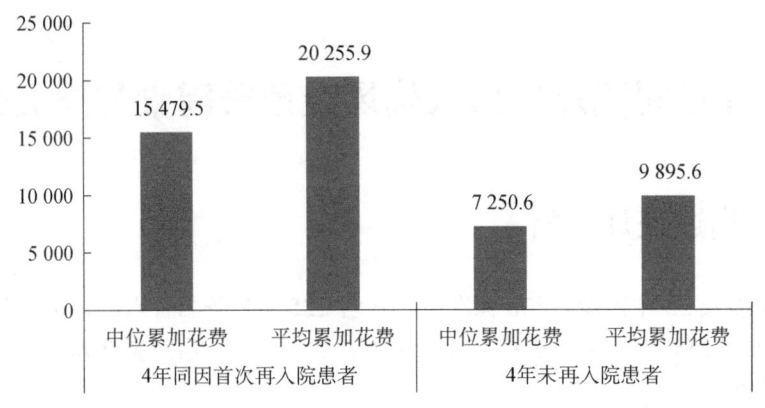

图3-23 脑卒中患者4年同因首次再入院花费比较（2015—2018年）

2015—2018年，在101 042例脑卒中患者中，出院状态标记为"死亡"的患者数量为1 141例，院内病死率为1.13%。随着入院次数增加，患者病死率呈现上升趋势（见图3-25）。

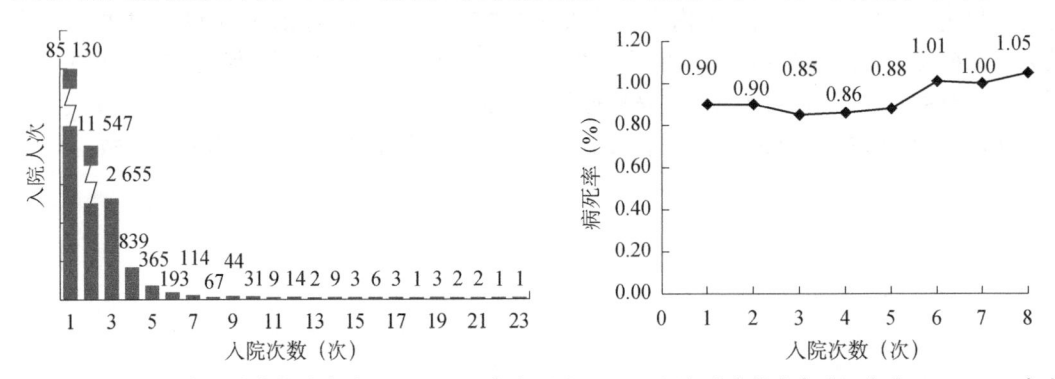

图3-24 不同患者入院次数分布（2015—2018年）　图3-25 不同入院次数患者病死率（2015—2018年）

3.3.1.4 不同特征患者同因再入院情况比较分析

（1）不同人口学特征的患者同因再入院比较。

对再入院情况按人口学特征进行检验，结果显示，性别、年龄和医保类型、报销比例和区域医保分中心存在显著性差异。男性的再入院率（16.2%）高于女性（15.3%）。随着年龄增加，患者再入院率依次增加。在2种不同医保类型的患者中，城镇职工医保患者的再入院率（17.1%）高于城乡居民医保患者的再入院率（13.6%）。随着患者报销比例的增加，再入院率增加。城区4、1、13、9、5医保分中心报销患者的再入院率超过整体平均再入院率（15.7%），分别以再入院率21.2%、19.4%、18.8%、18.1%、18.0%依次排名前五。郊县4医保分中心的再入院率最低，为9.2%（见图3-26～图3-29）。

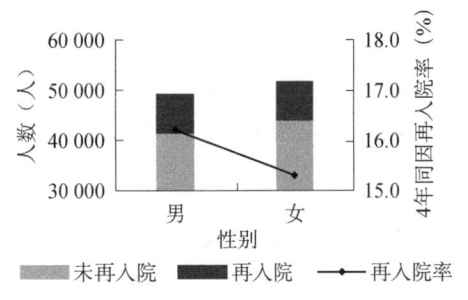

图3-26 不同性别患者4年同因再入院

3 数据驱动的脑卒中患者再入院风险分析

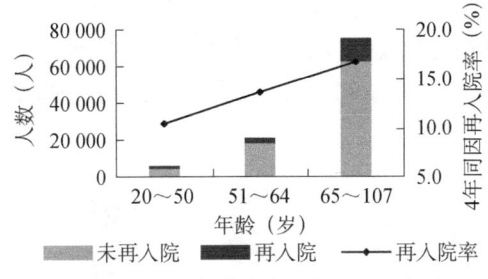

图 3-27 不同年龄患者 4 年同因再入院

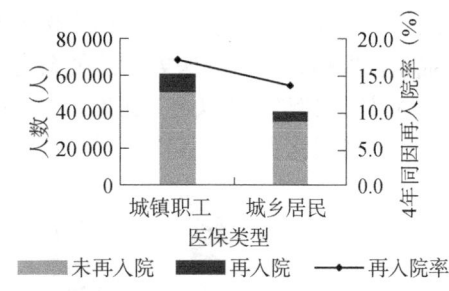

图 3-28 不同医保类型患者 4 年同因再入院

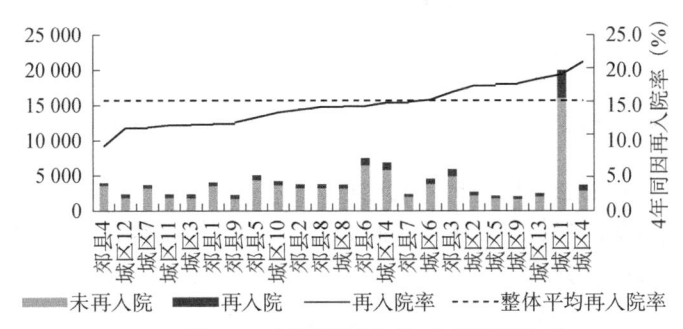

图 3-29 不同区域患者 4 年同因再入院

进一步对不同年龄、性别和医保类型的患者组绘制再入院累加风险（Cumulative Hazard）分面图（见图 3-30）。横向看，随着年龄增加，再入院风险增加；纵向看，城镇职工医保患者再入院风险高于城乡居民医保患者。就性别而言，男性累加风险显著大于女性。但在不同医保类型中，经过年龄分组后，男性与女性的累加风险呈现不同特征。在城乡居民医保类型的患者中，20～50 岁的男性与女性之间的累加风险差距最大；在城镇职工医保类型的患者中，51～64 岁的男性与女性之间的累加风险差距最大。就整体来看，城镇职工医保类型的 50 岁以上男性的同因反复再入院风险最高，为最危险的人群。

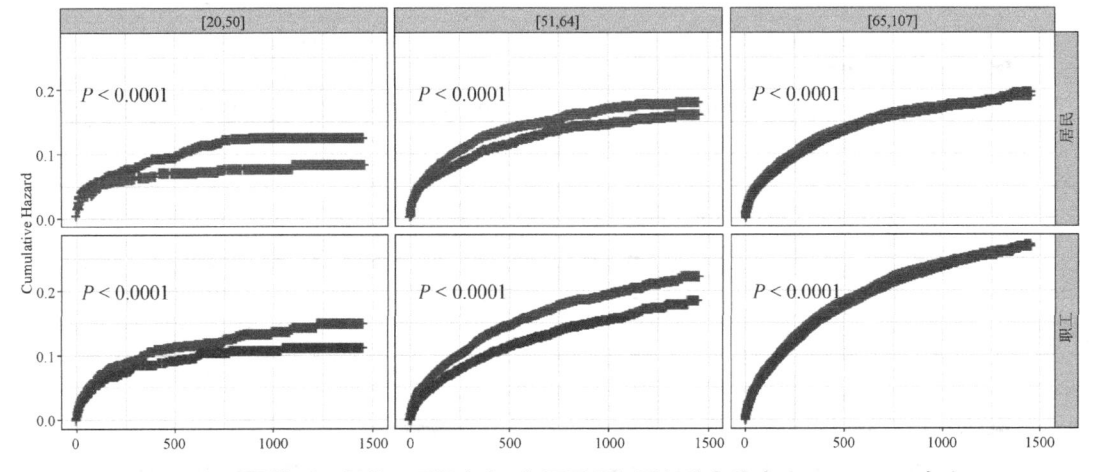

图 3-30 不同性别、年龄、医保患者 4 年同因累加再入院危险率（2015—2018 年）

此外，本研究探索了不同报销比例的患者所属的医保类型及其对就医医院的偏好。图 3-31 显示，报销比例与医保类型的关系为：低报销比例（0.7 以下）的患者均为城乡居民医保，在高报销比例（0.9 以上）的患者中，城镇职工医保占 80% 以上。图 3-32 显示，低报销比例的城乡居民医保患者喜欢去三级医院就医。

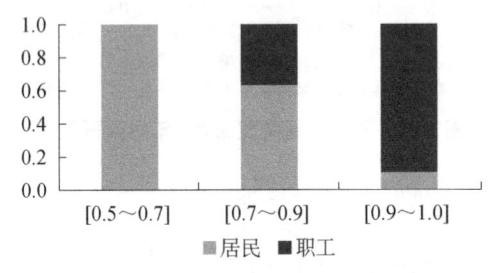

图 3-31　不同报销比例患者的医保类型

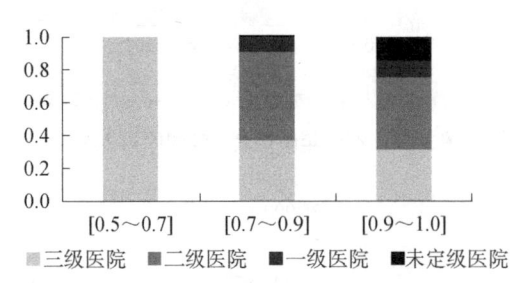

图 3-32　不同报销比例患者就医医院

（2）不同住院过程的患者同因再入院比较。

通过患者首次就医医院级别、住院时间 LOS（天）、入院季度、入院月份、入院日，对患者的住院过程进行统计分析。

再入院情况的检验结果显示，不同医院级别、住院时间、入院季度、入院日均有显著差异。一级医院再入院率最高，为 22.1%，三级医院和二级医院相对较低。随着首次住院时间的增加，患者再入院率依次增加；第 1 季度首次入院患者的再入院率最高，为 18.0%；再入院率最低为第 4 季度首次入院的患者，为 13.5%；在周四首次入院患者的再入院率最高，为 16.6%；在周二首次入院患者的再入院率最低，为 15.3%（见图 3-33～图 3-37）。

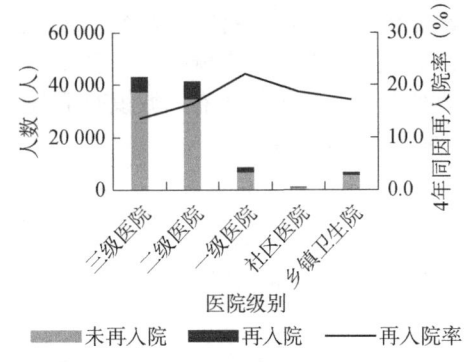

图 3-33　不同级别医院 4 年同因再入院

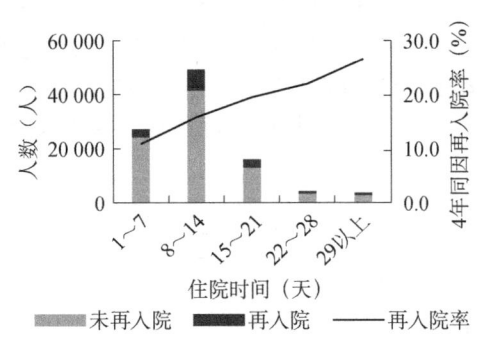

图 3-34　不同住院天数患者 4 年同因再入院

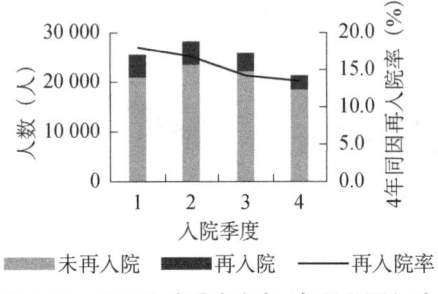

图 3-35　不同入院季度患者 4 年同因再入院

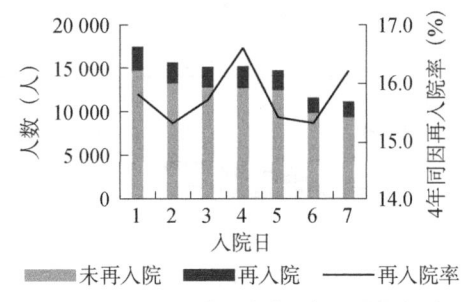

图 3-36　不同入院日患者 4 年同因再入院

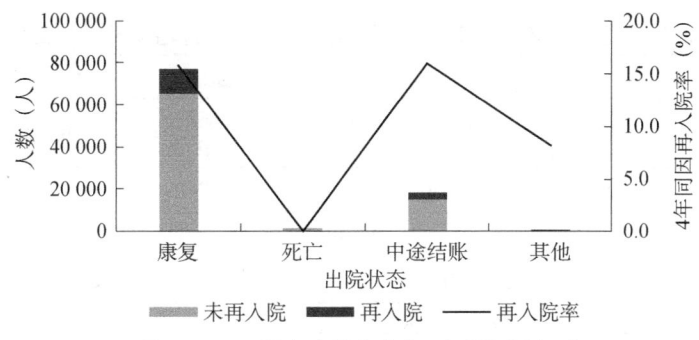

3 数据驱动的脑卒中患者再入院风险分析

图3-37　不同出院状态患者4年同因再入院

（3）不同临床特征患者同因再入院比较。

本研究以脑卒中亚病种和31种Elixhauser合并症来描述患者疾病临床特征。脑卒中亚病种患者的再入院情况存在显著差异。再入院率较高的合并症包括C1、C7、C8、C9、C12（见图3-38、图3-39）。

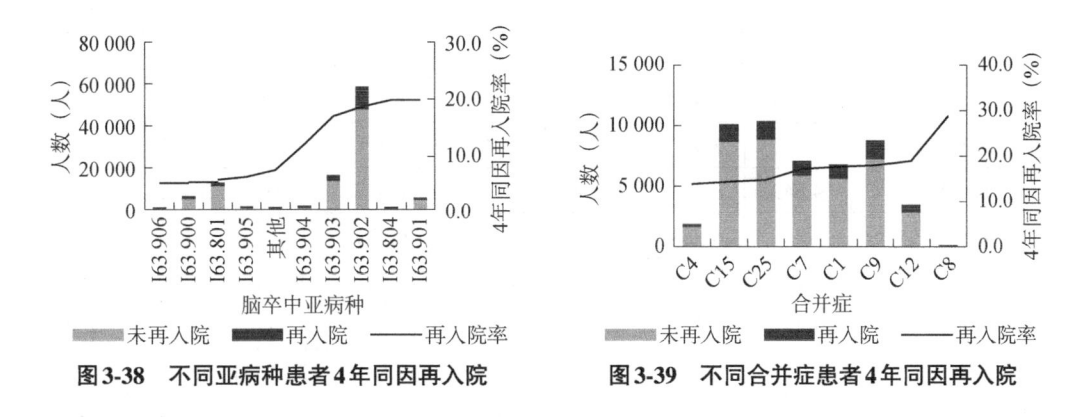

图3-38　不同亚病种患者4年同因再入院

图3-39　不同合并症患者4年同因再入院

综上所述，经过对脑卒中患者同因再入院进行单因素分析，发现患者性别、年龄、医保类型和参保区域、医院级别、住院时间、入院季度、入院日、出院状态、亚病种和特定合并症与患者同因再入院显著相关。

3.3.2　基于AFT模型的同因反复再入院预警因素分析

本节纳入3.3.1.4节的显著因素，采用生存分析中分析反复事件的AFT比例加速失效模型分析脑卒中同因反复再入院的影响因素，结果见表3-4。其中，ETR（Event Time Ratio）值越小，代表再入院事件越早发生，即再入院风险越高。

经多因素校正后，入院次数、城区、男性、50岁以上、城镇职工医保、一级及以下基层医疗机构首次就医、长住院时间、大面积脑梗死等亚病种，以及特定合并症包括伴并发症高血压、瘫痪和其他神经系统疾病与高再入院风险有关，而入院日相对不影响患者同因反复再入院。

表 3-4 基于反复事件模型的同因再入院的单因素和多因素分析结果

预测因素	单因素分析				多因素分析			
	未校正ETR	95%CI		P 值	校正后ETR	95%CI		P 值
入院次数	0.638	0.612	0.666	<0.001	0.687	0.668	0.706	<0.001
区域								
城区 1	1（Reference）				1（Reference）			
城区 2	1.292	1.029	1.621	0.027	1.113	0.937	1.322	0.221
城区 3	2.837	2.022	3.980	<0.001	1.976	1.546	2.527	<0.001
城区 4	0.742	0.624	0.882	<0.001	0.751	0.663	0.851	<0.001
城区 5	1.311	1.006	1.709	0.045	1.142	0.940	1.387	0.181
城区 6	2.447	2.079	2.881	<0.001	1.791	1.543	2.079	<0.001
城区 7	4.370	3.539	5.395	<0.001	2.414	1.999	2.914	<0.001
城区 8	2.131	1.738	2.612	<0.001	1.641	1.385	1.944	<0.001
城区 9	1.155	0.909	1.467	0.238	0.962	0.799	1.158	0.683
城区 10	2.910	2.428	3.488	<0.001	1.477	1.256	1.736	<0.001
城区 11	3.940	3.067	5.062	<0.001	2.221	1.765	2.797	<0.001
城区 12	4.849	3.687	6.378	<0.001	2.696	2.105	3.452	<0.001
城区 13	1.215	0.988	1.495	0.065	0.934	0.786	1.109	0.434
城区 14	2.246	1.940	2.600	<0.001	1.508	1.324	1.716	<0.001
郊县 1	3.477	2.833	4.269	<0.001	1.859	1.548	2.234	<0.001
郊县 2	3.217	2.661	3.889	<0.001	2.586	2.166	3.088	<0.001
郊县 3	1.783	1.535	2.072	<0.001	1.144	1.007	1.300	0.039
郊县 4	3.954	3.101	5.041	<0.001	1.831	1.455	2.304	<0.001
郊县 5	3.004	2.517	3.586	<0.001	2.120	1.789	2.513	<0.001
郊县 6	2.156	1.837	2.531	<0.001	1.114	0.979	1.269	0.101
郊县 7	2.702	2.182	3.345	<0.001	1.667	1.370	2.029	<0.001
郊县 8	2.733	2.209	3.382	<0.001	2.741	2.267	3.316	<0.001
郊县 9	3.701	2.691	5.089	<0.001	2.716	2.091	3.527	<0.001
性别								
女性	1（Reference）				1（Reference）			
男性	0.963	0.896	1.034	0.300	0.903	0.853	0.956	<0.001
年龄（岁）								
<50	1（Reference）				1（Reference）			
51～64	0.564	0.459	0.694	<0.001	0.679	0.563	0.818	<0.001
65～107	0.322	0.265	0.392	<0.001	0.469	0.392	0.559	<0.001

续表

预测因素	单因素分析				多因素分析			
	未校正ETR	95%CI		P值	校正后ETR	95%CI		P值
医保类型								
城乡居民	1（Reference）				1（Reference）			
城镇职工	0.540	0.501	0.583	<0.001	0.821	0.764	0.882	<0.001
医院级别								
三级医院	1（Reference）				1（Reference）			
二级医院	0.574	0.532	0.620	<0.001	0.457	0.426	0.490	<0.001
一级医院	0.237	0.211	0.266	<0.001	0.258	0.235	0.284	<0.001
未定级社区医院	0.478	0.368	0.622	<0.001	0.428	0.334	0.547	<0.001
未定级乡镇卫生院	0.579	0.508	0.660	<0.001	0.308	0.270	0.351	<0.001
首次住院时间（天）								
0~7	1（Reference）				1（Reference）			
8~14	0.424	0.393	0.459	<0.001	0.514	0.477	0.554	<0.001
15~21	0.283	0.258	0.310	<0.001	0.340	0.311	0.373	<0.001
22~28	0.163	0.143	0.187	<0.001	0.237	0.208	0.271	<0.001
≥29	0.068	0.058	0.079	<0.001	0.128	0.112	0.147	<0.001
入院季度								
4	1（Reference）				1（Reference）			
1	1.000	0.930	1.076	0.992	0.953	0.886	1.026	0.204
2	0.982	0.913	1.055	0.611	1.017	0.945	1.094	0.653
3	1.104	1.025	1.188	0.009	1.113	1.032	1.201	0.006
入院日								
6	1（Reference）				1（Reference）			
1	0.835	0.757	0.921	<0.001	0.966	0.877	1.064	0.485
2	0.899	0.813	0.993	0.036	1.000	0.906	1.103	0.993
3	0.832	0.751	0.921	<0.001	0.945	0.855	1.044	0.267
4	0.827	0.747	0.915	<0.001	0.917	0.831	1.013	0.089
5	0.907	0.818	1.005	0.061	1.012	0.913	1.122	0.816
7	0.950	0.853	1.059	0.356	1.005	0.900	1.122	0.932
出院状态								
康复	1（Reference）				1（Reference）			
死亡	—	—	—	<0.001	—	—	—	<0.001
其他	0.827	0.761	0.899	<0.001	1.227	1.133	1.329	<0.001
中途结账	3.068	0.802	11.744	0.100	14.930	3.820	58.352	<0.001

续表

预测因素	单因素分析			多因素分析		
	未校正 ETR	95%CI	P值	校正后 ETR	95%CI	P值
脑卒中亚病种						
I63.801	1（Reference）			1（Reference）		
I63.804	0.316	0.188　0.532	<0.001	0.358	0.230　0.557	<0.001
I63.900	0.915	0.722　1.160	0.460	1.165	0.935　1.452	0.174
I63.901	0.269	0.224　0.323	<0.001	0.327	0.279　0.384	<0.001
I63.902	0.335	0.289　0.390	<0.001	0.400	0.350　0.456	<0.001
I63.903	0.488	0.419　0.567	<0.001	0.500	0.434　0.575	<0.001
I63.904	0.755	0.511　1.116	0.160	0.547	0.377　0.793	0.001
I63.905	0.731	0.428　1.249	0.250	0.813	0.496　1.333	0.411
I63.906	1.380	0.442　4.306	0.580	1.079	0.363　3.208	0.891
其他	0.710	0.322　1.565	0.400	0.652	0.314　1.356	0.253
合并症						
C1	0.833	0.741　0.936	0.002	1.069	0.962　1.189	0.214
C7	0.886	0.792　0.991	0.034	0.882	0.796　0.977	0.016
C8	0.222	0.131　0.377	<0.001	0.505	0.312　0.815	0.005
C9	0.711	0.636　0.794	<0.001	0.839	0.763　0.923	<0.001
C12	0.648	0.558　0.751	<0.001	0.916	0.802　1.045	0.192
合并症数量（个）						
0～3	1（Reference）			1（Reference）		
4～7	0.754	0.598　0.950	0.017	0.877	0.686　1.122	0.297

注：I63.801：腔隙性脑梗死；I63.804：未特指脑梗死；I63.900：脑梗死；I63.901：脑干梗死；I63.902：大面积脑梗死；I63.903：出血性脑梗死；I63.904：小脑梗死；I63.905：多发性脑梗死；I63.906：基底节脑梗死；C1：充血性心力衰竭；C7：伴并发症高血压；C8：瘫痪；C9：其他神经系统疾病；ETR：Event Time Ratio，危险发生时间比率，值越小，危险越早发生。

3.3.3　反复再入院对累加花费和患者预后的影响分析

本节拟量化分析反复再入院对医保累加花费和患者预后生命结局产生的影响。纳入因素包括 3.3.2 节多因素分析中显著的因素，如患者入院次数、区域、性别、医保类型、年龄、首次就医医院级别、住院时间、入院季度、出院状态、脑卒中亚病种、合并症 C7、C8、C9。

首先，以累加医保花费为因变量，前期统计结果显示累加花费的分布不服从正态分布，取对数后，呈近似正态分布，因此，采用多元线性回归进行分析。其次，考虑死亡时间-死亡事件双维度结果变量，采用 AFT 模型量化反复再入院对患者生命结局产生的影响。所有检验均为双尾检验，$P<0.05$ 表明具有统计学意义，具体结果见表 3-5。

就反复再入院对医保花费的影响而言，经多变量校正后，每多一次入院，增加 71.2% 的相关性（95%CI，0.704～0.720；$P<0.001$）。

就反复再入院对患者预后结局产生的影响而言,研究拟合 4 个 AFT 参数模型(Weibull、Exponential、Loglogistic 和 Lognormal),其中入院次数变量的 ETR 值皆小于 1,表明患者入院次数显著影响其死亡结局,患者反复多次入院,加速了其死亡。以代表拟合效果的 C 值最高参数 Lognormal 模型为例(C=0.818)。对已知因素进行校正后得知,患者入院次数每增加 1 次,患者院内生存时间就缩短 7.1%(校正 ETR=0.929)。由于本研究数据集仅包含患者院内死亡的记录,而无法观察到患者院外死亡的结局,因此认为反复入院的增加会缩短患者生存时间,且比例大于或等于 7.1%。

表 3-5　脑卒中患者同因再入院高医保花费和患者预后的预警因素

预警因素	医保花费			预后结局（死亡）		
	系数	95%CI	P 值	系数	校正 ETR	P 值
入院次数	0.712	0.704　0.720	<0.001	−0.063	0.929	<0.001
区域						
城区 1	1（Reference）			1（Reference）		
城区 2	0.038	0.019　0.057	<0.001	−0.024	0.976	0.752
城区 3	−0.132	−0.152　−0.111	<0.001	0.105	1.111	0.299
城区 4	0.003	−0.013　0.020	0.685	0.005	1.005	0.942
城区 5	0.003	−0.017　0.024	0.746	−0.066	0.936	0.375
城区 6	−0.063	−0.078　−0.047	<0.001	0.334	1.396	<0.001
城区 7	−0.235	−0.251　−0.218	<0.001	0.350	1.420	<0.001
城区 8	−0.101	−0.117　−0.084	<0.001	0.342	1.408	<0.001
城区 9	0.018	−0.003　0.039	0.094	−0.078	0.925	0.306
城区 10	−0.247	−0.262　−0.231	<0.001	0.546	1.726	<0.001
城区 11	−0.061	−0.082　−0.040	<0.001	0.349	1.418	0.003
城区 12	0.022	0.001　0.043	0.042	0.775	2.171	<0.001
城区 13	0.006	−0.013　0.025	0.531	0.058	1.059	0.477
城区 14	−0.089	−0.103　−0.076	<0.001	0.569	1.767	<0.001
郊县 1	−0.207	−0.223　−0.191	<0.001	0.017	1.017	0.782
郊县 2	−0.111	−0.128　−0.094	<0.001	0.429	1.535	<0.001
郊县 3	−0.321	−0.335　−0.307	<0.001	0.355	1.426	<0.001
郊县 4	−0.363	−0.380　−0.346	<0.001	0.048	1.050	0.661
郊县 5	−0.235	−0.250　−0.220	<0.001	0.899	2.458	<0.001
郊县 6	−0.248	−0.261　−0.234	<0.001	0.524	1.689	<0.001
郊县 7	0.052	0.032　0.073	<0.001	0.412	1.509	<0.001
郊县 8	−0.130	−0.147　−0.113	<0.001	−0.005	0.995	0.930
郊县 9	−0.044	−0.066　−0.023	<0.001	0.248	1.281	0.005

续表

预警因素	医保花费			预后结局（死亡）		
	系数	95%CI	P值	系数	校正ETR	P值
性别						
女性	1（Reference）			1（Reference）		
男性	0.031	0.026　0.037	<0.001	0.019	1.020	0.477
年龄（岁）						
[20, 50]	1（Reference）			1（Reference）		
[51, 64]	−0.008	−0.022　0.007	0.290	−0.102	0.903	0.330
[65, 107]	0.041	0.027　0.054	<0.001	−0.481	0.618	<0.001
医保类型						
城乡居民	1（Reference）			1（Reference）		
城镇职工	0.053	0.046　0.060	<0.001	−0.144	0.866	<0.001
医院级别						
三级医院	1（Reference）			1（Reference）		
二级医院	−0.501	−0.508　−0.494	<0.001	−0.022	0.978	0.480
一级医院	−0.972	−0.983　−0.961	<0.001	0.163	1.178	0.002
未定级社区医院	−1.319	−1.347　−1.291	<0.001	0.307	1.360	0.070
未定级乡镇卫生院	−1.454	−1.467　−1.442	<0.001	0.359	1.432	<0.001
LOS（天）						
[1, 7]	1（Reference）			1（Reference）		
[8, 14]	0.510	0.503　0.517	<0.001	0.765	2.149	<0.001
[15, 21]	0.874	0.864　0.883	<0.001	0.610	1.840	<0.001
[22, 28]	1.150	1.135　1.165	<0.001	0.380	1.463	<0.001
≥29	1.491	1.475　1.507	<0.001	0.202	1.223	<0.001
入院季度						
季度4	1（Reference）			1（Reference）		
季度1	−0.011	−0.019　−0.002	0.014	0.166	1.180	<0.001
季度2	−0.023	−0.031　−0.015	<0.001	0.217	1.242	<0.001
季度3	−0.010	−0.018　−0.001	0.025	0.119	1.127	0.002
脑卒中亚病种						
I63.801	1（Reference）			1（Reference）		
I63.804	0.179	0.126　0.232	<0.001	0.700	2.013	0.029

续表

预警因素	医保花费			预后结局（死亡）		
	系数	95%CI	P值	系数	校正ETR	P值
I63.900	0.167	0.152　0.181	<0.001	−0.557	0.573	<0.001
I63.901	0.159	0.144　0.173	<0.001	0.324	1.383	<0.001
I63.902	0.123	0.114　0.132	<0.001	0.291	1.337	<0.001
I63.903	−0.020	−0.031　−0.009	<0.001	1.020	2.774	<0.001
I63.904	0.244	0.213　0.275	<0.001	0.299	1.348	0.130
I63.905	0.139	0.103　0.174	<0.001	−0.573	0.564	0.015
I63.906	0.129	0.059　0.199	<0.001	−0.577	0.562	0.196
其他	0.173	0.119　0.226	<0.001	−0.068	0.934	0.804
合并症信息						
C7	0.019	0.007　0.030	0.001	−0.108	0.898	0.004
C8	0.252	0.167　0.338	<0.001	−0.460	0.631	0.016
C9	0.095	0.080　0.111	<0.001	−0.063	0.939	0.145

注：I63.801：腔隙性脑梗死；I63.804：未特指脑梗死；I63.900：脑梗死；I63.901：脑干梗死；I63.902：大面积脑梗死；I63.903：出血性脑梗死；I63.904：小脑梗死；I63.905：多发性脑梗死；I63.906：基底节脑梗死；C7：伴并发症高血压；C8：瘫痪；C9：其他神经系统疾病；ETR：Event Time Ratio，危险发生时间比率，值越小，危险越早发生。

3.4　再入院风险预警因素与损失比较

本研究通过清洗和预处理 2015 年 1 月—2018 年 12 月的中国西部地区脑卒中住院患者的医保报销数据，对 2 种不同的非预期再入院事件进行研究，有助于脑卒中再入院的差别性防控。

（1）针对脑卒中患者 30 天全因再入院，在包含 23 个区域、416 家医院和 18 983 例脑卒中患者的数据中，再入院率为 18.8%，高于发达国家的 6.0%～15%，患者首次入院和再入院的中位住院时间分别为 11.0 天和 10.0 天。脑卒中患者出院后 30 天内再入院率从 2015 年的 14.94% 增加到 2018 年的 35.47%，增加了 137%（$P<0.001$），呈显著升高趋势。在 30 天再入院的患者中，超过 60% 的患者在出院后的前 2 周再次入院。发生再入院的患者使医保花费额外支出 7 645.5 元。经过第一阶段的多变量校正分析得知，30 天全因再入院的预警因素包括郊县、男性、50 岁以下、城乡居民医保、过短或过长的住院时间、首次就医医院为一级及以下的基层医疗机构、出院状态不明，合并充血性心力衰竭或无转移实体瘤，或液体与电解质紊乱，或抑郁症的患者。经第二阶段的多变量校正后，发生 30 天全因再入院的患者，医保花费与首次入院相比额外支出 76.4%。

（2）针对脑卒中患者 4 年期间的同因反复再入院，在包含 23 个区域、838 家医院和

101 042 例脑卒中患者的数据中，再入院率为 19.4%。发生再入院的患者，使医保花费额外支出 7 645.5 元，随患者入院次数增加，患者死亡率呈上升趋势。随后，经第一阶段的多变量校正分析得知，4 年同因反复再入院的预警因素包括城区、男性、50 岁及以上、城镇职工医保、住院时间过长、首次就医医院为一级及以下基层医疗机构、出院状态标记为"康复"，以及合并高血压、其他神经系统基本或瘫痪的患者。经第二阶段的多变量校正后，这 4 年中，每例患者同因再入院每增加 1 次，使医保花费比首次入院额外支出 71.2%。患者入院次数每增加 1 次，其院内生存时间就缩短 7.1%。

表 3-6 总结了脑卒中患者 2 种再入院事件的预警因素，以及 2 种再入院事件对医保额外支出和患者预后的影响。需要说明的是，由于患者出院后 30 天全因再入院的死亡竞争风险较小，因此，本书主要分析 30 天全因再入院对医保额外花费的影响，以及 4 年同因反复再入院对医保额外花费和患者生命结局产生的影响。

综上，脑卒中再入院极大地浪费了本就有限的医疗卫生资源。如果缺乏连续性管控，从长远看，不但浪费资源，还会影响患者的生命健康，阻碍"健康中国"建设进程。

表 3-6 脑卒中患者再入院风险预警因素与损失比较

再入院事件		30 天全因再入院	4 年同因反复再入院
特征维度		风险预警因素	
人口社会学特征	区域	郊县	城区
	性别	男性	男性
	年龄	50 岁及以下	50 岁以上
	医保类型	城乡居民医保	城镇职工医保
住院过程特征	住院时长	过短或过长	过长
	住院医院	基层医疗机构	基层医疗机构
	出院状态	其他	康复
临床特征	合并症	充血性心力衰竭；无转移实体瘤；液体与电解质紊乱；抑郁症	伴并发症高血压；其他神经系统疾病；瘫痪
	特定病因	再入院病因：脑梗死（即缺血性脑卒中）	亚病种：大面积脑梗死（人数多且再入院率高）
结局维度		风险损失	
累加花费（%）		76.4（74.8～78.0）	71.2（70.4～72.0）
预后死亡（ETR）		—	0.929

注：尽管存在患者出院后死亡的竞争风险，但出院后短期 30 天内的死亡率相对于再入院率较小。

3.5 本章小结

通过对 2015—2018 年 C 市医保大数据的深度、精细挖掘，本章系统、全面地分析了脑卒中患者不同再入院风险的预警因素和损失，是进行后续再入院防控研究的必要前提。脑卒中患者再入院风险的发生增加了医保额外花费，加速了患者预后死亡，不管是从医保支出、医院管理，还是从患者及其家庭的角度出发，均有必要对以脑卒中为代表的慢性病再入院开展有效防控，以尽可能减少再入院。

通过对脑卒中患者再入院风险分析发现，不同区域、医院、患者再入院风险具有差异性，在后续再入院预测时需要考虑异质区域、异质医院和异质患者，以获得更精准的再入院评估，并且本章获得的再入院风险预警因素是第 4 章预测研究的输入参数之一，在此基础上的再入院预测为三级医院基于风险分层的随访优化奠定了可靠的参数输入基础。此外，针对三级医院绩效考核指标 30 天非预期再入院，经多因素校正后，不同级别的医院再入院风险不同，该结论强烈支持政策制定者在同级别医院中实施 30 天再入院比较和绩效评估。并且，二级医院与三级医院的 30 天再入院结果没有显著差异，而一级及基层医院的 30 天再入院风险显著高于三级和二级医院。该结论表明，三级医院将脑卒中恢复期患者下转至二级医院，而不是直接下转至以社区医院为代表的基层医院，更有助于三级医院摆脱住院时间和 30 天非预期再入院率绩效考核的困境。因此，该发现从数据角度有力地支持三级医院将恢复期患者下转至二级康复医院，为三级医院的下转场景提供了可靠的现实依据。

最后，本章的研究贡献在于基于跨区域、跨医院的医保大数据，对脑卒中患者再入院风险进行了较系统、全面、精细的分析，为中国全面开展和深度推进以脑卒中为典型代表的慢性病再入院防控、节约医保花费、促进患者健康提供了数据支撑。

4 数据驱动的脑卒中患者再入院预测研究

第 3 章的研究表明，脑卒中患者再入院风险呈逐年递增的显著趋势，再入院不仅会显著增加医保累加花费，还会增加患者死亡的风险；不同区域、不同医院及不同患者的特征均会影响患者的再入院情况。因此，减少非预期（即可避免）再入院，对医保机构、医院、患者及其家属均有重要意义。为了减少非预期再入院事件，识别高风险患者以对其进行及时有效的干预，从而降低医保支出、改善患者预后，患者再入院风险建模和预测显得尤为重要。基于此，医护人员可以对那些被识别出的患者及时采取各种预防性替代措施，以避免不必要的再入院。

4.1 问题描述

根据 C 市医保局提供的数据，本书整理出变量信息分别覆盖区域层、医院层和患者层，以及第 3 章甄别出的再入院风险预警因素。已有研究通常将上一步得到的预警因素纳入基于二分类思想的判别模型，以预测患者再入院率，但模型的判别预测性能通常不够准确，且基于二分类思想的机器学习模型由于黑箱原理会导致模型的可解释性不足。本研究考虑已有数据的信息不完全特征，一是"非完全因素信息"，二是"非完全时间信息"，建立多个再入院过程模型，并通过比较得到最佳模型，以兼顾预测的准确性和可解释性。

首先，就非完全因素信息而言，由于再入院受到多种因素影响，这些影响因素通常包含可获得因素（Obtained Factors），以及由于条件限制难以获得的因素（Unobtained Factors）。例如，从医保数据库中已经获取的 51 个变量就属于可获得因素，但数据库里没有记录、现实中却存在且对再入院有影响的因素当前无法获取，属于难以获得的因素。这些难以获得因素会对研究结果产生影响，在可靠性工程领域和生存分析领域中被统一定义为不可观察异质性[167]。相反，已经在数据中的信息，如区域信息（地理位置等）、医院信息（医院级别等）、患者信息（性别、年龄、医保类型、疾病等）称为可观察异质性。已有许多研究在可获得因素的基础上预测患者是否再入院，未考虑不可获得的因素，即非完全因素信息对患者再入院产生的影响。对于本研究的患者再入院，那些不可获得的影响因素有许多，比如每个区域的优质医疗资源布局、医疗服务可及性与连续性等信息；每家医院的医疗环境、医疗服务质量、医疗服务能力等信息；每例患者的完整人口社会学信息、历史疾病信息等，这些在医保数据中无法获得的信息也可能会影响患者的再入院结局。具体而言，同一区域内不同医院的再入院可能会受该区域（医疗资源配置、医疗服务可及性、医疗水平等）的影响，同一医院不同患者的再入院可能会受到该医院（如医疗服务质量、医疗能力水平、医疗环境、出院计划有效性等）的影响，同一患者的反复多次再入院可能会受到其个体特征（如人口社会学特征、临床特征、依从性、生活习惯等）的影响。这种具有层级特征的无法获得的因素对患者再入院的影响，可以通过分别评估区域层、医院层、患者层不可观察异质性对再入院的综合影响进行建模（见图4-1）。值得注意的是，此时患者层的不可观察异质性既反映了无法获得因素信息的影响，也反映了反复再入院事件的内在关联性，这种反复再入院事件的内在关联性受患者层未观察到的因素的影响。例如，患者自身用药的依从性属于无法获得的因素，但患者依从性差可能在某种程度上直接导致患者在观察期内多次入院。

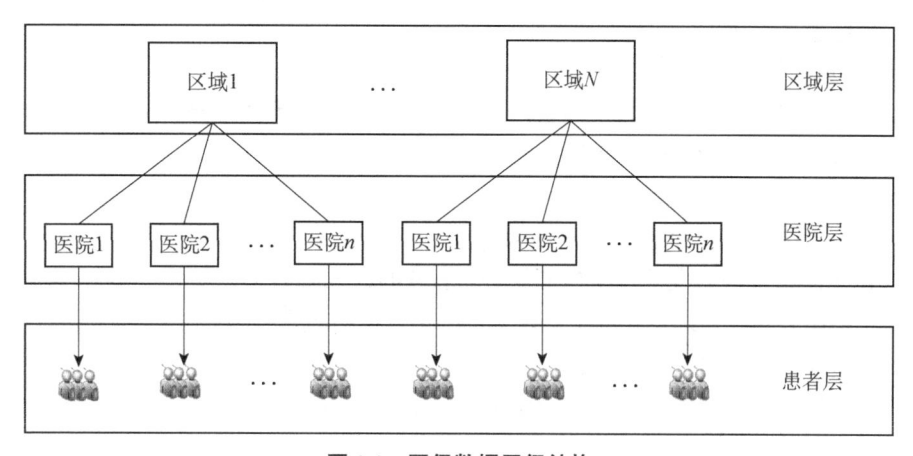

图4-1 医保数据层级结构

其次，就非完全时间信息而言，患者发生再入院事件通常具有二维特征，即再入院事件发生与否及再入院发生的具体时间。通常机器学习模型预测再入院事件仅考虑固定时间窗内患者是否发生再入院事件，为单维特征，未考虑再入院发生的具体时间，不能有效解决时间因素带来的影响。此外，在固定观察期结束时，部分患者已经发生再入院事件，能够准确获得其再入院时间；但部分患者可能会发生再入院事件之外的其他事件或生存结局（如死亡），或者在观察期结束时，仍未发生再入院事件，其再入院时间无法确定（非完全时间信息），这种带有非完全时间信息的患者数据在生存分析领域被称为"删失"数据[168]。

本章在考虑医保数据库中可获得的区域层、医院层、患者层的影响因素的基础上，又考虑那些未被纳入数据集且无法获得的因素对患者再入院产生的影响；在考虑完全时间信息的基础上，又考虑"删失"数据的非完全时间信息，建立多个预测模型[168]，比较这些模型的预测性能，寻求有最优预测性能的模型，实现对患者再入院风险的精确预测，并解释模型结果。

4.2 模型构建

假设某地区一段时间内脑卒中住院患者总体人数为N，该地区可进一步划分为多个子区域（Area），每个子区域有多家医院（Hospital）。例如，C市可进一步划分为23个区域，每个区域内有多家不同等级的医院。因此，患者总体可以划分为不同层级的组别。用 A、H、P 分别表示子区域（Area）、医院（Hospital）和患者（Patient）的集合，用 L 表示整个集合，即 $L \in \{A, H, P\}$。N_A、N_H、N_P 分别表示子区域数量、医院数量和患者数量。N_L 代表每个层级内（A, H, P）的组数。比如在本研究的脑卒中患者4年同因再入院数据集中，有23个子区域、838家医院、101 042个患者发生125 397次入院，则 $N_A=23$，$N_H=838$，$N_P=101 042$。l 表示每个层级里的第 l 组，$l=1, \cdots, N_L$。T_{il} 代表第 l 组内第 i 个患者的再入院时间，为随机变量。

模型相关参数如下：

（1）N 是患者总体；

（2）l 是每个层级里的第 l 组，$l=1, \cdots, N_L$；

（3）N_L 是每个层级内的组数，其中，N_A 表示区域层里的子区域数，N_H 表示医院层里的医院数，N_P 表示患者层里的患者数；

（4）n_l 是 l 组内的患者数；

（5）i 是 l 组内的第 i 个患者，$i=1, \cdots, n_l$；

（6）T_{il} 是随机变量，是第 l 组内的第 i 个患者的再入院时间；

（7）t_{il} 是第 l 组内的第 i 个患者实际发生的再入院时间；

（8）$X_{il} | X$ 是可获得因素向量；

（9）B 是量化可获得因素影响的系数向量，$B = [b_0, b_1, \cdots, b_q]$，表示 q 个待估计的可获得影响因素的系数；

（10）z_{il} 是不可获得因素向量；

（11）κ_l 是特定层级的不可观察异质性变量；

（12）$\lambda(\cdot)$ 是瞬时再入院率；$\lambda_0(\cdot)$ 是基准再入院率；

（13）O 是不同层级可获取的再入院信息；

（14）δ_{il} 是右删失指标；

（15）$p(\kappa_l)$ 是不可观察异质性 κ_l 的概率密度函数；

（16）$L(\cdot)$ 是似然函数；

（17）κ 是一个层级内所有组的不可观察异质性向量。

本章研究考虑使用风险函数（Hazard Function）[168]对再入院时间 T_{il} 进行建模，该函数能够量化随时间推移的再入院率，并量化每个层级（区域层、医院层、患者层）随时间推移的再入院率。由问题描述可知，再入院事件的发生及其发生时间 T_{il} 会受到多种因素的影响，且并不是所有因素都可获取。因此，将这些影响因素划分为2部分，即可获得的影响因素向量 X_{il} 以及无法获得的因素向量 z_{il}。

当前，大多数研究纳入了 X_{il} 的影响，而一般将 z_{il} 的影响视作误差，如测量误差、数据录入误差等。但是，可以将每个层级无法获得的因素视作一个集聚的整体效应，如区域层的医疗资源可及性、医疗水平等会影响该区域内的所有医院，且影响程度相同。因此，本研究引入一个与层级相关的不可观察变量 κ_l 来表示区域层、医院层和患者层的不可观察异质性，$l=1, \cdots, N_L$，$L \in \{A, H, P\}$。因此，建立以下模型。

$$\lambda(t_{il}) = \lambda_0(t_{il})\exp(BX + \kappa_l), \tag{4-1}$$
$$\forall i = 1,2,\cdots,n_l, \quad l = 1,2,\cdots,N_L, \quad L \in \{A,H,P\}$$

$$L(B,\lambda_0(t)|O) = \prod_{l=1}^{N_L}\int\prod_{i=1}^{n_l}\left\{\begin{array}{l}\left[\lambda_0(t_{il})\exp(BX_i+\kappa_l)\times\exp(-\exp(BX_i+\kappa_l)\lambda_0(t_{il}))\right]^{\delta_{il}}\\ \times\left(\exp(-\exp(BX_i+\kappa_l)\lambda_0(t_{il}))\right)^{1-\delta_{il}}\ p(\kappa_l)\mathrm{d}\kappa_l\end{array}\right\}$$
$$= \prod_{l=1}^{N_L}\int\prod_{i=1}^{n_l}\left\{\begin{array}{l}\left[\lambda_0(t_{il})\exp(BX_i+\kappa_l)\right]^{\delta_{il}}\times\\ \exp(-\lambda_0(t_{il})\exp(BX_i+\kappa_l))\ p(\kappa_l)\mathrm{d}\kappa_l\end{array}\right\} \tag{4-2}$$

$$L(B,\lambda_0(t)|O,\boldsymbol{\kappa}) = \prod_{l=1}^{N_L}\prod_{i=1}^{n_l}\left\{\begin{array}{l}\left[\lambda_0(t_{il})\exp(BX_i+\kappa_l)\right]^{\delta_{il}}\times\\ \exp(-\lambda_0(t_{il})\exp(BX_i+\kappa_l))\end{array}\right\} \tag{4-3}$$

$$\text{Harrell's}\quad C = \frac{\sum_{u:\delta_u=1}\sum_{t_v>t_u}I(r(X_v)<r(X_u))}{M_{\text{pair}}} \tag{4-4}$$

式（4-1）的建模原理来源于生存分析：患者在 t 时刻仍未再入院的概率为 $S(t) = \exp\left(-\int_0^t\lambda(\mu)\mathrm{d}\mu\right)$，该函数被称为生存函数。而其中的风险函数 $\lambda(\mu)$ 不仅取决于时间，还取决于多个影响再入院的因素。针对本研究提出的式（4-1），$\lambda(t_{il})$ 是患者在 t_{il} 时刻发生再入院事件的瞬时概率；$\lambda(t_{il})$ 的值越大，患者的再入院风险就越高，也表示患者发生再入院的时间间隔越短；$\lambda_0(t_{il})$ 是与 X 和 κ_l 无关的基线再入院风险，可以有多种形式，比如参数形式、非参数形式等。

针对每一个层级（即区域层、医院层、患者层），建立相应的再入院风险模型，每个层级的再入院风险模型设置随机不可观察变量 κ_l，用于量化每个层级的组别 l 内共享的未获得因素集合的影响。以区域为例，$\kappa_l(l=1,2,\cdots,N_A)$ 代表某个区域未获得因素（如区域医疗资源配置、医疗服务可及性）对该区域内所有住院患者产生的影响。κ_l 值越大，再入院概率 $\lambda(t_{il})$ 越高，再入院时间间隔越短。式（4-1）非常灵活，可以表示生存分析中的多种模型。

（1）半参数（Semi-Parametric Model）模型，对基线函数不作任何参数设定，等价于 Cox 模型，此时 $\kappa_l = 0$，即不考虑未获得因素对患者再入院产生的影响。

（2）参数模型（Parametric Model），该参数的含义为将患者再入院时间指定为特定分布后进行拟合，即对基线函数进行不同分布的拟合，如 Exponential、Weibull、Lognormal、Loglogistic 分布，此时 $\kappa_l = 0$，即不考虑未获得因素对患者再入院产生的影响。

（3）共享脆弱项模型（Shared Frailty Model），也是本研究聚焦的模型。此处"共享"的含义是指一个区域内住院患者的再入院可能受到这个区域不可获得因素集合效应（$\kappa_l, l=1,2,\cdots,N_A$）的影响，同一医院内住院患者的再入院可能受到该医院不可获得因素集合效应（$\kappa_l, l=1,2,\cdots,N_H$）的影响，一个患者的再入院甚至多次再入院，可能都受到该患者不可获得因素集合效应（$\kappa_l, l=1,2,\cdots,N_P$）的影响。在生存分析领域进行建模后，将这种不可获得因素集合效应，也就是不可观察异质性变量，统一称为"脆弱项"，且 $\kappa_l \neq 0$，即不可观察异质性变量值不为0。根据对基线函数分布的设置,共享脆弱项模型包含半参数共享脆弱项模型和参数脆弱项模型。

式(4-2)为似然函数,用于估计模型的所有未知参数。δ_{il}是右删失指标,当$\delta_{il}=0$时,表示未观察到再入院事件发生,当$\delta_{il}=1$时,表示再入院事件发生。右删失指标能够准确表达患者再入院的非完全时间信息。医保数据集中能够获得的再入院相关信息表示为O_L,包含可获得因素信息、患者再入院时间信息,以及患者再入院时间是否删失。由于区域层O_A、医院层O_H、患者层O_P的以上信息相同,因此各层级估计过程相似,O_A、O_H、O_P可简化表示为O。通常情况下,给定信息O,通过最大化似然函数$L(B,\lambda_0(t)|O)$能够获得参数值结果。

但传统的边际估计法给出的似然函数无法量化变量κ_l,即无法估计不同层级的不可观察异质性。本研究希望能估计κ_l值,因为根据式(4-1),κ_l值越大,相应层级内患者的再入院风险越高,对应的再入院时间间隔就越短。因此,κ_l估计值能够为评估各层级的再入院风险提供有用的信息,从而有利于进一步有针对性地管控。区域层面的不可观察异质性变量$\kappa_l(l=1,2,\cdots,N_A)$可以帮助政府评估和比较不同区域的患者再入院风险,为区域医疗资源配置、优质资源布局提供决策支持。医院层面的不可观察异质性变量$\kappa_l(l=1,2,\cdots,N_H)$可以帮助政府评估和比较不同医院的医疗服务质量安全,有助于进行科学的绩效奖惩,从而促进医院提升医疗服务质量和连续性。患者个体层面的不可观察异质性变量$\kappa_l(l=1,2,\cdots,N_P)$可能有助于医院管理人员制定更好的随访计划,比如,A、B两位男性患者年龄相近,医保类型均为城镇职工医保,但患者A的不可观察异质性变量估计值大于患者B的,那么患者A再入院风险就比B高,此时需要重点关注。此外,如果进一步将以上信息反馈给患者,还可以起到预警作用。

为解决式(4-2)的参数估计局限性问题,式(4-3)考虑期望最大化的E-M(Expectation-Maximization)估计法,其原理是引入增强变量,将不可观察变量处理为增强变量。式(4-3)由2个迭代重复的步骤组成,即期望步骤(E步)和最大化步骤(M步)。使用蒙特卡罗模拟对$E(B,\lambda_0(t),\kappa)$的估计可以通过数值计算进行[169]。此外,部分似然法可以有效解决半参数Cox基准风险函数的识别[170],变量κ_l也可以直接进行估计[171]。

就模型预测性能而言,PENCINA等[172]证明,Harrell's C值是生存分析中评判风险预测模型性能的最佳指标。随机选取2个再入院时间观测值t_u、t_v,则X_u、X_v是其分别对应的可获取影响因素向量,其中$r(X_u)$、$r(X_v)$是基于X_u、X_v的风险因素的风险预测分数。对于本书提出的考虑不可观察异质性的预测模型和其他属于生存分析领域的风险函数模型,其预测分数为对应的再入院风险估计值。对于其他属于机器学习领域的预测模型,其预测分数都等于再入院概率值。δ_u是右删失指标,M_{pair}是可评估的观测对数,$I(\cdot)$是指标函数。由于数据存在右删失,导致某些观察因素无法评估,因此,将Harrell's C值定义为可评估的单个记录对的比例,2条记录之间,较低的再入院风险对应较长的再入院时间。Harrell's C的取值范围是0~1,具有较高Harrell's C值的预测模型代表其更优的再入院风险预测和判别能力。

4.3 模型应用

本节针对脑卒中患者，从医院绩效考核的角度出发，对其30天全因再入院预测建模，探索最优预测模型；同时，从管控慢性病发展的角度出发，对其4年同因反复再入院预测建模，探索最优预测模型。基于精准的再入院预测，进行有效、高效的干预策略设计，有助于节约医保总支出、降低社会负担、改善患者结局。

由于建模过程相似，本节以4年同因反复再入院预测为例进行建模过程描述。该数据集包含23个区域、838家医院，有125 397条患者入院记录，其中标记为再入院的记录数有24 355条，再入院率达到19.42%。由于存在患者反复多次入院，实际仅涉及101 042位患者，其中男性有49 250人(48.7%)，女性有51 792人(51.3%)；65岁以上的患者共计75 207人，占比为74.4%。表4-1对该数据集进行了初步描述统计。

该数据集包含区域层、医院层和患者层信息，因此，基于此类医保报销数据，可以观察到不同层级特征对患者再入院风险的影响，同时识别和量化区域、医院和患者层级可能存在的不可观察异质性。为评估不同模型的预测性能，数据集被随机划分为训练集（85%）和测试集（15%），以避免出现过拟合[78]现象。在此基础上，应用SMOTE法实现数据平衡，可以提升模型的预测判别能力。

表 4-1 脑卒中患者4年同因反复再入院数据集初步描述统计

特征维度	特征描述统计值	特征维度	特征描述统计值
入院记录数	125 397	入院日4	15 236（15.1%）
患者数	101 042	入院日5	14 715（14.6%）
医院数	838	入院日6	11 607（11.5%）
区域数	23	入院日7	11 164（11.0%）
患者社会人口学特征		出院状态-康复	77 200（76.4%）
年龄-20～50	4 872（4.8%）	出院状态-转院	4 930（4.9%）
年龄-51～64	20 963（20.8%）	出院状态-死亡	924（0.9%）
年龄-65～107	75 207（74.4%）	出院状态-中途结账	17 926（17.7%）
男性（n, %）	49 250（48.7%）	出院状态-其他	62（0.1%）
女性（n, %）	51 792（51.3%）	入院总次数（Mean, SD）	(3.36, 2.38)
城镇职工医保（n, %）	60 912（60.3%）	再入院时间间隔（Mean, SD）	(214, 245)
城乡居民医保（n, %）	40 130（39.7%）	患者临床特征	
患者首次住院过程		亚病种-I63.801	11 958（11.8%）
住院级别-三级医院	43 117（42.7%）	亚病种-I63.804	301（0.3%）
住院级别-二级医院	41 385（40.9%）	亚病种-I63.900	5 564（5.5%）
住院级别-一级医院	8 716（8.6%）	亚病种-I63.901	5 927（5.9%）
住院级别-社区卫生院	1 081（1.1%）	亚病种-I63.902	58 654（58.0%）

续表

特征维度	特征描述统计值	特征维度	特征描述统计值
住院级别-乡镇卫生院	6 743（6.7%）	亚病种-I63.903	16 586（16.4%）
LOS-0~7	27 311（27.0%）	亚病种-I63.904	909（0.9%）
LOS-8~14	49 278（48.8%）	亚病种-I63.905	680（0.7%）
LOS-15~21	16 187（16.0%）	亚病种-I63.906	167（0.2%）
LOS-22~28	4 409（4.4%）	亚病种-其他	296（0.3%）
LOS-29~	3 857（3.8%）	合并症-C1：充血性心力衰竭	6 793（6.7%）
入院季度-1	25 550（25.3%）	合并症-C7：伴并发症高血压	7 072（7.0%）
入院季度-2	28 280（28.0%）	合并症-C8：瘫痪	111（0.1%）
入院季度-3	25 853（25.6%）	合并症-C9：其他神经疾病	8 764（8.7%）
入院季度-4	21 359（21.1%）	合并症-C12：伴并发症糖尿病	3 464（3.4%）
入院日1	17 497（17.3%）	合并症数量-0~3	99 609（98.6%）
入院日2	15 664（15.5%）	合并症数量-4~7	1 433（1.4%）
入院日3	15 159（15.0%）	——	

注：表中指定合并症为显著增加再入院风险的合并症。

为了更好地比较模型的预测性能，除了本研究提出的考虑不同层级不可观察异质性的预测模型（考虑区域、医院、患者层级异质性的半参数再入院风险模型和考虑区域、患者层面异质性的参数再入院风险模型），还纳入未考虑不可观察异质性的预测模型，包括生存分析领域中未考虑异质性的半参数再入院风险模型和参数再入院风险模型，以及机器学习领域性能强大的极限梯度提升（Extreme Gradient Boosting，XGBoost）。XGBoost因其在机器学习领域中优秀的预测判别性能而在各行业得到了广泛应用，包括能源行业、交通运输行业和医疗健康行业等。本书中的XGBoost建模基于Python软件，在参数选择上，本研究涉及再入院二分类问题，因此，首先选择处理二分类的Logistic回归模型作为基础模型最小化损失函数，下降值Gamma和学习率参数Eta分别设定为0.4和0.1，以确保算法更快地收敛[65]。需要说明的是，由于数据集及结果变量不同，30天全因再入院对应的XGBoost模型下降值Gamma和学习率参数Eta分别设定为0.3和0.1，相关预测模型见表4-2。

表4-2 再入院风险预测模型（共39个模型）

预测模型缩写	描述	预测模型中的字母含义
Cox（基准比较模型）	未考虑不可观察异质性的半参数模型	Cox比例风险模型
区域层：C-AG、C-AN、C-AT 医院层：C-HG、C-HN、C-HT 患者层：C-PG、C-PN、C-PT （共9个模型）	分别考虑区域层、医院层、患者层不可观察异质性的半参数共享脆弱项模型	C: Cox baseline function A, H, P: 分别代表区域层、医院层、患者层的不可观察异质性 G, N, T: 异质性变量分别服从Gamma、Normal、T分布

续表

预测模型缩写	描述	预测模型中的字母含义
P-E、P-W、P-L、P-I （共4个模型）	未考虑不可观察异质性的参数模型	P：Parametric baseline model E、W、L、I：Baseline function 分别服从 Exponential、Weibull、Lognormal、Loglogistic 分布
区域层： P-AGE、P-AGW、P-AGL、P-AGI、 P-ALE、P-ALW、P-ALL、P-ALI、 医院层： P-HGE、P-HGW、P-HGL、P-HGI、 P-HLE、P-HLW、P-HLL、P-HLI、 患者层： P-PGE、P-PGW、P-PGL、P-PGI、 P-PLE、P-PLW、P-PLL、P-PLI、 （共24个模型）	分别考虑区域层、医院层、患者层不可观察异质性的参数共享脆弱项模型	P：Parametric baseline function A、H、P：分别代表区域层、医院层、患者层的不可观察异质性 G、L：异质性变量分别服从 Gamma、Lognormal 分布 E、W、L、I：Baseline function 分别服从 Exponential、Weibull、Lognormal、Loglogistic 分布
XGBoost	未考虑不可观察异质性的机器学习模型	呈极限梯度提升

4.4 结果分析

4.4.1 模型预测性能比较

本研究计算出每个预测模型训练集和测试集的 Harrell's C 值，测试集的 Harrell's C 值越大，表明模型的判别性能越好。为了更直观地展示 Harrell's C 值，下面根据表 4-3，用条形图进行比较。

表 4-3 基于医保报销数据的再入院模型预测性能比较

模型	30 天全因再入院		4 年同因反复再入院	
	C 值（训练集）	C 值（测试集）	C 值（训练集）	C 值（测试集）
Cox	0.609 1	0.598 3	0.674 0	0.663 1
C-AG	0.613 3	0.592 7	0.666 0	0.666 5
C-AN	0.613 1	0.593 0	0.667 1	0.666 6
C-AT	0.613 0	0.592 7	0.666 2	0.666 5
C-HG	0.689 0	0.652 3	0.692 0	0.664 5
C-HN	0.691 1	0.663 1	0.691 0	0.665 3
C-HT	0.701 2	0.665 8	0.698 0	0.673 0
C-PG	0.649 0	0.594 0	0.740 2	0.738 6
C-PN	0.649 0	0.594 0	0.728 1	0.722 5

续表

模型	30天全因再入院		4年同因反复再入院	
	C值（训练集）	C值（测试集）	C值（训练集）	C值（测试集）
C-PT	0.659 0	0.592 6	0.729 1	0.710 1
P-AGE	0.623 0	0.612 5	0.611 7	0.600 2
P-AGW	0.758 2	0.743 3	0.782 8	0.771 3
P-AGL	0.675 3	0.675 1	0.826 7	0.804 3
P-AGI	0.717 3	0.716 6	0.792 8	0.771 2
P-HGE	0.673 2	0.662 3	0.735 3	0.711 7
P-HGW	0.822 1	0.810 8	0.827 4	0.756 4
P-HGL	0.857 8	0.843 2	0.832 6	0.800 5
P-HGI	0.840 6	0.822 1	0.801 9	0.791 8
P-PGE	0.667 3	0.623 1	0.796 8	0.782 3
P-PGW	0.787 8	0.768 8	0.817 7	0.821 0
P-PGL	0.781 8	0.771 2	0.853 5	0.843 1
P-PGI	0.757 5	0.707 8	0.843 8	0.792 3
P-ALE	0.593 5	0.533 1	0.617 5	0.614 3
P-ALW	0.634 1	0.610 2	0.717 8	0.700 8
P-ALL	0.656 7	0.643 1	0.783 2	0.779 3
P-ALI	0.617 8	0.610 9	0.764 5	0.751 3
P-HLE	0.678 2	0.590 1	0.727 8	0.713 3
P-HLW	0.832 1	0.817 7	0.832 2	0.779 0
P-HLL	0.863 2	0.852 1	0.846 3	0.789 8
P-HLI	0.845 6	0.832 2	0.798 6	0.779 2
P-PLE	0.687 3	0.633 1	0.760 3	0.719 8
P-PLW	0.794 5	0.748 8	0.832 3	0.821 1
P-PLL	0.792 3	0.781 6	0.853 2	0.832 2
P-PLI	0.747 5	0.714 3	0.823 4	0.813 1
P-E	0.386 0	0.407 4	0.336 8	0.374 6
P-W	0.386 0	0.407 4	0.327 7	0.375 3
P-L	0.386 0	0.407 4	0.323 5	0.397 4
P-I	0.386 0	0.407 4	0.323 8	0.413 2
XGBoost	0.889 2	0.913 4	0.664 9	0.737 0

4.4.1.1 基于半参数模型的再入院风险预测结果比较

根据本研究提出的半参数再入院风险模型，考虑不同层级的不可观察异质性，即区域层、医院层和患者层的不可观察异质性。基线函数 $\lambda_0(t)$ 使用 Cox 风险函数。假设特定层级

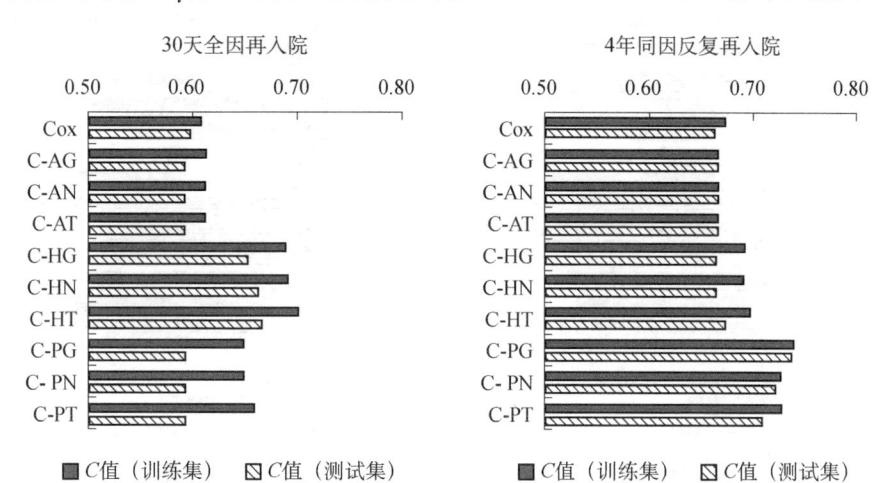

不可观察异质性变量 κ_l 分布不同，分别设置为 Gamma、Normal 和 T 分布，如图 4-2 所示。

图 4-2 基于 Cox 半参数模型的 Harrell's C 值比较

其一，2 个数据集均说明，基于测试数据的模型 C 值比基于训练数据的模型 C 值稍小。其二，预测 4 年同因反复再入院的模型 C 值大多数高于预测 30 天全因再入院的模型 C 值。然后，分别分析半参数基准模型 Cox 和半参数共享脆弱项模型在 2 个数据集的预测结果 C 值。

一方面，对于 30 天全因再入院数据集，基准 Cox 模型的 C 值接近 0.6，医院层的不可观察异质性的半参数模型 C 值大于 0.65，表明其预测性能优于 Cox 基准模型的预测性能。并且，考虑医院层不可观察异质性的半参数模型 C 值大于考虑患者层不可观察异质性的半参数模型 C 值大于考虑区域层不可观察异质性的半参数模型 C 值。即若考虑可获得因素和不可获得因素的综合影响，与患者自身相比，医院因素对患者出院后 30 天内的再入院影响最大，反映了患者短期再入院更可能与首次住院期间医院的医疗服务水平、护理质量和院外随访管理等相关。

另一方面，对于 4 年同因反复再入院数据集，基准 Cox 模型的 C 值接近 0.65，医院层、患者层的不可观察异质性的半参数模型 C 值在训练和测试数据上接近 0.70，优于 Cox 基准模型。并且，考虑患者层不可观察异质性的半参数模型 C 值大于考虑医院层不可观察异质性的半参数模型 C 值大于考虑区域层不可观察异质性的半参数模型 C 值，反映了在长期管控慢性病——脑卒中的发展过程中，患者自身因素大于医院因素大于区域因素；即与医院或区域因素相比，脑卒中患者自身对疾病的长期管控最重要，比如患者的用药依从性、生活习惯等。

4.4.1.2 基于参数模型的再入院风险预测结果比较

根据本研究提出的参数再入院风险模型，将基线函数指定为不同参数分布，包括 Exponential、Weibull、Lognormal 和 Loglogistic 分布。在此基础上，假设特定层级不可观察异质性变量分布不同，分别设置为 Gamma 和 Lognormal 分布，图 4-3 直观展示了各模型的预测性能 C 值。

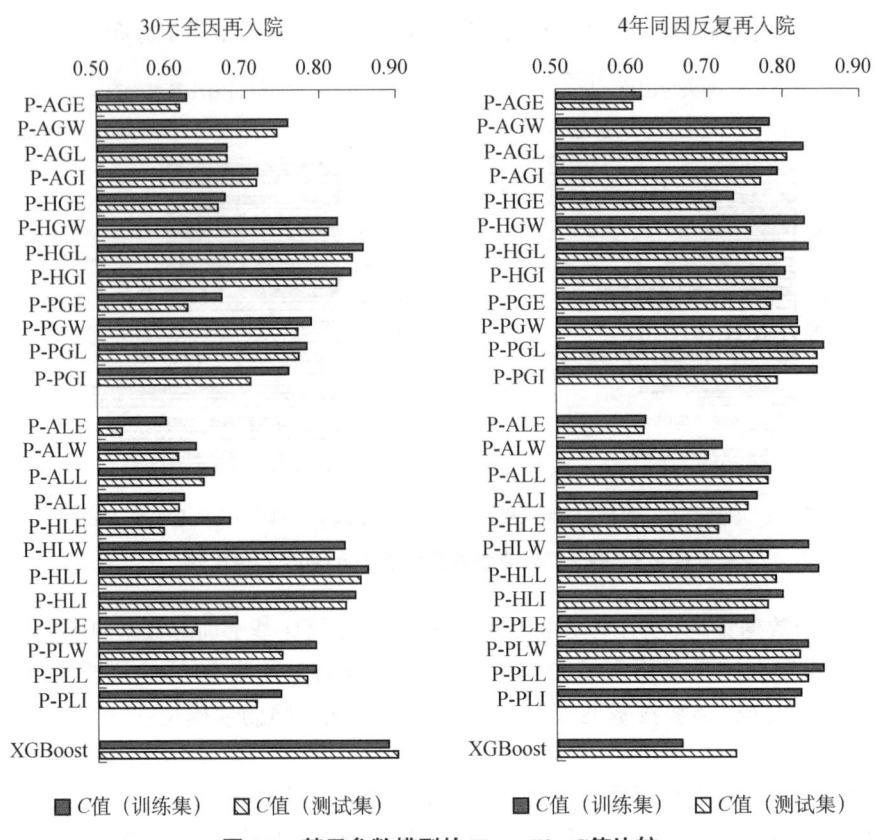

图 4-3 基于参数模型的 Harrell's C 值比较

就整体而言，基线函数的参数分布形式和不可观察异质性变量的纳入会明显影响 C 值，导致各模型 C 值差距较大，结果为 0.5~0.9。但大部分参数模型的 C 值为 0.7~0.8，部分参数模型的预测性能 C 值接近 0.85。MOORE（2016）[69]在其著作中曾提出，虽然半参数方法具有适应各种危险率函数形式的灵活性，但当生存数据大致遵循特定的参数形式时，可能会更加适用。本研究结果表明，无论是在 30 天全因再入院数据集中，还是在 4 年同因反复再入院数据集中，当对基线函数的参数分布形式有恰当的设置时，参数模型对数据信息的捕获明显优于半参数模型，这也同样适用于考虑不可观察异质性的情况。然后，分别分析参数共享脆弱项模型和 XGBoost 对 2 个数据集的预测性能 C 值。

一方面，对于 30 天全因再入院数据集，Gamma 和 Lognormal 异质性分布具有相似规律，即考虑医院层异质性的参数模型 C 值大于考虑患者层异质性的参数模型 C 值大于考虑区域层异质性的参数模型 C 值，反映了不同层级因素对患者短期再入院的影响程度不同，即医院因素大于患者因素大于区域因素。这与半参数共享脆弱项模型揭示的结论一致。换言之，说明不可观察异质性变量的纳入比较重要，但其具体分布形式可能并不起重要作用，Gamma 和 Lognormal 皆可用。此外，基线函数为 Exponential 的模型（包括 P-AGE、P-HGE、P-PGE 和 P-ALE、P-HLE、P-PLE）表现出最差的预测性能，C 值为 0.5~0.65。原因可能在于，其一，Exponential 基线函数仅具备 1 个自由参数，而其他 3 个基线函数（Weibull、Lognormal 和 Loglogistic）都具有 2 个自由参数，这就导致前者在表示复杂再入院情况方面的灵活性较低；其二，Exponential 分布具有常数形式的危险率函数，赋予 Exponential 分布无记忆属性，即再入院风险在任何时刻都与起始时刻相同。这种恒定风险假设不适用于刻画人或者动物的寿命，因此，也不适用于刻画患者的再入院时间或风险。另外，图 4-3 中虽然具有 Lognormal 基线函数的参数模型 P-HLL 的 C 值超过 0.85，但 XGBoost 模型表现出更佳的预测性能，C 值接近 0.90。

另一方面，对于 4 年同因反复再入院数据集，Gamma 和 Lognormal 异质性分布也具有相似规律，即考虑患者层异质性的参数模型 C 值大于考虑医院层异质性的参数模型 C 值大于考虑区域层异质性的参数模型 C 值，反映了不同层级因素对患者长期反复再入院的影响程度不同，即患者自身因素大于医院因素大于区域因素。这与半参数共享脆弱项模型揭示的结论一致。同样，基线函数为 Exponential 的模型表现出最差性能，原因在此处不再赘述。此外，在刻画患者长期再入院事件时，XGBoost 模型测试集的 C 值接近 0.75，而大部分考虑患者层不可观察异质性的参数模型 C 值大于 0.80，其中参数模型 P-PGL 和 P-PLL 的 C 值接近 0.85，展现出优良的预测性能。

此外，在 2 个数据集中，未考虑不可观察异质性的参数模型（包括 P-E、P-W、P-L、P-I）C 值皆小于 0.40，进一步揭示了将基线参数模型与不可观察异质性变量集成得到的参数共享脆弱项模型，其预测性能大大优于单一的参数模型。

4.4.1.3 代表性模型的生存曲线图比较

为了更好地比较模型的预测性能，在测试集上画出具有代表性的模型的生存曲线图，即到观察期截止仍未再入院的曲线图（见图 4-4）。

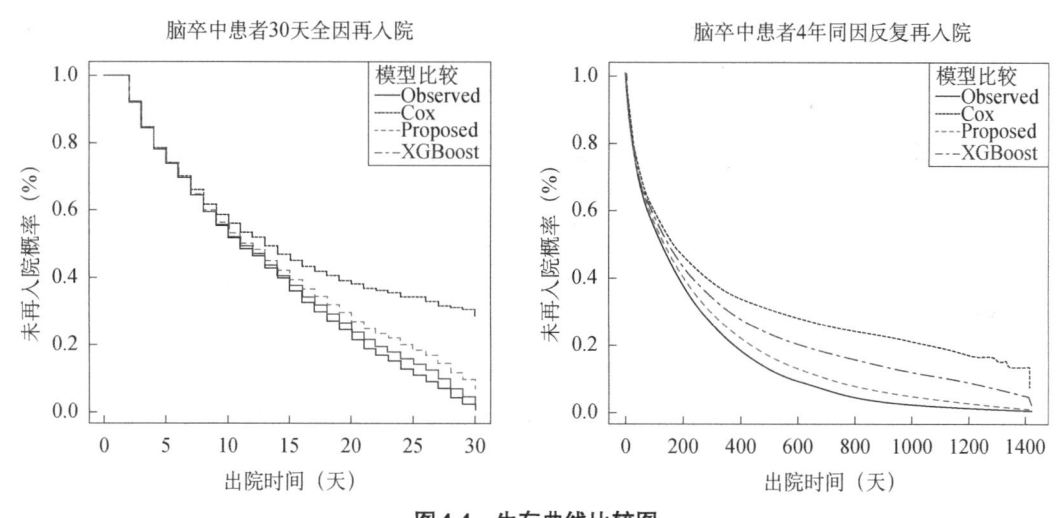

图 4-4 生存曲线比较图

一方面，对于 30 天全因再入院数据集，本研究所提出的考虑医院层不可观察异质性的 P-HLL 和 XGBoost 模型的生存曲线接近实际观察生存曲线，且优于基准 Cox 模型。但由于 XGBoost 属于黑箱模型，可解释性较差，且难以判断特征变量与最终预测结果的关系。因此，P-HLL 模型是 XGBoost 的最佳替代模型。

另一方面，对于4年同因反复再入院数据集，考虑患者层不可观察异质性的P-PGL模型预测性能最佳，且最接近实际观察生存曲线。这表明，脑卒中作为中国最严重的慢性病之一，在对其进行长期管控和二级预防时，考虑患者层不可观察异质性的参数模型能够较好地捕获患者因素与时间因素对慢性病发展的交互作用。

综上所述，在考虑完全时间信息和非完全时间信息的情况下，综合并量化可获得和不可获得因素对患者再入院的影响，可适用于不同的数据集和患者队列，具有一般性意义。使用不可观察异质性变量来量化无法获得特征的影响，可以有效提高预测精度，对降低再入院率具有实际意义。预测30天全因再入院的P-HLL模型和预测4年同因反复再入院的P-PGL模型展示出的卓越预测性能有助于医护人员更准确地评估住院患者的再入院风险。当前，在有限的医疗健康资源的前提下，识别出高风险患者可进一步帮助医护人员为高危人群设计出更具针对性和成本效益的干预措施，减少可以避免的再入院，从而减少医保支出。

4.4.2 不可观察异质性的预警作用

本章4.4.1节经过比较研究发现，部分考虑不可观察异质性的模型具有最佳的预测性能。不可观察异质性变量除了能捕获那些未获得因素对再入院结局的影响，其估计值也具有解释性意义。在校正已获得因素的影响后，较大的不可观察异质性估计值揭示了更高的再入院风险、更短的平均再入院时间间隔，反之亦然。

本节以4年同因反复再入院数据集为例，对不可观察异质性变量进行预警作用分析。由于同因反复再入院受到不同层级的不可观察异质性因素的影响程度不同，即患者层>医院层>区域层，因此依次对3个层级的不可观察异质性进行预警作用分析。

4.4.2.1 患者层不可观察异质性的预警作用

为了进一步说明，图4-5（a）显示了从4年同因反复再入院数据集包含的101 042例患者中随机选择的患者的平均再入院时间间隔，图4-5（b）显示了各位患者的不可观察异质性变量估计值。

所有患者的平均再入院时间间隔的均值为214天。患者5 888、720、575和4 376的平均再入院时间间隔分别为277、261、230和215天，其不可观察异质性变量估计值皆小于0。患者5 888的平均再入院时间间隔最长，其不可观察异质性变量估计值最小。此外，患者214、3 874、1 299和9 182的平均再入院时间间隔较短，分别为36天、54天、72天和210天。其中，患者214的平均再入院时间间隔最短，为36天，其对应的不可观察异质性变量估计值最大，接近0.06。以上结果表明，患者层特定患者不可观察异质性变量估计值越大，其平均再入院时间间隔越短，意味着再入院风险越高；相反，其不可观察异质性变量值越小，对应的平均再入院时间间隔越长，意味着再入院风险越低。

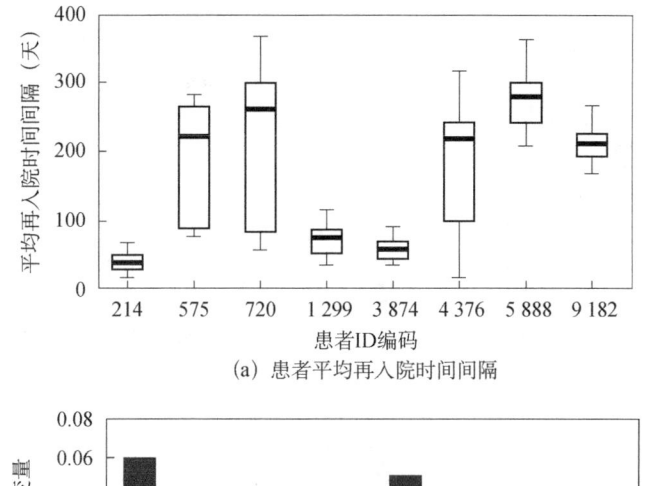

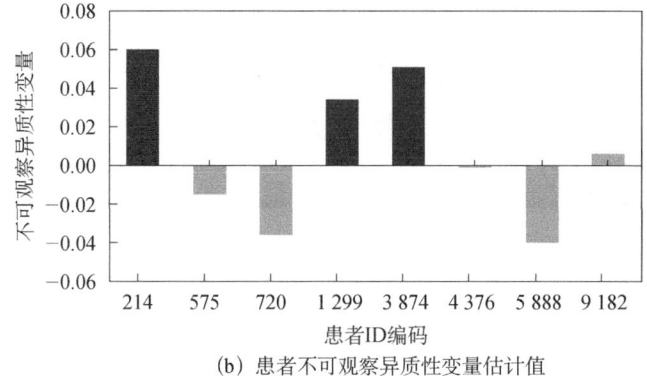

图4-5 患者平均再入院时间间隔和不可观察异质性变量值

4.4.2.2 医院层不可观察异质性的预警作用

图4-6（a）显示了从4年同因反复再入院数据集的838家医院中随机选择的医院的平均再入院时间间隔，图4-6（b）显示了相应各家医院的不可观察异质性变量估计值。

在该数据集中，所有医院的平均再入院时间间隔均值为200天。医院2、367、674和756的平均再入院时间间隔分别为391、215、259和273天，其不可观察异质性变量估计值皆小于0；医院2的平均再入院时间间隔最长，其不可观察异质性变量估计值最小。此外，医院13、58、143、249的平均再入院时间间隔较短，分别为55、52、132、59天，其中医院58的平均再入院时间间隔最短，为52天，其不可观察异质性变量估计值最大，接近0.10。以上结果表明，医院层特定医院不可观察异质性变量估计值越大，平均再入院时间间隔越短，意味着再入院风险越高；相反，特定医院不可观察异质性变量估计值越小，平均再入院时间间隔越长，意味着再入院风险越低。

4.4.2.3 区域层不可观察异质性的预警作用

区域层中23个区域的不可观察异质性变量估计值和平均再入院时间间隔具有相似的关系（见图4-7）。此外，图4-7中城区4、城区9和城区13的平均再入院时间间隔小于城区1，即这3个城区患者的再入院风险比城区1略高。

(a) 医院平均再入院时间间隔

(b) 医院不可观察异质性变量估计值

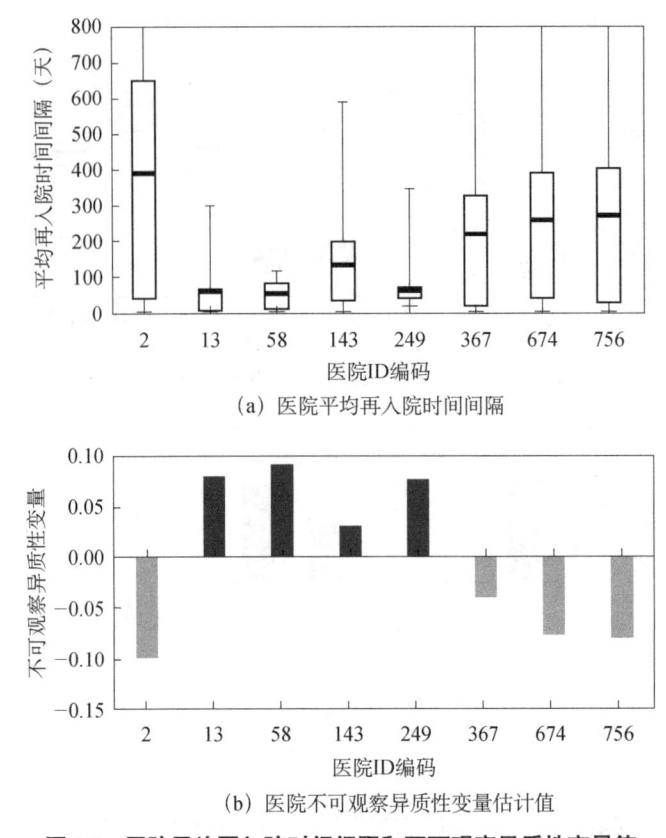

图4-6 医院平均再入院时间间隔和不可观察异质性变量值

值得注意的是，所有层级中各区域、各医院和各患者的不可观察异质性变量估计值均非零，这进一步表明了未获得因素对再入院产生的影响。在理想情况下，如果医保数据中纳入了所有因素，则不可观察异质性变量估计值将接近零。那么，本书所建立的模型可以简化为仅考虑可获得因素的常规模型，例如未纳入异质性变量的半参数模型或参数模型。实际情况是，由于患者再入院的动态复杂性和外界、自身等多重因素的影响，纳入了不可观察异质性变量的模型始终是更好的选择，因为通常而言，实际数据能够包含所有影响因素的情况较少。

综上所述，本研究得到的区域层、医院层和患者层的不可观察异质性变量（即"脆弱项"）估计值具有重要的预警作用和实践价值，能够为医疗健康系统中各利益相关方决策提供有用的信息支持。

首先，患者层的不可观察异质性表示未获得因素对每例患者的影响，例如教育水平、药物依从性、生活习惯、健康管理意识等。因此，在综合考虑患者层可获得和未获得因素的影响下，患者层的不可观察异质性信息能够帮助医疗服务提供方制定更好的干预策略，以减少可以避免的再入院事件；更为重要的是，将异质性信息提供给作为医疗服务需求方的患者，可以帮助患者建立再入院预警预防意识，使其出院后能够及时主动地启动、实施并调整其个人健康管理策略。

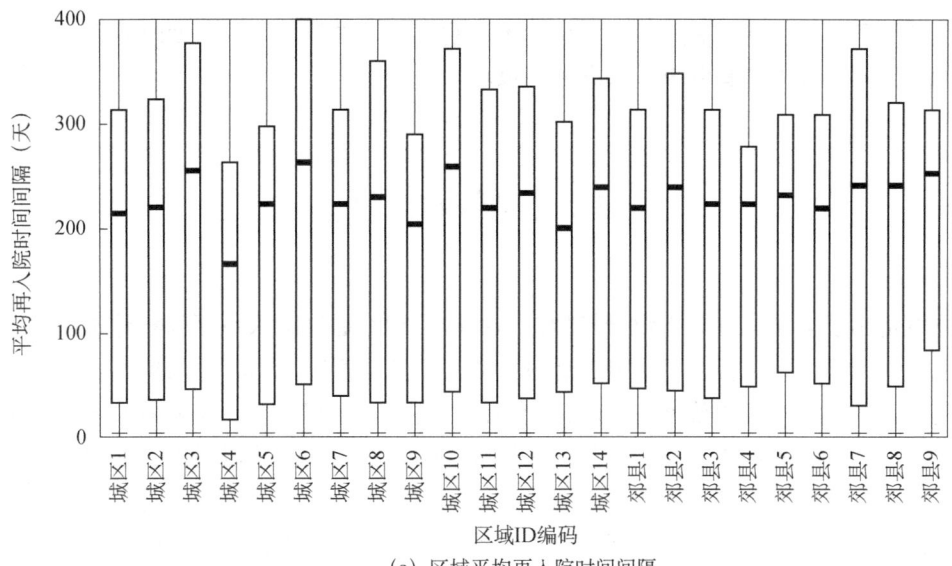

(a) 区域平均再入院时间间隔

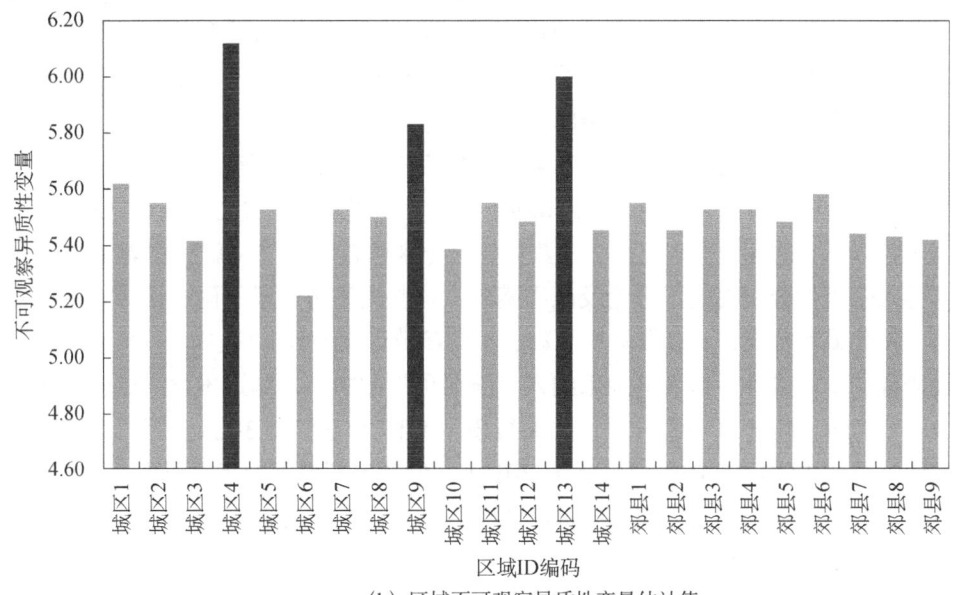

(b) 区域不可观察异质性变量估计值

图 4-7　区域平均再入院时间间隔和不可观察异质性变量值

其次，医院层的不可观察异质性代表特定医院未观察到的因素对再入院的影响，例如护理质量、出院患者教育和随访有效性等，这些因素可能会影响该医院的所有住院患者。因此，医院层的不可观察异质性信息可以作为一个很好的综合衡量指标，帮助政府和医院考虑各种观察因素的影响，对不同医院的医疗服务质量和安全绩效进行评估和比较。例如，如果三级医院 A 的不可观察异质性变量估计值大于三级医院 B，意味着医院 A 的住院患者可能会在出院后更早再入院，也就意味着有更高的再入院风险。

最后，区域层不可观察异质性表示特定区域未观察到的因素的影响，例如医疗资源配置和医疗服务可及性等。因此，区域层的不可观察异质性信息可以帮助政府识别不同区域的空间差异，并根据需要调整区域卫生政策。

4.5　本章小结

本章提出了多种生存分析组合模型，这些模型能够通过纳入不可观察异质性变量解决难以获得的因素的缺失问题，也能够通过"删失"数据标记出患者再入院的非完全时间信息。与未纳入不可观察异质性变量的模型相比，将不可观察异质性变量纳入再入院风险模型，可以一致、显著地提高预测性能。其原因在于，在纳入已获得因素的基础上，后者能够纳入和量化大部分未获得因素对患者再入院的影响，而这些未获得因素在传统模型中却被直接忽视或者视为误差。除了能提高预测性能，在经过多因素校正分析后，不同层级的不可观察异质性变量估计值还能解释和量化不同患者层、医院层、区域层的再入院风险或再入院时间。这些不同层级的异质性变量估计值将为医院管理人员和政府提供决策支持。当前，医院之间的信息孤岛现状尚未得到改善，本研究认为结合不可观察异质性变量的高级生存分析组合模型能够兼顾预测精度和模型可解释性。

为进一步验证模型的有效性，本章将模型应用于 C 市医保局获得的 2 个不同数据集，即脑卒中患者 30 天全因再入院数据集和脑卒中患者 4 年同因反复再入院数据集，以拟合患者的再入院概率和时间。本研究在 2 个数据集上分别比较了 39 个模型，共涉及 78 个模型，为不同再入院事件分析奠定了理论及应用基础。这些模型考虑了不同的设计，例如对基线函数的半参数或参数设计、参数基线函数的不同参数形式设计、"脆弱项"代表的不可观察异质性变量的分布设计，以及其他未纳入"脆弱项"的模型。通过本章的比较研究表明，XGBoost 和考虑医院不可观察异质性的参数模型 P-HLL 在预测 30 天全因再入院时表现出最佳性能，虽然 XGBoost 的性能略优于 P-HLL，但考虑到前者的黑箱属性和不可解释性，因此后者是一个最佳的替代方案。同时，考虑不可观察异质性的 P-PGL 在预测 4 年同因反复再入院时表现出最佳预测性能。

在此基础上，本章基于非完全因素集聚效应的预测建模，并应用于不同再入院事件后发现，若考虑可获得因素和不可获得因素的综合影响，针对脑卒中患者 30 天全因再入院事件，与患者自身相比，医院因素对患者出院后 30 天内再入院的影响更大，反映了患者短期再入院更可能与首次住院期间医院的医疗服务水平、护理质量相关。针对脑卒中患者 4 年同因反复再入院事件，患者自身因素的影响大于医院因素大于区域因素，反映了在长期管控慢性病——脑卒中发展的过程中，患者自身的教育水平、药物依从性、生活习惯等最为重要。因此，第 5 章将以脑卒中患者 30 天全因再入院动态规律，作为输入来优化三级医院的随访计划。

最后，本章研究工作的贡献在于：同时解决了可获得和不可获得的特定因素对再入院风险的影响；解决了患者再入院的完全时间信息和非完全时间信息问题，有助于补充医保报销数据中不太详细的患者信息，由此建立的模型能显著提高可解释性和预测准确性。通过分析解释特定层级（区域层、医院层、患者层）的不可观察异质性指标，有助于政府评估比较不同区域、医院的医疗服务质量和安全，有助于医院评估和比较不同患者的再入院风险，也有助于患者了解自身再入院风险，培养主动预防的意识；通过提高预测的准确性，有助于医院管理人员设计更有针对性的护理干预和管理计划。

5 基于再入院风险分层的脑卒中患者随访策略研究

根据第 4 章分析发现，脑卒中患者短期（30 天）再入院与其首次住院期间医院的医疗服务水平、护理质量相关；而患者长期（4 年）的反复再入院与其自身的教育水平、药物依从性、生活习惯等相关。此外，为促进医院持续改进医疗质量和医疗安全，立足于公益性和社会角度，国家卫生健康委员会将住院患者出院后 1 个月内的再入院率纳入三级医院评审标准，使得三级医院管理层和医护人员更加关注如何有效、科学地降低再入院率。

基于以上数据分析和政策驱动，本章从医院的角度出发，研究如何防控脑卒中患者的短期（如 30 天）再入院问题。已有医学文献提出了许多干预措施来防止再入院，包括在患者出院前提供优质的住院护理、患者教育和出院计划，在患者出院后提供院外随访如门诊复诊、电话随访等。院外随访管理的目的是在患者病情恶化并导致不必要的急诊或再入院之前，给予及时处理或治疗。与患者院内管理相比，患者病情发展、依从性、距离等多重不确定因素给患者院外随访管理带来了挑战。并且，多数医院目前实施院外随访干预时，往往依赖于医疗服务提供者的经验，缺乏必要的优化方法支撑。

因此，医院管理者希望设计出具有成本效益、科学的患者院外管理策略。具体而言，医疗服务提供方仍在探索要安排多少次随访、要安排哪些类型的随访，以及何时安排这些随访。现实情况是医院在随访时可能使用到的医疗资源，尤其是门诊、医技检查、护理等资源往往供不应求。三级医院面临的现实难题是：如何在有限的资源配置下，基于再入院风险预测分析提供的前馈信息，制定最佳的出院患者随访策略，在合适的时间对合适的患者实施合适的干预，使再入院率达到医院要求，且干预总成本最小化，以最低的成本获得最佳的健康促进效果。

KRIPALANI 等[173]提出对患者进行风险分层，可以帮助医院将有限的资源和服务提供给更有可能再入院的患者。LICHTMAN 等[174]也建议，旨在减少脑卒中患者再入院和费用的医院级举措应针对高风险患者。当前，患者风险分层或识别更高风险患者往往有 2 种策略，第一种是缺乏充分数据支持时，基于医护人员经验识别危险因素，如高龄、多种药物、功能状态下降等[175-176]；第二种是基于数据分析使用量化再入院风险的预测模型来识别[127, 129]。患者出院后的院外管理环节除了可以针对高危人群，HELM 等[139]指出科学的随访干预计划能够有效降低 12%～30%甚至高达 80%的再入院率。

考虑到这 2 种能有效降低再入院率的患者院外管理方法（风险分析和随访计划），本章将患者再入院时间风险计算和优化方法相结合，制定出科学的院外随访干预计划。因此，

5 基于再入院风险分层的脑卒中患者随访策略研究

本章基于患者风险分层框架，探讨如何制定运作层面的最佳随访干预计划。界定本章所研究问题的范围后，接下来，本节将对问题进行描述，介绍脑卒中患者随访干预计划模型的假设、参数、变量、约束和目标函数，并根据案例数值实验进行模型求解，分析模型结果。最后，探讨不同场景下的干预计划和风险分层的价值，为医院开展随访干预提供合理的建议。

5.1 问题描述

1. 问题背景描述

通过前文对 C 市脑卒中患者医保报销数据的挖掘分析可知，脑卒中患者 30 天非预期再入院率远超发达国家水平且呈上升趋势，严重影响了医疗资源的高效和有效使用。并且，中国目前面临医疗卫生资源总量不足、质量不高以及投入有限等突出问题，使得降低 30 天非预期再入院率显得尤其重要。30 天再入院与医院医疗护理质量和出院后的随访有关，以及三级医院面临非预期再入院率绩效考核，由此引出了本书的研究问题，即医院在一定的产能限制下，如何在合适的时间对合适的患者实施合适的随访干预，使得再入院率降至医院预期且随访干预总成本最小。其中，干预既是一种降低再入院率的手段，又需要使用医院的资源，比如医生门诊复诊及护士电话/微信随访手段需分别耗用医生、护士的服务时间。

2. 患者异质性

基于本书第 4 章的研究，根据患者的区域、医保类型、性别、主诊断等个人信息以及隐含异质性，通过不同方法预测得到患者 30 天再入院的危险率得分，其中医院层不可观察异质性能显著提高预测准确性（C 值）。在此基础上，运用 K-Means 聚类方法对患者进行再入院风险分层画像，并分为 3 个风险水平，即高风险、中风险和低风险。经过风险分层画像后的患者，同一风险水平患者的再入院动态规律相同。

3. 研究问题和目的描述

本章的研究问题是，医院将在 T 周期内随访干预的出院患者分为不同的风险水平，并且已知每一例患者的特征属性，如患者随时间变化的再入院率、患者的干预资源消耗等，基于这些信息，综合考虑随访干预方式的有效性、干预方式有效性衰退因子（该参数用于刻画干预过程的动态性），以使随访干预总成本最小。通过构建整数规划模型得出周期内干预的患者类型和数量、干预方式和干预时间，最佳的患者干预策略取决于患者的特征和可供使用的干预产能。研究结果是一个干预计划模型，该模型描述了规划周期内每天的干预患者类型和数量、干预方式和干预时间。该随访干预计划可以用来为医院日常运作层的患者实施干预安排和指导。本章的风险分层患者随访干预计划研究结构如图 5-1 所示。

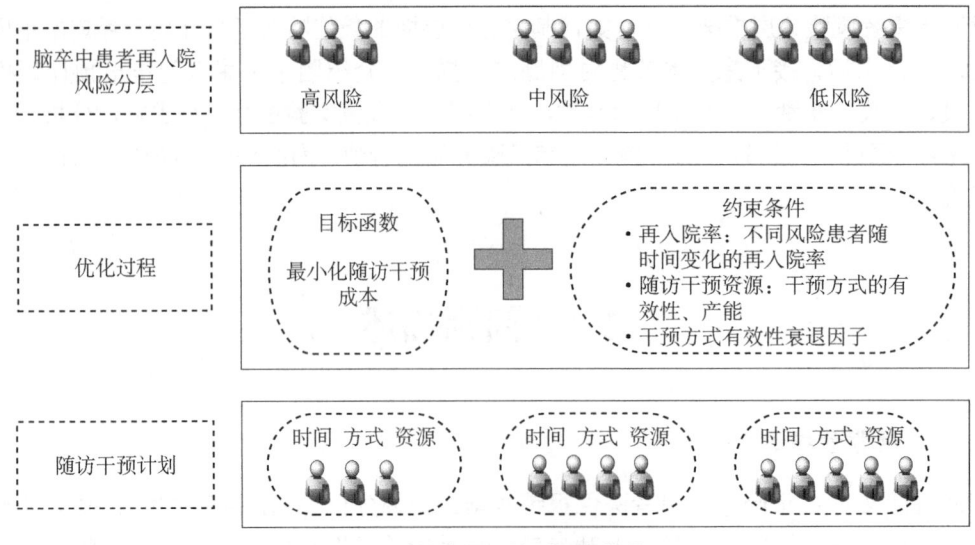

图 5-1 随访干预计划研究结构

5.2 模型构建

5.2.1 再入院时间模型构建

令 $s(t)$、$F(t)$ 和 $f(t)$ 分别表示脑卒中患者再入院发生时间的生存函数（Survival Function）、累积分布函数（Cumulative Distribution Function）和概率密度函数（Probability Distribution Function）。假设研究人群中所有个体的基线危险率函数（Baseline Hazard Rate Function）确定，则有：

$$\lambda_0(t) = \frac{f(t)}{s(t)} = \frac{f(t)}{1-F(t)} \tag{5-1}$$

式（5-1）能够捕获再入院事件的时间分量，$\lambda_0(t)$ 可以遵循任何分布，甚至可以遵循未指定的分布（见第 4 章）。且第 4 章发现，对于特定患者，风险函数会受到不可观察异质性的影响。就 30 天全因再入院事件而言，考虑医院层不可观察异质性能给模型带来较好的预测效果：

$$\lambda(t \mid X_P, \kappa_H) = \lambda_0(t) \exp(B^P X_P + \kappa_H) \tag{5-2}$$

式（5-2）中的 $\exp(B^P X_P + \kappa_H)$ 捕获了所有患者特征（可观察因素 X）和医院层不可观察异质性变量 κ_H 代表的医院层难以获得的因素的聚集效应对 30 天再入院产生的影响。令 $Z_H = \exp(\kappa_H)$，则式（5-2）可简化为：

$$\lambda(t \mid X_P, Z_H) = Z_H \lambda_0(t) \exp(B^P X_P) \tag{5-3}$$

其中 Z_H 表示不可观察医院层 H 的异质性变量，一家医院对应唯一的不可观察异质性变量取值。该取值由该家医院所有住院患者共享，因此，在同一家医院住院的患者，其具有的医院层不可观察异质性变量取值相同。X_P 表示可观察患者层 P 的异质性的协变量向量，B^P 是与 X_P 相关的未知系数的向量。

令 $h_P = h(X_P, Z_H) = Z_H \exp(B^P X_P)$ 为随机变量，来衡量医院异质性和患者异质性导致再入院的风险。因此，具有 h_P 的危险率函数为：

$$\lambda_{tp} = h_P \lambda_0(t) \tag{5-4}$$

λ_{tp} 指 t 天前出院的患者 p 在今天的再入院率。值得注意的是，t 天前出院的患者 p 不是指所有患者类型中的第 p 个。假设一个月内出院的患者总共有 N 个，每天出院 n_t 个（t 天前出院 n_t 个），也就是 $N = n_{30} + n_{29} + \cdots + n_1$。于是：

30 天前出院的患者编号为 $1, 2, \cdots, p, \cdots, n_{30}$；
29 天前出院的患者编号为 $1, 2, \cdots, p, \cdots, n_{29}$；
……
昨天出院的患者编号为 $1, 2, \cdots, p, \cdots, n_1$。

此外，根据生存分析中的定义，危险率函数 λ_t 特指时刻 t 的再入院风险，等于再入院事件发生在时刻 t 附近的概率除以患者在时刻 t 还没发生再入院的概率，因此是一个条件概率。

基于该预测模型，使用基于 30 天内再入院总概率的 K-Means 聚类模型，可对患者风险水平进行分层画像，进一步将患者再入院风险划分为 i 层，因此得到 λ_{ti}，表示 t 天前出院的第 i 层风险水平的患者在今天的再入院率，即第 i 层风险水平患者出院后第 t 天的再入院率。

5.2.2 假设与参数

5.2.2.1 假设

（1）尽管存在患者出院后死亡的竞争风险，但出院后短期 30 天内的死亡率相对于再入院率非常小；
（2）根据医院实际，考虑目前常见的干预方式，包括门诊和电话/微信干预；
（3）门诊干预的有效性大于电话或微信干预，且门诊干预成本大于电话/微信干预成本；
（4）根据实证数据分析，患者再入院的危险率（Hazard Rate）或概率密度分布单调递减；在同一风险层级内，患者随时间变化的再入院率相同；
（5）干预过程的动态性：在慢性病迁延不愈的特征下，在特定时间实施的干预不但会影响患者当天的再入院情况，也会影响该患者后续时间的再入院，但这种影响具有随时间衰退的特征，且不同干预方式有效性的影响随时间的衰退程度有所不同。

5.2.2.2 符号说明

1. 参数

（1）T 是规划期天数；

（2）I 是患者风险层级划分数量；

（3）n_{ti} 是 t 天前出院的第 i 层风险水平患者数；

（4）N 是一个规划期内出院的总人数，$N = n_{1i} + n_{2i} + n_{3i} + \cdots + n_{Ti}$；

（5）c_{1i} 是对第 i 层风险水平患者门诊干预的次均成本（元/次）；

（6）c_{2i} 是对第 i 层风险水平患者电话/微信干预的次均成本（元/次）；

（7）W_1 是规划期内每天的门诊干预次数上限，以表示干预资源的产能限制；

（8）W_2 是规划期内每天的电话/微信干预次数上限，以表示干预资源的产能限制；

（9）α_i 是对第 i 层风险水平患者进行门诊干预的有效性；

（10）β_i 是对第 i 层风险水平患者电话/微信干预的有效性；

（11）P_1 是门诊干预有效性影响随时间推移的衰退率，每过一天干预效果降低为前一天的 P_1；

（12）P_2 是电话/微信干预有效性影响随时间推移的衰退率，每过一天干预效果降低为前一天的 P_2；

（13）π_{ti} 是 t 天前出院的第 i 层风险水平患者的再入院率上限值；

（14）λ_{ti} 是 t 天前出院的第 i 层风险水平患者在今天的再入院率，即第 i 层风险水平患者出院后第 t 天的再入院率。

2. 决策变量

x_{ti} 表示是否在今天对 t 天前出院的第 i 层风险水平患者实施门诊干预；

y_{ti} 表示是否在今天对 t 天前出院的第 i 层风险水平患者实施电话/微信干预。

5.2.3 随访干预计划模型构建

5.2.3.1 目标函数

模型的目标函数是最小化随访干预成本，即：

$$\text{Min} \sum_{t=1}^{T} \sum_{i=1}^{I} c_{1i} x_{ti} n_{ti} + \sum_{t=1}^{T} \sum_{i=1}^{I} c_{2i} y_{ti} n_{ti} \tag{5-5}$$

式（5-5）从成本角度进行刻画，目的是希望随访干预的成本，包括门诊干预成本和电话/微信干预成本越小越好。医院每随访 1 例风险水平为 i 的患者，就会产生一定的成本。其中，c_{1i} 是对第 i 层再入院风险水平患者进行门诊干预的次均成本，c_{2i} 是对第 i 层再入院风险水平患者进行电话/微信干预的次均成本。

5.2.3.2 约束条件

医院希望通过随访干预使不同风险水平患者的再入院率降低。首先，由于不同风险水平患者的再入院时间间隔和再入院概率不同，用 λ_{ti} 表示医院期望达到的 t 天前出院的第 i 层风险水平患者再入院率。其次，慢性病迁延不愈特征下的特定时间实施的干预不但会影响患者当天的再入院情况，也会影响该患者后续的再入院，但这种影响具有随时间衰退的特征，且不同干预方式有效性的影响随时间衰退的程度不同。因此，针对风险水平为 i 的患者，本研究引入干预有效性（门诊干预有效性 α_i 和电话/微信干预有效性 β_i）以及针对特定干预方式的影响衰退因子（门诊干预有效性衰退因子 P_1 和电话/微信干预有效性衰退因子 P_2）来刻画干预方式对降低再入院率的作用。在本模型中，衰退因子的范围为（0，1），取值越大，降低患者后期再入院率的作用越大。下列不等式在考虑干预方式有效性衰退特征的基础上，规定了不同风险水平患者随时间变化的再入院率。

$$\lambda_{ti} \prod_{t'=1}^{t} \left(1-\alpha_i P_1^{t-t'}\right)^{x_{t'i}} \left(1-\beta_i P_2^{t-t'}\right)^{y_{t'i}} \leqslant \pi_{ti}, t \in \{1,2,\cdots,T\}, i \in \{1,2,\cdots,I\}$$

对该不等式两边同时取对数，得到其等价表达式：

$$\sum_{t'=1}^{t} \ln\left(1-\alpha_i P_1^{t-t'}\right) x_{t'i} + \sum_{t'=1}^{t} \ln\left(1-\beta_i P_2^{t-t'}\right) y_{t'i} \leqslant \ln\left(\frac{\pi_{ti}}{\lambda_{ti}}\right),$$
$$t \in \{1,2,\cdots,T\}, i \in \{1,2,\cdots,I\} \tag{5-6}$$

本书假设对风险水平为 i 的患者，随访时不能同时使用 2 种干预方式。式（5-7）规定了在规划期 T 内，随访时只能使用一种干预方式。

$$x_{ti} + y_{ti} \leqslant 1, t \in \{1,2,\cdots,T\}, i \in \{1,2,\cdots,I\} \tag{5-7}$$

式（5-8）和式（5-9）要求在规划期 T 内，门诊干预资源和电话/微信干预资源的实际使用产能不得超过其可用产能。

$$\sum_{t=1}^{T}\sum_{i=1}^{I} x_{ti} n_{ti} \leqslant W_1 \tag{5-8}$$

$$\sum_{t=1}^{T}\sum_{i=1}^{I} y_{ti} n_{ti} \leqslant W_2 \tag{5-9}$$

式（5-10）和式（5-11）为 0-1 约束。

$$x_{ti} \in \{0,1\} \tag{5-10}$$
$$y_{ti} \in \{0,1\} \tag{5-11}$$

5.2.4 模型总结

该模型是一个典型的整数规划模型，而整数规划为 NPC 问题，无法保证在多项式时间内求得最优解。CPLEX 是一种性能卓越、功效强大的优化软件包，其综合了分枝定界、割平面等多种算法的优点，可以有效解决工程实际和科学研究中一些大规模的整数规划问题。下面通过实例验证本书构建的随访计划模型。

5.3 脑卒中患者随访策略设计实例分析

本研究旨在为医院提供一种有效的数据支持方法来降低再入院率。本节中展示的结果说明了本研究的方法和模型实现这一目标的有效性。

第4章的实证研究提供了脑卒中患者再入院动态规律，即随时间变化的再入院率 λ_{tp}，结合风险分层方法，可以将患者划分为不同的再入院风险水平 λ_{ti}。本研究将以上基于实证的概率密度函数和风险分层模式用于设计患者出院后的随访干预策略。

本研究进行了一系列的数值实验。所有数值实验均在 Intel（R）Core（TM）i7-8550U CPU @ 1.80 GHZ 8.00GB 下进行，采用的优化软件为 CPLEX Studio IDE 22.1.0，用于对本章构建的整数规划模型求精确解。本节希望通过实例分析来实现以下目的：（1）为医院确定最优的随访干预计划，以使得干预成本最小化；（2）分析不同风险水平患者干预计划对干预成本的影响；（3）评估不同干预方式的成本、产能、有效性，以及相应的有效性衰退因子对目标和决策的影响；（4）评估不同场景下的随访干预计划，为医院提供指导和建议。

5.3.1 参数设置

在本节中，使用第4章设计的实证预测模型，结合 K-Means 聚类方法，生成随访干预优化模型的输入参数 λ_{ti}。对于患者再入院事件-时间曲线，从完整数据集中随机选择3%的患者（570人），该数量与大部分医院的数据结构和结果相似（神经内科2018年每月出院人数为500~650人）。为进行风险画像，基于30天再入院总概率的 K-Means 聚类后，得到每个组别的 λ_{ti}，将患者分为高风险、中风险和低风险组。高风险组患者平均30天再入院概率为69%、中风险组为16%、低风险组为3%。在本研究的数据集中，19%的患者属于高风险，25%属于中风险，56%属于低风险。

其他参数设计基于 C 市某三级医院 A 医院神经内科的调研获得。同一级别内不同医院或者不同级别医院的随访干预次均成本、干预有效性比例、干预产能等参数可能不同，这些参数变化也将在灵敏度分析中进一步讨论。根据与 A 医院神经内科医护人员的讨论，通常情况下，电话/微信随访干预由科室护士实施，门诊干预由专科医生实施。一次电话/微信随访耗时 5~20min。按照随访护士的平均薪酬计算，A 医院随访护士的产能成本为 2 元/min，随访高风险患者通常耗时较久，按照最长时间计算为 20min/次；中风险患者为 15min/次，低风险患者为 5min/次，因此得到高、中、低风险患者的电话/微信随访成本分别为 40 元、30 元、10 元。门诊干预的成本构成更复杂，除了要支付医生的医疗服务费用，还可能要支付额外的医疗检查费用。根据专科医生评估，考虑患者要接受的医疗检查，一次门诊成本为 500~800 元，但大多数情况下，次均成本更接近 50~300 元。

5.3.2 计算结果

将 5.3.1 节的参数作为输入，计算得到今天是否干预、采取何种方式干预 t 天前出院的不同风险水平患者，模型的目标函数值是 5 970 元，当天干预资源消耗情况为：门诊干预 32 次，电话/微信干预 62 次。干预覆盖 3 个不同风险水平的患者。具体干预患者的风险水平、干预方式和干预时间（患者已出院时间）结果如图 5-2 所示。

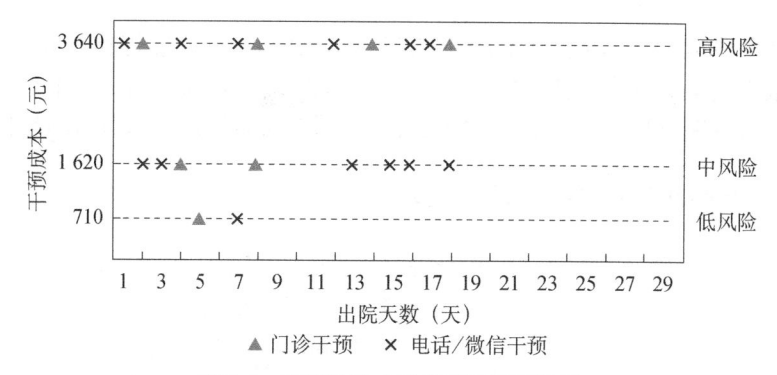

图5-2 不同风险水平患者的干预结果

由于不同风险水平患者随时间变化的再入院率不同,因此,针对不同已出院时间的不同风险水平患者,需要制定不同的随访干预计划。针对高风险患者,需要门诊干预已出院2、8、14、18天的患者,电话/微信干预已出院1、4、7、12、16、17天的患者;针对中风险患者,需要门诊干预已出院4、8天的患者,电话/微信干预已出院2、3、13、15、16、18天的患者;针对低风险患者,仅需要分别使用1次门诊干预和电话/微信干预,且只需要干预出院1周内的患者。

就干预资源在不同风险水平患者中的配置而言,门诊资源和电话/微信资源可覆盖所有风险水平的患者,在降低再入院率的同时,能兼顾干预的公平性和可及性。在此基础上,由于患者风险水平不同,干预资源在不同风险水平患者中的配置数量(频率)和时间分布不同。

就干预数量(频率)而言,对高风险患者实施的门诊干预频率高于中风险患者,对中风险患者实施的门诊干预频率高于低风险患者;对高、中风险患者实施的电话/微信干预频率差距不明显,但明显高于对低风险患者实施的干预频率。可以得到以下结论,在产能有限的情况下,成本较高且有效性更高的门诊干预资源被投放到再入院风险水平更高的患者当中,可以最大程度地降低患者再入院率。

就干预资源在已出院不同时间患者中的分布而言,2种干预方式覆盖的高、中风险患者均为出院3周内的患者,低风险患者均为出院1周内的患者。当前医院管理者要求对高、中风险患者实施4周的密切监测,但由于第3章的实证研究表明患者出院后第4周的再入院风险通常较低,因此,模型结果也建议对已出院患者在其出院后的前3周间隔性实施门诊干预和电话/微信干预。值得注意的是,针对高风险患者,在其出院的第3周结束前,应先后连续实施2次电话/微信干预和1次门诊干预,在强化巩固干预效果的基础上,对已出院时间较久(即已出院3周以上)的患者,可以不再实施随访干预。

由于出院后患者的早期再入院风险最高,随访当天的最佳干预计划需要对昨天出院的所有高风险患者和前天出院的所有中风险患者进行电话/微信随访。例如,负责电话/微信随访的护士,需要对昨天出院的高风险患者和前天出院的中风险患者进行干预指导,内容包括强化患者教育、出院计划、用药指导,对下转社区医院或护理机构或回家的患者进行指导等,以促进高、中风险患者出院后的延续性护理效果。

5.3.3 灵敏度分析

由于决策环境的变化通常会影响模型结果,比如同一级别内不同医院或者不同级别医院的随访干预次均成本（与随访干预人员薪酬有关）、随访效果或产能等参数可能不同，需要对本章建立的数学模型进行灵敏度分析。本节主要围绕门诊、电话/微信 2 种干预方式的干预次均成本、干预有效性及其衰退因子、产能变化对结果的影响开展灵敏度分析研究。

5.3.3.1　干预次均成本对结果的影响

本书的基础模型所设置的 3 个风险水平患者的门诊干预次均成本分别为 200、90、60 元；3 个风险水平患者的电话/微信干预次均成本分别为 40、30、10 元。

表 5-1 展示了不同风险水平患者门诊干预次均成本变化时目标函数的变化情况。序号 1~7 是固定中风险和低风险患者门诊干预次均成本后，对高风险水平患者门诊干预次均成本进行的参数调整；序号 8~14 是固定高风险和低风险水平患者门诊干预次均成本后，对中风险水平患者门诊干预次均成本进行的参数调整；序号 15~21 是固定高风险和中风险水平患者门诊干预次均成本后，对中、低风险水平患者门诊干预次均成本进行的参数调整。相应地，图 5-3 展示了不同风险水平患者的门诊干预次均成本变化对干预总成本的影响。

表 5-1　门诊干预次均成本变化时目标函数的变化情况

序号	高风险	中风险	低风险	干预总成本（元）
1	230	90	60	6 390
2	220			6 250
3	210			6 110
4	200			5 970
5	190			5 830
6	180			5 690
7	170			5 550
8	200	120	60	6 060
9		110		6 030
10		100		6 000
11		90		5 970
12		80		5 840
13		70		5 700
14		60		5 550
15	200	90	90	6 270
16			80	6 170
17			70	6 070
18			60	5 970
19			50	5 870
20			40	5 770
21			30	5 670

注：序号 4、11、18 是模型的基准参数。

5 基于再入院风险分层的脑卒中患者随访策略研究

由表5-1和图5-3可得以下结论。(1) 随着3个风险水平患者门诊干预次均成本的增长，干预总成本也有所增长。(2) 3个风险水平患者门诊干预次均成本即使依次增长相同数值，干预总成本的增长仍存在差异。高风险患者随门诊干预次均成本的增长，干预总成本增长幅度最大；中风险患者随门诊干预次均成本的增长，干预总成本增长幅度最小。这是由于基本模型中，中风险患者的干预成本为门诊90元/次，电话/微信30元/次。当中风险患者的门诊干预次均成本增长后，基本模型对中风险患者的2次门诊干预和6次电话/微信干预策略，变为1次门诊干预和9次电话/微信干预，即随中风险患者门诊次均成本的增加，模型建议减少门诊干预频率，改由3次连续电话/微信干预替代。除中风险患者外，随门诊次均成本的变化，高、低风险患者的干预策略（干预方式、干预时间）不变。(3) 降低高、中风险患者的门诊干预次均成本，干预总成本的降低幅度最大。

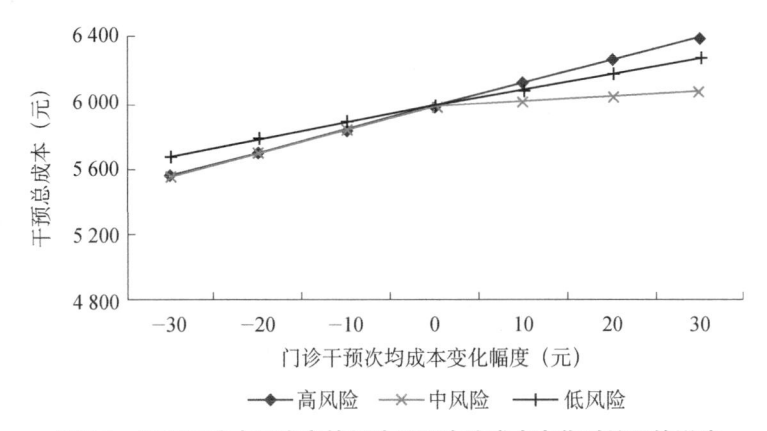

图5-3 不同风险水平患者的门诊干预次均成本变化对结果的影响

当降低高风险患者门诊次均成本且与其电话/微信干预成本成一定比例，或者增加高风险患者电话/微信干预有效性的比例时，这种多次连续电话/微信干预替代1次门诊干预的情况也将发生在高风险患者的干预决策中。但实际上，与A医院医生和随访护士的讨论结果为：(1) 高风险患者的门诊干预次均成本由于医疗检查费用等通常会更高，而电话/微信干预次均成本通常固定，其比例不断增加的可能性反而更大；(2) 电话/微信干预有效性很难提高至0.5及以上，即使在发达国家，电话/微信干预有效性也很难达到0.6[139]。因此，多次连续电话/微信干预替代1次门诊干预，在高风险患者的干预决策中较少见。

类似地，表5-2和图5-4展示了不同风险水平患者电话/微信干预次均成本变化时目标函数的变化情况。序号5、14、23是模型的基准参数。(1) 在基准参数的基础上，降低不同风险水平患者电话/微信干预次均成本，干预总成本降低；增加不同风险水平患者电话/微信干预次均成本，干预总成本增加。(2) 降低中风险水平患者的电话/微信次均干预成本，干预总成本降低幅度最大。这是由于3次电话/微信干预替代了其中1次门诊干预。

表5-2 电话/微信干预次均成本变化时目标函数的变化情况

序号	高风险	中风险	低风险	干预总成本（元）
1	48	30	10	6 138
2	46			6 096
3	44			6 054

续表

序号	高风险	中风险	低风险	干预总成本（元）
4	42	30	10	6 012
5	40	30	10	5 970
6	38	30	10	5 928
7	36	30	10	5 886
8	34	30	10	5 844
9	32	30	10	5 802
10	40	38	10	6 080
11	40	36	10	6 060
12	40	34	10	6 030
13	40	32	10	6 000
14	40	30	10	5 970
15	40	28	10	5 880
16	40	26	10	5 790
17	40	24	10	5 700
18	40	22	10	5 610
19	40	30	18	6 058
20	40	30	16	6 036
21	40	30	14	6 014
22	40	30	12	5 992
23	40	30	10	5 970
24	40	30	8	5 948
25	40	30	6	5 926
26	40	30	4	5 904
27	40	30	2	5 882

注：序号5、14、23是模型的基准参数。

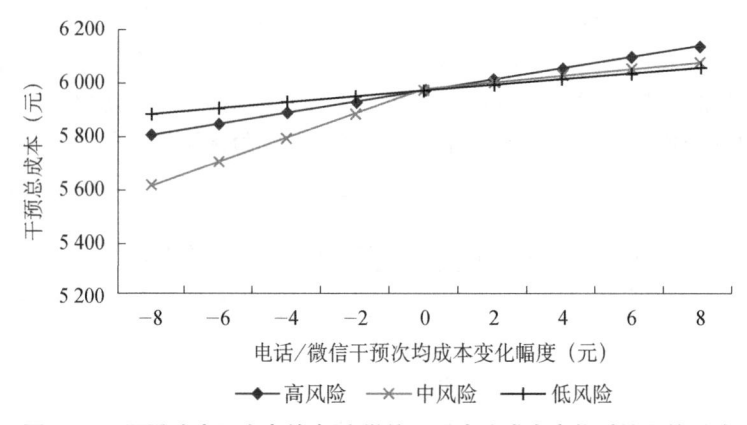

图5-4 不同风险水平患者的电话/微信干预次均成本变化对结果的影响

5.3.3.2 干预有效性比例对结果的影响

干预有效性是影响干预计划的重要因素,下面通过门诊干预和电话/微信干预各自的有效性比例衡量干预有效性比例的变化对优化结果的影响。

表 5-3 中的序号 1~6、13~18、25~31 分别代表高、中、低风险患者门诊干预的有效性比例变化对干预总成本的影响。序号 7~12、19~24、31~36 分别代表高、中、低风险患者电话/微信干预的有效性比例变化对干预总成本的影响。

表 5-3　干预有效性比例 (α_i, β_i) 变化下目标函数变化情况

序号	高风险 (α_1, β_1)	中风险 (α_2, β_2)	低风险 (α_3, β_3)	干预总成本（元）
1	(0.99, 0.4)			5 970
2	(0.9, 0.4)			5 970
3	(0.8, 0.4)	(0.9, 0.4)	(0.9, 0.4)	6 250
4	(0.7, 0.4)			6 610
5	(0.6, 0.4)			6 890
6	(0.5, 0.4)			7 010
7	(0.9, 0.6)			5 090
8	(0.9, 0.5)			5 210
9	(0.9, 0.4)	(0.9, 0.4)	(0.9, 0.4)	5 970
10	(0.9, 0.3)			6 170
11	(0.9, 0.2)			6 930
12	(0.9, 0.1)			6 930
13		(0.99, 0.4)		5 910
14		(0.9, 0.4)		5 970
15	(0.9, 0.4)	(0.8, 0.4)	(0.9, 0.4)	5 970
16		(0.7, 0.4)		5 970
17		(0.6, 0.4)		5 970
18		(0.5, 0.4)		6 090
19		(0.9, 0.6)		5 940
20		(0.9, 0.5)		5 940
21	(0.9, 0.4)	(0.9, 0.4)	(0.9, 0.4)	5 970
22		(0.9, 0.3)		6 060
23		(0.9, 0.2)		6 060
24		(0.9, 0.1)		6 060
25			(0.99, 0.4)	5 970
26	(0.9, 0.4)	(0.9, 0.4)	(0.9, 0.4)	5 970
27			(0.8, 0.4)	6 080

续表

序号	高风险 (α_1, β_1)	中风险 (α_2, β_2)	低风险 (α_3, β_3)	干预总成本（元）
28			(0.7, 0.4)	6 080
29			(0.6, 0.4)	6 300
30			(0.5, 0.4)	6 740
31			(0.9, 0.6)	5 800
32	(0.9, 0.4)	(0.9, 0.4)	(0.9, 0.5)	5 970
33			(0.9, 0.4)	5 970
34			(0.9, 0.3)	6 080
35			(0.9, 0.2)	6 520
36			(0.9, 0.1)	6 520

注：序号2、9、14、21、26、33是模型的基准参数。

就门诊干预有效性比例变化对干预总成本的影响而言，由表5-3和图5-5可得出以下结论。（1）随门诊干预有效性比例的增加，干预总成本降低。（2）当门诊干预有效性比例在[0.9, 1)之间，且门诊干预趋近完美干预时，干预有效性比例的增加不再大幅降低干预总成本。（3）值得注意的是，有效性更高的门诊干预之间的间隔可以更大，而有效性更低的电话/微信干预应该同时进行，以提高干预效果。（4）对于不同风险水平的患者，门诊干预有效性比例变化对干预资源数量配置的影响不同，导致对干预总成本影响的不同。为更直观地解释该发现，图5-6～图5-8分别展示了高、中、低风险患者门诊干预有效性比例变化时的干预总成本和干预计划，并分别和基础模型参数门诊干预有效性比例为0.9时的干预总成本和干预计划进行比较。对于高风险患者，随门诊干预有效性比例的增加，门诊干预资源配置数量不变，但电话/微信干预资源配置数量大幅减少，进而导致总成本减少（见图5-6）；对于中风险患者，随门诊干预有效性比例增加，门诊干预资源数量配置增加，但电话/微信干预资源配置数量减少，导致干预总成本变化不大（见图5-7）；对于低风险患者，随门诊干预有效性比例的增加，更昂贵的门诊资源数量配置减少，电话/微信干预数量投入减少，导致干预总成本减少（见图5-8）。

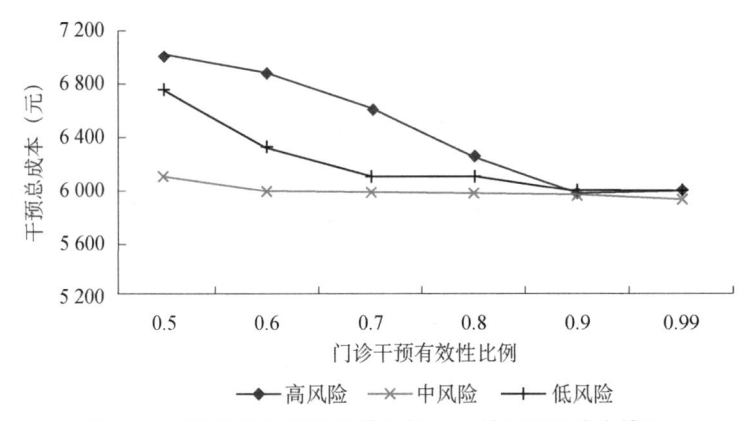

图5-5 不同门诊干预有效性比例 α_i 下的干预总成本情况

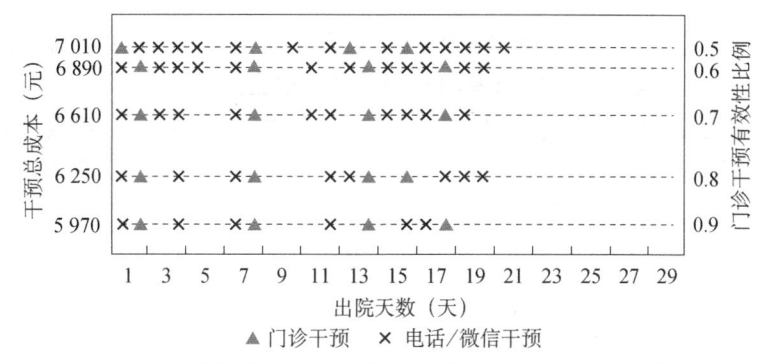

图5-6　高风险患者门诊干预有效性比例 α_1 变化对干预总成本和干预计划的影响

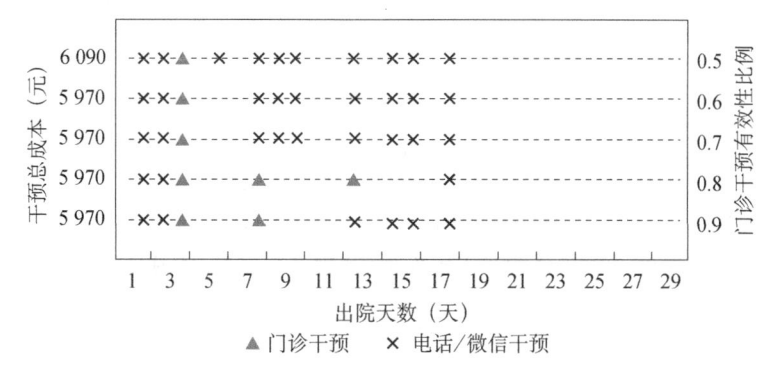

图5-7　中风险患者门诊干预有效性比例 α_2 变化对干预总成本和干预计划的影响

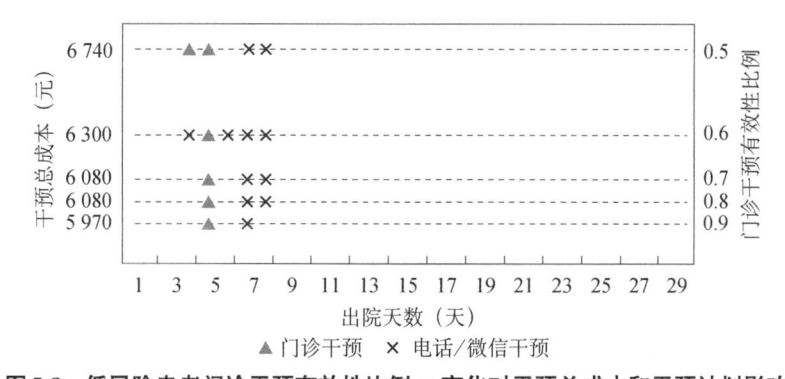

图5-8　低风险患者门诊干预有效性比例 α_3 变化对干预总成本和干预计划影响

就电话/微信干预有效性比例 β_i 变化对干预总成本的影响而言，由表5-3和图5-9可得出以下结论。（1）随电话/微信干预有效性比例增加，干预总成本降低。（2）不同风险水平患者电话/微信干预有效性比例增加，干预总成本降低的幅度不同。高风险患者电话/微信干预有效性比例增加，干预总成本的降低幅度最大，即高风险患者电话/微信干预有效性比例的变化对干预总成本的影响最大。进一步通过绘制图5-10，展示了高风险患者电话/微信干预有效性比例变化对干预总成本和干预计划的影响。如图5-10所示，对于高风险患者，随电话/微信干预有效性比例的增加，更昂贵的门诊干预资源数量配置逐步减少，电话/微信资源配置逐步增加，干预总成本依次减少，但干预频率逐步提高。从实际角度出发，这一结果十分有价值，因为对患者和医生而言，电话/微信干预的资源稀缺性和关键性明显低于门诊干预。但是电话/微信干预与门诊干预相比，仍有以下优势。（1）如果患者出院后距离医院较远，则对于失能或交通不便的患者，电话/微信干预能克服患者行动或交通不便的问题。（2）由于医院或门诊专科医生的时间产能有限，过多的门诊干预为一项繁重的工作，而电话/微信干预缓解了医生超负荷工作的问题。（3）电话/微信干预可以由随访部门或专科医生团队里的护士或助理利用空闲时间实施，具有时间灵活性，有利于提高工作效率。

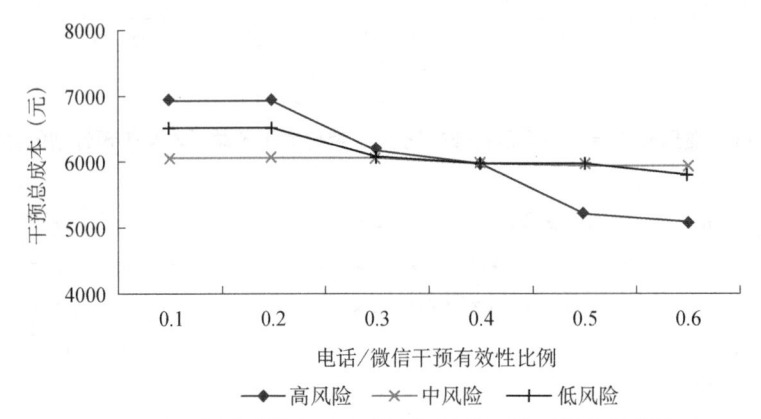

图5-9 不同电话/微信干预有效性比例 β_i 下的干预总成本情况

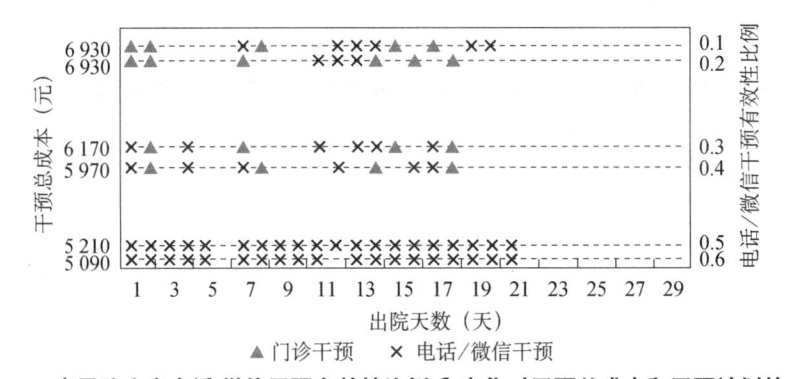

图5-10 高风险患者电话/微信干预有效性比例 β_1 变化对干预总成本和干预计划的影响

因此，本书的重要发现在于，可以通过利用更便捷、更低价、更灵活的电话/微信干预来达到与更稀缺、更昂贵、更有限的门诊干预所获得的相似干预效果。但是，过于频繁的电话/微信干预可能会在一定程度上使患者变得烦躁，进而可能拒绝或忽视电话/微信干预，又或者消极回答相关问题，最终使得干预的有效性降低或仅流于形式。因此，本研究认为，一味提高电话/微信干预的有效性可能并不实际，但也不能过低，有效性比例值为(0.3, 0.4]时，门诊干预与电话/微信干预相互配合，可能会对医院和患者更具有实际意义。

5.3.3.3 干预有效性衰退因子对结果的影响

干预有效性衰退因子具有不确定性，对门诊干预和电话/微信干预各自的衰退因子 P_1、P_2 两个参数进行不同数值的探索，以此观察不同干预衰退因子对结果的影响。

由表5-4和图5-11可知：（1）随干预衰退因子增大，干预对降低后续再入院风险的影响衰弱越慢，干预衰退程度越小，因此，干预总成本越低；（2）门诊干预衰退因子比电话/微信干预衰退因子对干预总成本的影响更大。为进一步揭示干预衰退因子对干预计划的影响，图 5-12 和图 5-13 分别展示了门诊干预衰退因子和电话/微信干预衰退因子对高风险患者随访干预计划的影响。由图 5-12 可知，随门诊干预衰退因子的增大，干预频率降低，干预总成本降低。图 5-13 显示，随电话/微信干预衰退因子的增大，电话/微信干预的干预频率大幅增加，干预总成本降低。虽然增大门诊和电话/微信干预衰退因子均会使总成本降低，但是结合实际情况，过于频繁的干预可能引起患者的消极态度，使之应付了事。因此，增大门诊干预的衰退因子，即增大门诊干预对降低患者再入院率更具有实践价值。

表 5-4 干预衰退因子 P_1、P_2 变化时目标函数的变化情况

序号	门诊干预衰退因子	电话/微信干预衰退因子	干预总成本（元）
1	0.4	0.2	7 790
2	0.5		6 960
3	0.6		5 970
4	0.7		5 000
5	0.8		3 990
6	0.6	0.05	6 200
7		0.1	6 300
8		0.2	5 970
9		0.3	5 740
10		0.4	4 850

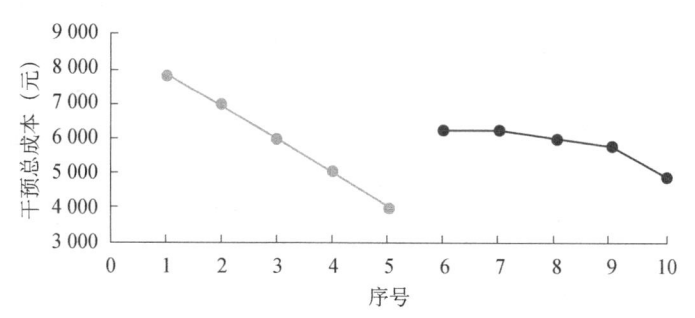

注：序号 3、8 是模型的基准参数。

图 5-11 干预衰退因子 P_1、P_2 变化对干预总成本的影响

5.3.3.4 干预产能对结果的影响

在基础模型中，2 种干预方式的产能采用每天的最大干预次数表示。为了分析该参数对优化结果的影响，本节分 2 种情况进行讨论：（1）通过对门诊、电话/微信这 2 种干预方式的产能进行不同数值探索，以此得到不同产能对结果的影响。（2）去掉式（5-8）和式（5-9）对产能的约束来讨论无产能约束所引起的结果变化（见表 5-5）。

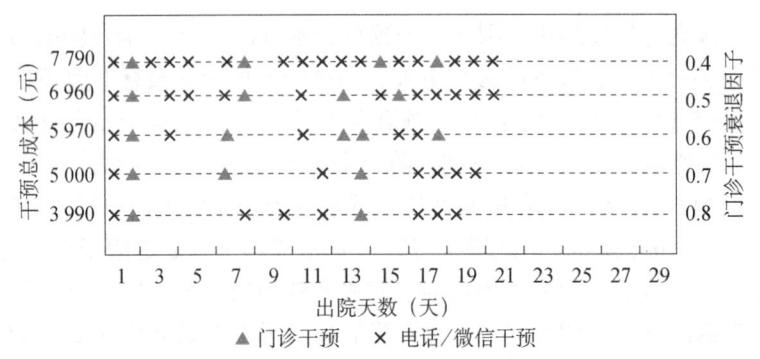

图 5-12 门诊干预衰退因子 P_1 对干预总成本和高风险患者干预计划的影响

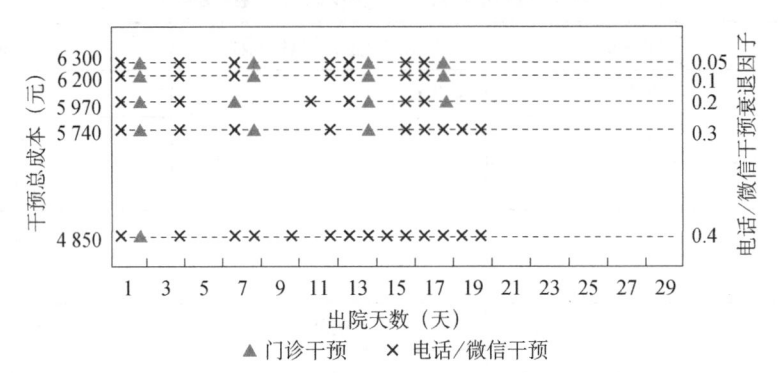

图 5-13 电话/微信干预衰退因子 P_2 对干预总成本和高风险患者干预计划的影响

序号 1～12 是固定电话/微信干预产能，得到的门诊干预产能变化对干预总成本的影响。其中，在模型基准参数序号 3 的基础上，序号 1～2 表示增加门诊干预产能，干预总成本无变化。序号 4～12 表示减小门诊干预产能，干预总成本会增大。但门诊干预产能降低到一定数值时（序号 12），模型无解。因此，本研究逐步增大电话/微信干预产能（序号 13～15），但是不管增加多少电话/微信干预产能，模型都无解。该发现可以支持以下重要结论：在医院随访计划中，门诊干预产能的下限值比上限值对干预计划更有影响，且门诊干预产能不能完全由电话/微信干预产能替代，必须为出院患者预留门诊干预产能。

序号 16～24 是固定门诊干预产能得到的电话/微信干预产能变化对干预总成本的影响。其中，在模型基准参数序号 18 的基础上，序号 16～17 表示增加电话/微信干预产能，干预总成本无变化。序号 19～24 表示减小电话/微信干预产能，干预总成本会增大。当电话/微信干预产能降低到一定数值时（序号 24），模型无解。此时，如果增加门诊干预产能（序号 25～27），则干预总成本不变。该发现可以支持以下重要结论：在医院随访计划中，电话/微信干预产能的下限值比上限值对干预计划更有影响，电话/微信干预产能能够由门诊干预产能替代，但干预总成本会增加。

序号 28 表示无产能约束不影响模型结果。

综上，电话/微信干预虽然比门诊干预更便宜、更便捷、更灵活，但电话/微信干预并不能完全替代门诊干预，过分限制门诊干预产能不能有效降低再入院率至医院的期望水平。同时，门诊干预产能虽然可以弥补电话/微信干预产能的不足，但是干预总成本会增加。因此，医院在设计随访干预策略时，需要合理配置不同类型的干预资源。

表 5-5 不同干预方式产能 W_1、W_2 下的结果对比

序号	门诊干预产能 W_1	电话/微信干预产能 W_2	干预总成本（元）
1	70	100	5 970
2	60		5 970
3	50		5 970
4	40		5 970
5	30		5 970
6	29		5 970
7	28		5 970
8	27		5 970
9	26		6 210
10	25		6 210
11	24		6 210
12	23		无解
13	23	200	无解
14	23	500	无解
15	23	1 000	无解
16	50	300	5 970
17		200	5 970
18		100	5 970
19		70	5 970
20		60	5 970
21		50	5 970
22		40	6 120
23		30	6 600
24		20	无解
25	60	20	7 030
26	70	20	7 030
27	80	20	7 030
28	无约束	无约束	5 970

注：序号 3、18 是模型的基准参数。

5.3.4 不同场景下的干预计划

由第 3 章的实证分析可知，患者不同月份出院对再入院有影响。因此，本书基于实证数据，得到患者 2015—2018 年间出院后的再入院风险参数随出院时间变化的再入院率。本节将在此基础上，对随出院时间变化的再入院率进行拓展分析，针对适应不同月份的随访干预计划或策略。本节主要展示具有代表性的 3、6、9、12 月（代表不同季节）出院患者的干预计划。

由图 5-14～图 5-17 可得出以下结论。(1) 尽管月份不同，但是在高风险患者出院后需尽早实施电话/微信干预，强化出院计划、用药指导内容，以促进高风险患者的延续性护理。(2) 针对不同月份出院的高风险患者，出院干预计划略有不同。例如，6 月和 12 月出院患者的再入院率较高，因此，实施的电话/微信干预的频率比基础模型略高，随访成本也较高。9 月出院患者的再入院率相对较低，干预成本比基础模型略低。(3) 针对不同月份出院的中、低风险患者，干预计划与基础模型差异不大。

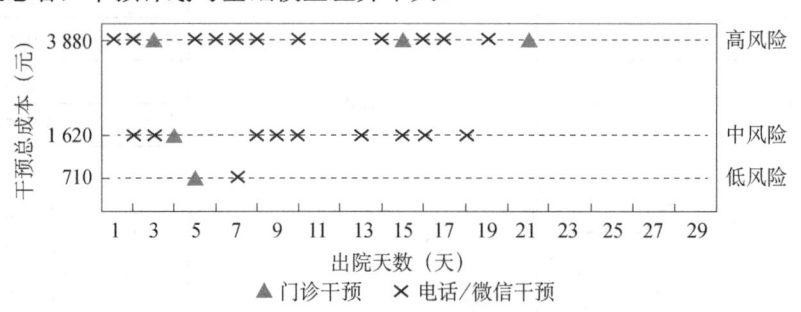

图 5-14　3 月出院患者干预计划

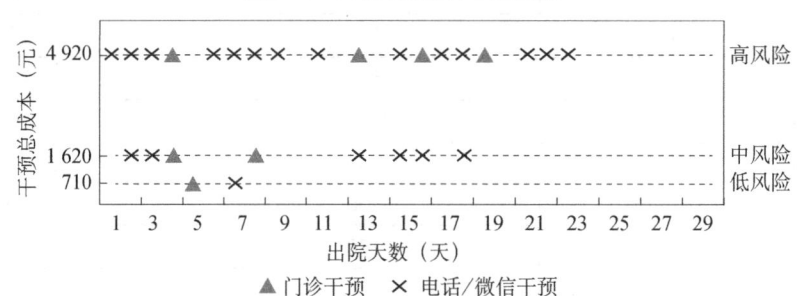

图 5-15　6 月出院患者干预计划

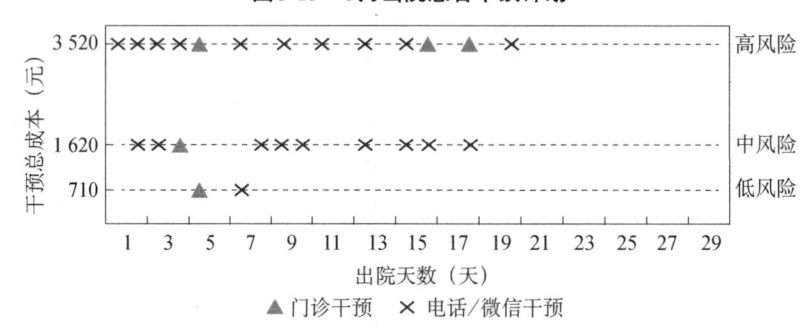

图 5-16　9 月出院患者干预计划

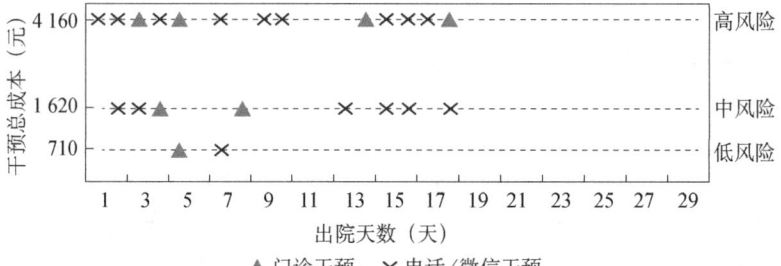

图 5-17　12 月出院患者干预计划

根据以上研究，本书建议医院管理者做到以下几点。（1）尽早安排高风险患者接受电话/微信干预。高风险患者门诊干预可间隔4~7天，电话/微信干预需要相对集中。（2）在中风险患者出院后第2天，安排电话/微信干预，第1~3周安排1~2次门诊干预。（3）在低风险患者出院后的第1周，安排1次门诊干预和1次电话/微信干预即可。

5.3.5 风险分层的价值

为更好地验证本模型对患者进行风险分层的价值，首先，将本书所提出的模型与划分不同风险层级 i 的模型进行比较分析。当 $i=1$ 时，不对患者进行风险分层，为简化模型。此外，基于实证研究得到的再入院率输出结果和出院数量，即可拟合已出院患者，得到一个数据驱动的理想随访干预计划。图 5-18 展示了对患者不进行风险分层（$i=1$）、分为高、低风险（$i=2$）、分为高、中、低风险（$i=3$），以及进一步划分为 4、5 个风险层级对应的干预总成本；当风险层级为 3 时，干预总成本最低。

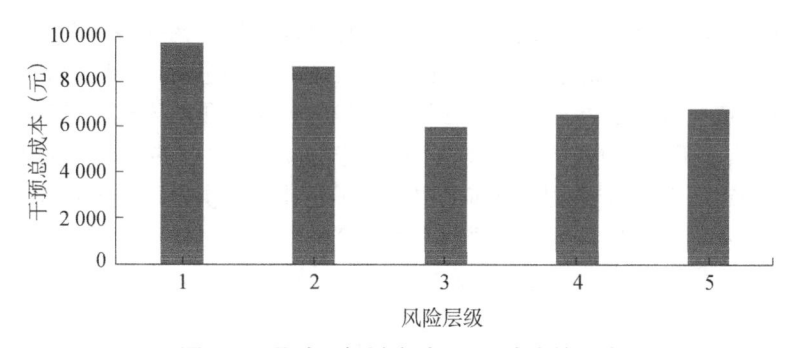

图5-18 风险层级划分对干预总成本的影响

5.4 本章小结

患者再入院风险分层是医院医疗服务质量管理的重要举措，通过对不同风险层级的患者进行随访干预，可以有效指导日常操作层面的患者随访干预调度。本章探讨了在一定规划周期内，在医院的医疗资源产能有限的情况下，当面临不同再入院风险患者时（同层级患者具有相似的医疗资源消耗量），如何通过风险分层优化获得最佳的随访干预计划，以实现特定的资源利用效果，从而使干预总成本最小化和降低再入院率。本章的主要结论如下。

（1）有效性更高的门诊干预之间的时间间隔可以更大，而有效性更低的电话/微信干预应该同时进行，以提高干预效果。门诊干预趋近完美干预时，其有效性比例增加，不再大幅降低干预总成本。电话/微信干预的有效性比例值为(0.3, 0.4]时，门诊干预与电话/微信干预相互配合，可能会对医院和患者更具有实际意义。该结论可获得的管理启示在于，开展电话/微信干预前，责任护士需要设计有效的电话问卷；干预时间是最重要的因素，应根据干预的有效性比例进行调整。

（2）提升门诊干预对降低患者再入院率的持续性影响，更具有实践价值。虽然增大门诊干预和电话/微信干预衰退因子均会使得干预总成本降低，但是考虑实际情况，增大电话/微信干预衰退因子导致的过于频繁的干预可能引起患者产生消极态度，使之应付了事。

（3）医院在设计随访干预计划时，要合理配置不同类型的医疗资源。电话/微信干预虽然比门诊干预更便宜、更便捷、更灵活，但电话/微信干预并不能完全替代门诊干预，过分限制门诊干预产能并不能有效降低再入院率至医院的期望水平。同时，门诊干预产能虽然可以弥补电话/微信干预产能的不足，但是干预总成本也会增加。

（4）应尽早对高风险患者实施电话/微信干预，其门诊干预可间隔4～7天实施，电话/微信干预需要相对集中。应在中风险患者出院后第2天安排电话/微信干预，第1～3周安排1～2次门诊干预。应在低风险患者出院后的第1周，安排1次门诊和1次电话/微信干预。

（5）患者风险分层（将患者分为再入院高、中和低风险）对出院后随访干预降本增效具有显著积极的影响。

最后，本章研究工作的贡献在于：将脑卒中患者随时间变化的再入院风险与院外随访干预计划进行结合，将资源在特定的时间窗内进行合理分配，构建科学的脑卒中慢性病院外管理模式。在进行患者随访干预时，有机整合实证得到的患者再入院率、再入院时间与优化模型，以确定：（1）随访干预的患者类型；（2）随访干预的方式；（3）随访干预的最佳时间。通过本章的研究，有助于实现对脑卒中慢性病院外管理的准确、深刻理解和把握，进而可为医院制定基于再入院风险的脑卒中随访干预计划提供理论与方法支持。此外，基于不同慢性病复发再入院时间参数的调整，本研究的随访计划模型可用于控制其他慢性病再入院率、提升医疗服务质量和患者生命质量、提升医疗服务运营效率。

6 再入院惩罚成本对脑卒中患者下转策略的影响研究

再入院不仅影响患者的生命质量，还增加了患者和社会的经济负担，造成了社会卫生资源的浪费，且1个月非预期再入院已成为三级医院的考核指标。而三级医院的医疗资源紧张，同时有住院时间的考核压力，往往不得不让患者尽早出院。虽然尽早让患者出院可以缓解拥堵，但这种做法会影响患者的预后质量，导致再入院率提升，形成恶性循环。分级诊疗，特别是下转机制提供了新方式来完美解决这一问题。通过将病情稳定的住院患者下转至社区/二级康复医院，三级医院既能缩短LOS，又能有效降低再入院率。因此，本章主要探索住院患者下转对降低再入院率的作用，以及再入院率绩效考核对下转决策的影响。

首先，从政策来看，发展以二级康复医院为代表的高质量接续性医疗服务机构是政府在分级诊疗体系下防控脑卒中等慢性病再入院的最新方向和重要举措。根据中国特色分级诊疗中对慢性病急慢分治的最新要求，三级医院主要提供急危重症、疑难复杂病症诊疗和专科医疗服务；二级医院主要接收三级医院转诊的急性病患者、术后恢复期患者及危重症稳定期患者，并提供服务区域内常见病、多发病的诊疗；基层医疗卫生机构和康复医院、护理院等主要为诊断明确、病情稳定的慢性病患者、康复期患者、老年病患者等提供治疗、康复和护理服务。慢性病，尤其是脑卒中不同病程阶段，涉及的治疗和护理具有多阶段异质性[177]。蔡文璟等[178]进一步明确以脑卒中为代表的慢性病的三阶段病程为超急性期或急性期、恢复期、康复期，并依据脑卒中患者的病程分期，提出区域内多层级慢性病连续照护链，超急性期或急性期内患者在三级医疗机构接受早诊、早治和多学科协同专科处置，恢复期患者在二级医疗机构接受延续性专科诊疗、护理等，康复期患者在基层医疗机构接受全科照护（见图6-1）。

其次，从第3章基于医保大数据的分析结果来看，二级医院和三级医院的脑卒中住院患者的30天非预期再入院率并无显著差异，而基层医院的脑卒中住院患者30天非预期再入院率显著高于二、三级医院，该结论为三级医院的脑卒中恢复期患者下转至二级医院提供了有力的现实依据。三级医院将脑卒中恢复期患者下转至二级医院，而不是直接下转至以社区医院为代表的基层医院，更有助于三级医院解决住院时间和30天非预期再入院率考核的问题。

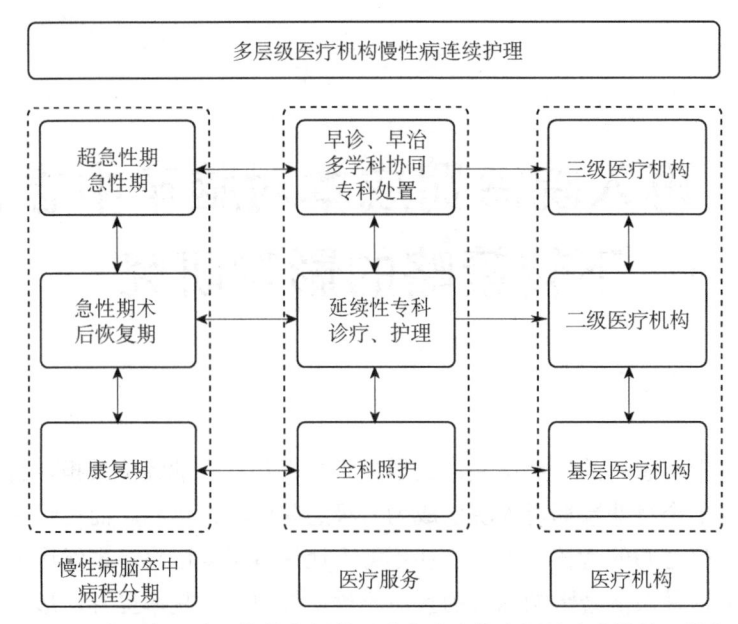

图6-1 多层级医疗机构协作提供以脑卒中为代表慢性病连续护理服务

综上，本章从多家医院的视角出发，考虑到三级医院医疗资源供不应求以及医院面临住院时间的考核，可能会缩短患者住院时间，因此建议恢复期患者下转或归家护理；但是下转至基层社区医院或回家的患者可能无法获得连续、高质量的专科护理，导致短期内非预期再入院，造成医疗卫生资源的浪费。因此，本章通过引入二级康复医院，将三级医院恢复期患者合理地下转至产能相对空闲的二级康复医院，使患者得到更高质量的专科医疗康复和护理服务，有利于降低再入院风险、改善患者结局。

目前，大部分患者下转理论研究通常假设患者直接转至基层医疗机构如社区医院，跳过了二级医疗机构，考虑患者对基层医院医疗服务质量的不信任因素和机构间的利益分配问题，研究目的多集中于通过患者下转缓解三级医院的拥挤，但忽略了医疗资源丰富的地区那些具有一定规模、床位利用率不高但医疗质量相对更好的二级医疗机构在患者康复护理中的积极作用。因此，本章聚焦于将脑卒中恢复期患者下转至二级康复医院的场景，旨在进一步探索基于医疗机构协作的能降低再入院率的延续性护理有效机制。

当前，患者下转遇到多重挑战。(1)相比于急危重症或急性期手术患者，恢复期患者对医院的收益贡献小，因此考虑对住院时间和30天非预期再入院率的考核，三级医院倾向于及时下转恢复期患者，以缩短患者住院时间，提高床位周转率，进而接收更多急危重症或急性期手术患者来增加收益，同时降低非预期再入院率，实现多方面收益。(2)对于二级医疗机构而言，如果过多地接收下转患者，会导致接收急性期手术患者的服务容量有限，必然会影响其总体收益。以上利益冲突情形会导致患者下转的实施效率较低。因此，本研究从三级医院的视角出发，为突破再入院率和住院时间考核的恶性循环，通过分级诊疗将患者下转至提供延续性专科护理的二级康复医院。如何设计最佳的下转策略和利益协调机制以激励二级康复医院接收适量患者，以及在再入院率绩效考核的约束下下转策略又该如何变化，是当前三级医院亟待解决的问题。

6.1 问题描述

本章内容涉及某大型三级医院、某二级康复医院和恢复期脑卒中患者组成的下转服务系统。本章问题基本描述如下。

(1) 聚焦于脑卒中恢复期患者的下转场景,如图 6-2 所示。首先,到达三级医院的住院患者,三级医院遵照"按照疾病的轻重缓急及治疗的难易程度进行分级,不同级别的医疗机构承担不同疾病的治疗"的分级诊疗指导思想,将该类患者下转至二级康复医院进行治疗,建议下转数量为 λ_p。本书考虑的下转机构为二级康复医院,因此,假设患者对三级医院医生的下转建议和二级康复医院的护理质量持信任态度,当医生告知患者其病情已稳定可以转至二级康复医院接受延续性专科护理服务时,若二级康复医院的护理费用低于三级医院,则患者同意全部下转,不再讨论下转的概率。此时,三级医院要支付二级康复医院一定的患者下转费用,以激励后者接收这部分患者,该费用由二级康复医院决策,单个患者的下转支付价格为 P_s,下转总费用为 $P_s\lambda_p$。其次,假设到达二级康复医院的患者 λ_2 为区域内常见病、多发病诊疗,不存在未治愈引起的非预期再入院。

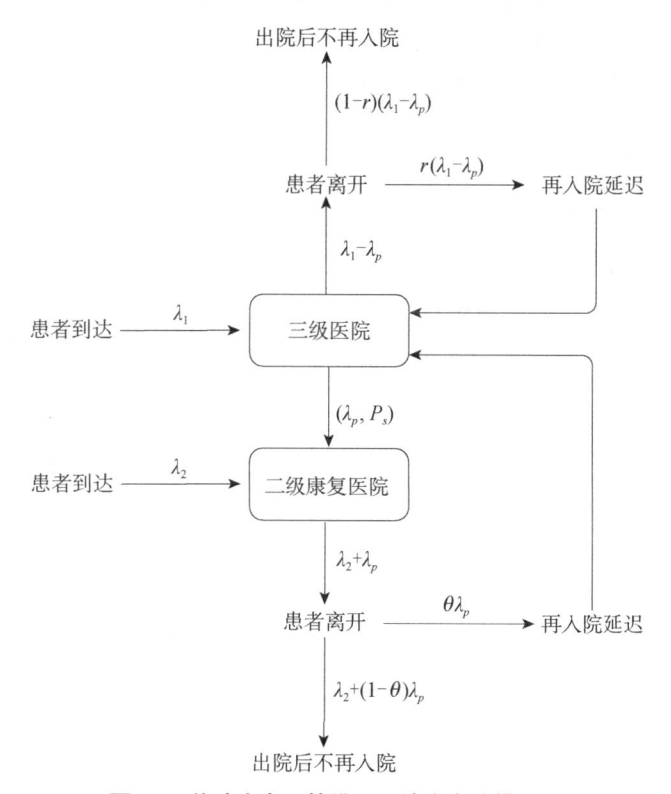

图 6-2 住院患者下转排队系统患者流模型图

(2) 下转患者由于在二级康复医院进行延续性专科护理,能得到更专业的康复照护服务，下转患者在二级康复医院接受专科康复服务后，非预期再入院率 θ 比从三级医院直接回家的患者低，从而达到三级医院降低再入院率的目的。

（3）第三方如政府会对医院产生一定的再入院惩罚成本，再入院惩罚成本体现了对医院服务质量指标的绩效考核。若患者在二级康复医院未被治愈，在一定周期内重返三级医院，则会对二级康复医院产生再入院惩罚成本，由支付方如医保部门监管。若在三级医院未被治愈，在一定时期内重返三级医院，则会对三级医院产生再入院惩罚成本，该惩罚成本由支付方如医保部门监管。

（4）研究问题及下转场景说明：本书假设恢复期的脑卒中患者下转有利于降低三级医院的再入院率，将不考虑再入院惩罚成本的下转决策作为基础模型，并将考虑再入院惩罚成本的下转决策与基础模型进行比较。此外，当前中国医联体在组织形式上分为松散型和紧密型。在紧密型医联体中，三级医院和二级康复医院属于同一个医疗服务系统，是利益、责任和发展共同体，因此，可以从医疗服务系统出发，将整个系统看作第三方组织，由系统集中主导下转工作；在松散型医联体中，三级医院和二级康复医院间的合作意向尚未完全确定，此时二级康复医院作为主导，要决策转移支付价格，三级医院期望下转一些脑卒中恢复期患者，以寻求各自利益最大化。基于以上研究情景和 2 种医联体组织形式，本书细分为 2 个问题进行研究。

问题 1：2 种不同医联体的下转最优决策，以及在松散型医联体向紧密型医联体转变的趋势下，2 种医联体的最优下转人数相同的条件是什么？

问题 2：再入院惩罚成本对最优决策的影响。

因此，可以根据以上 2 个问题，绘制得到不同情景下不同决策模式的下转策略研究情形结构，见图 6-3。对研究情形描述如下。

研究情形 1：不考虑再入院惩罚成本时，紧密型医联体中系统集中决策的最优下转人数；

研究情形 2：不考虑再入院惩罚成本时，松散型医联体中系统分散决策的最优下转人数、最优转移支付价格；

研究情形 3：考虑再入院惩罚成本时，紧密型医联体中系统集中决策的最优下转人数；

研究情形 4：考虑再入院惩罚成本时，松散型医联体中系统分散决策的最优下转人数、最优转移支付价格。

在以上 4 个研究情形的基础上，进一步展开对问题 1 的研究，得到研究情形 5。此外，再进一步展开对问题 2 的研究，得到研究情形 6。

组织形式（决策模式）\ 情景	松散型医联体（分散决策）	紧密型医联体（集中决策）
不考虑再入院惩罚成本	研究情形2 —— 研究情形5 → 研究情形1	
考虑再入院惩罚成本	研究情形4 —— 研究情形5 → 研究情形3	

（研究情形6 连接不考虑再入院惩罚成本与考虑再入院惩罚成本两行）

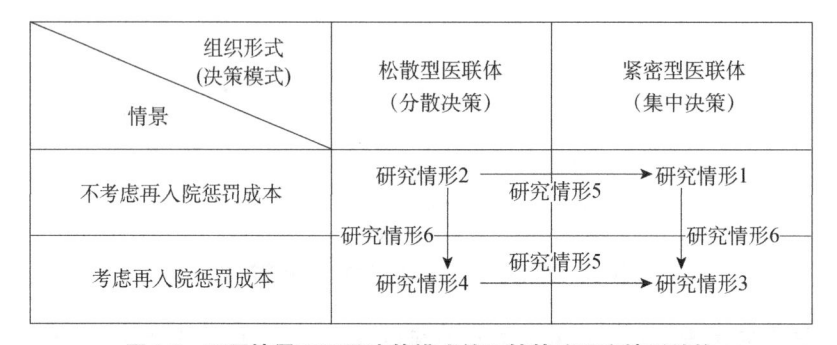

图 6-3　不同情景下不同决策模式的下转策略研究情形结构

研究情形 5：在松散型医联体向紧密型医联体转变或演进的趋势下，协调系统分散决策等于集中决策的最优下转人数的条件。

研究情形 6：考虑再入院惩罚成本时，决策结果的变化情况。

其中，研究问题 1 包括研究情形 1、2、5；研究问题 2 包括研究情形 3、4、6。最终，研究情形 1、2 将在 6.2 节展开讨论；研究情形 3、4 将在 6.3 节展开讨论；研究情形 5、6 将在 6.4 节和 6.5 节中展开讨论。

本章的假设和参数设置如下。

假设：

（1）医院患者到达情况服从泊松分布，且独立同分布；

（2）医院各节点服务时间服从指数分布，且独立同分布；

（3）两家医院均采用单服务台服务模式，可描述为 M/M/1 排队模型；

（4）在排队系统中，在各服务节点处就诊或转诊的患者在预约后准时到达，且服从先到先服务规则；

（5）两家医院的到达率皆小于各自的服务率；

（6）由于患者急性期诊疗时间较短，为研究方便，不考虑患者的诊疗时间；

参数：

（1）λ_1 是三级医院住院患者单位时间到达率；

（2）λ_2 是二级康复医院住院患者单位时间到达率；

（3）λ_p 是三级医院建议下转人数；

（4）μ_1 是三级医院的服务率；

（5）μ_2 是二级康复医院的服务率；

（6）p_1 是三级医院单个患者的单位收益；

（7）p_2 是二级康复医院单个患者的单位收益；

（8）c_{1w} 是三级医院患者单位时间等待成本；

（9）c_{2w} 是二级康复医院患者单位时间等待成本；

（10）P_s 是三级医院支付给二级康复医院的下转患者的转移支付价格；

（11）θ 是由三级医院下转到二级康复医院接受康复护理的患者在一定时期内的非预期再入院率，$\theta \in (0,1)$；

（12）r 是三级医院未下转患者在一定时期内的非预期再入院率，$r \in (0,1)$，且 $\theta < r$；

（13）C 是在一定时期内每增加一位非预期再入院患者的单位惩罚成本。

决策变量：

（1）λ_p 是三级医院建议下转人数；

（2）P_s 是二级康复医院提出的转移支付价格；

（3）隐含的决策变量 k：三级医院建议下转的患者比例，等于 λ_p/λ_1。本书关注转诊人数，根据已发布的相关文件，部分地方政府会对下转进行补贴，补贴按人头支付，单位为元/人。

因此，在紧密型医联体的系统集中决策模式下，医疗服务系统决策的最优下转人数为 λ_p。在松散型医联体的分散决策模式下，该下转分级医疗系统各参与方的决策过程服从两阶段的 Stackelberg 博弈，如图 6-4 所示。根据前文分析，在患者康复下转过程中，由于能够解决三级医院住院时间和再入院率的问题，因此三级医院更愿意推动患者下转；但二级康复医院由于利益原因，没有内生驱动力，因此，第一阶段是二级康复医院主导三级医院的患者下转转移支付价格 P_s，第二阶段是三级医院根据二级康复医院提出的 P_s 决定下转 λ_p 的患者给二级康复医院。随后，考虑到松散型医联体向紧密型医联体演进的趋势，本文进一步探索协调系统分散决策的下转人数等于系统集中决策的下转人数需要的条件。

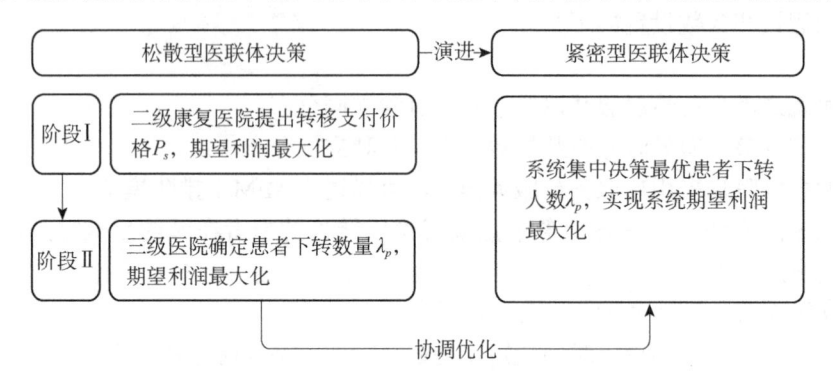

图6-4 医联体内脑卒中住院患者下转决策博弈图

6.2 不考虑再入院惩罚成本的下转策略研究

当三级医院和二级康复医院实施下转时，不考虑患者再入院引起的惩罚成本，三级医院和二级康复医院的单位时间利润表示如下：

$$U_1 = p_1\lambda_1 - P_s\lambda_p - c_{1w}\frac{(\lambda_1 - \lambda_p)}{\mu_1 - (\lambda_1 - \lambda_p)} \tag{6-1}$$

$$U_2 = p_2\lambda_2 + P_s\lambda_p - c_{2w}\frac{(\lambda_2 + \lambda_p)}{\mu_2 - (\lambda_2 + \lambda_p)} \tag{6-2}$$

6.2.1 系统集中决策

先从系统最优视角分析，从 2 家医院作为一个紧密型医联体的角度，考虑如果由政府从集中决策的立场进行优化，此时系统模型为：

$$\underset{\lambda_p}{\text{Max}}\ U_c = U_1 + U_2 \tag{6-3}$$

$$\lambda_1 - \lambda_p < \mu_1 \tag{6-4}$$

$$\lambda_2 + \lambda_p < \mu_2 \tag{6-5}$$

$$0 \leq \lambda_p \tag{6-6}$$

系统总利润为两家医院利润之和。约束式（6-4）为对于三级医院，考虑下转后的到达率小于三级医院的服务率，该约束在 M/M/1 排队模型中恒成立。约束式（6-5）为对于二级康复医院，下转患者的到达率加上二级康复医院本身的到达率小于二级康复医院的服务率。约束式（6-6）确保了下转人数为非负值。求解集中系统的最优转诊策略问题，得到引理 6.1，证明系统总利润函数是下转人数 λ_p 的严格凹函数。

引理 6.1 在系统假设下，不考虑再入院惩罚成本时，总利润 U_c 是关于定义域内下转人数 λ_p 的严格凹函数，则系统最优转诊数为：

$$\lambda_p^{1*} = \frac{(\mu_2 - \lambda_2)c_{1w}\mu_1 + (\mu_1 - \lambda_1)c_{2w}\mu_2 - (\mu_1 - \lambda_1 + \mu_2 - \lambda_2)\sqrt{c_{1w}\mu_1 c_{2w}\mu_2}}{c_{1w}\mu_1 - c_{2w}\mu_2}$$

证明：

对系统总利润函数求解关于下转人数 λ_p 的一阶导数，可得：

$$\frac{\partial U_c}{\partial \lambda_p} = \frac{\partial \left(p_1 \lambda_1 - \dfrac{c_{1w}(\lambda_1 - \lambda_p)}{\mu_1 - (\lambda_1 - \lambda_p)} + p_2 \lambda_2 - \dfrac{c_{2w}(\lambda_2 + \lambda_p)}{\mu_2 - (\lambda_2 + \lambda_p)} \right)}{\partial \lambda_p} \quad (6\text{-}7)$$

$$= \left(\frac{c_{1w}(\lambda_1 - \lambda_p)}{(\mu_1 - \lambda_1 + \lambda_p)^2} + \frac{c_{1w}}{(\mu_1 - \lambda_1 + \lambda_p)} \right) - \left(\frac{c_{2w}(\lambda_2 + \lambda_p)}{(\mu_2 - \lambda_2 - \lambda_p)^2} + \frac{c_{2w}}{(\mu_2 - \lambda_2 - \lambda_p)} \right)$$

令 $\dfrac{\partial U_c}{\partial \lambda_p} = 0$，化简后，得到如下表达式：

$$\frac{c_{1w}\mu_1}{(\mu_1 - \lambda_1 + \lambda_p)^2} - \frac{c_{2w}\mu_2}{(\mu_2 - \lambda_2 - \lambda_p)^2} = 0 \quad (6\text{-}8)$$

求解式（6-8），可得到集中决策时的最优下转量 λ_p^{1*}。

$$\lambda_p^{1*} = \frac{(\mu_2 - \lambda_2)c_{1w}\mu_1 + (\mu_1 - \lambda_1)c_{2w}\mu_2 + (\mu_1 - \lambda_1 + \mu_2 - \lambda_2)\sqrt{c_{1w}\mu_1 c_{2w}\mu_2}}{c_{1w}\mu_1 - c_{2w}\mu_2} \quad (6\text{-}9)$$

$$\lambda_p^{1*} = \frac{(\mu_2 - \lambda_2)c_{1w}\mu_1 + (\mu_1 - \lambda_1)c_{2w}\mu_2 - (\mu_1 - \lambda_1 + \mu_2 - \lambda_2)\sqrt{c_{1w}\mu_1 c_{2w}\mu_2}}{c_{1w}\mu_1 - c_{2w}\mu_2} \quad (6\text{-}10)$$

系统总利润 U_c 关于下转人数 λ_p 的变化如图 6-5 所示。

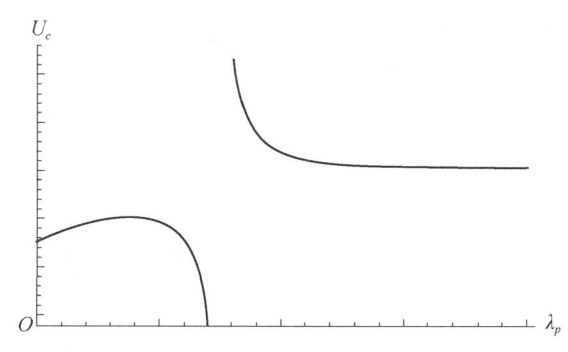

图 6-5 不考虑再入院惩罚成本时系统总利润 U_c 关于 λ_p 的变化示意图

已知约束式（6-4）恒成立，则下转人数还需要满足约束式（6-5）和式（6-6），即

$0 \leq \lambda_p < \mu_2 - \lambda_2$，即下转人数 λ_p 的定义域为 $[0, \mu_2 - \lambda_2)$。

令 $\mu_1 - \lambda_1 = A_1$、$\mu_2 - \lambda_2 = A_2$、$c_{1w}\mu_1 = B_1$、$c_{2w}\mu_2 = B_2$，其中 $c_{1w} > c_{2w}$，$\mu_1 > \mu_2$，可知 $B_1 > B_2$，则下转人数 λ_p 的定义域为：

$$0 \leq \lambda_p < A_2 \tag{6-11}$$

此外，式（6-9）和式（6-10）可分别表示为：

$$\lambda_p^{1*} = \frac{A_2 B_1 + A_1 B_2 + (A_1 + A_2)\sqrt{B_1 B_2}}{B_1 - B_2} \tag{6-12}$$

$$\lambda_p^{1*} = \frac{A_2 B_1 + A_1 B_2 - (A_1 + A_2)\sqrt{B_1 B_2}}{B_1 - B_2} \tag{6-13}$$

令 $N = \lambda_p^{1*} - A_2$，下面分别代入式（6-12）和式（6-13），求 N。

首先，代入式（6-12），则：

$$\begin{aligned}
N = \lambda_p^{1*} - A_2 &= \frac{A_2 B_1 + A_1 B_2 + (A_1 + A_2)\sqrt{B_1 B_2}}{B_1 - B_2} - A_2 \\
&= \frac{A_2 B_1 + A_1 B_2 + (A_1 + A_2)\sqrt{B_1 B_2} - A_2 B_1 + A_2 B_2}{B_1 - B_2} \\
&= \frac{A_1 B_2 + (A_1 + A_2)\sqrt{B_1 B_2} + A_2 B_2}{B_1 - B_2} = \frac{(A_1 + A_2)(B_2 + \sqrt{B_1 B_2})}{B_1 - B_2} > 0
\end{aligned} \tag{6-14}$$

因此，式（6-12）即式（6-9）不满足约束式（6-11），即不在定义域内，舍去该解。

其次，代入式（6-13），则：

$$\begin{aligned}
N = \lambda_p^{1*} - A_2 &= \frac{A_2 B_1 + A_1 B_2 - (A_1 + A_2)\sqrt{B_1 B_2}}{B_1 - B_2} - A_2 \\
&= \frac{A_2 B_1 + A_1 B_2 - (A_1 + A_2)\sqrt{B_1 B_2} - A_2 B_1 + A_2 B_2}{B_1 - B_2} \\
&= \frac{A_1 B_2 - (A_1 + A_2)\sqrt{B_1 B_2} + A_2 B_2}{B_1 - B_2} = \frac{(A_1 + A_2)(B_2 - \sqrt{B_1 B_2})}{B_1 - B_2} \\
&= \frac{(A_1 + A_2)\sqrt{B_2}(\sqrt{B_2} - \sqrt{B_1})}{(\sqrt{B_1} - \sqrt{B_2})(\sqrt{B_1} + \sqrt{B_2})} = -\frac{(A_1 + A_2)\sqrt{B_2}}{(\sqrt{B_1} + \sqrt{B_2})} < 0
\end{aligned} \tag{6-15}$$

与此同时，对式（6-13）进行因式分解，得到：

$$\begin{aligned}
\lambda_p^{1*} &= \frac{A_2 B_1 + A_1 B_2 - (A_1 + A_2)\sqrt{B_1 B_2}}{B_1 - B_2} \\
&= \frac{A_2(B_1 - \sqrt{B_1 B_2}) + A_1(B_2 - \sqrt{B_1 B_2})}{B_1 - B_2} = \frac{A_2\sqrt{B_1}(\sqrt{B_1} - \sqrt{B_2}) + A_1\sqrt{B_2}(\sqrt{B_2} - \sqrt{B_1})}{B_1 - B_2} \\
&= \frac{(A_2\sqrt{B_1} - A_1\sqrt{B_2})(\sqrt{B_1} - \sqrt{B_2})}{B_1 - B_2} > \frac{(A_2\sqrt{B_1} - A_2\sqrt{B_2})(\sqrt{B_1} - \sqrt{B_2})}{B_1 - B_2} = \frac{A_2(\sqrt{B_1} - \sqrt{B_2})^2}{B_1 - B_2} > 0
\end{aligned}$$

$$\tag{6-16}$$

因此，式（6-13）即式（6-10）满足约束式（6-11），即该取值在定义域内，故保留式（6-10）。

随后，求二阶导数可得：

$$\frac{\partial^2 U_c}{\partial \lambda_p^2} = -\frac{2\mu_1 c_{1w}}{(\mu_1 - \lambda_1 + \lambda_p)^3} - \frac{2\mu_2 c_{2w}}{(\mu_2 - \lambda_2 - \lambda_p)^3} \tag{6-17}$$

当 $0 \leqslant \lambda_p < \mu_2 - \lambda_2$ 时，$\frac{\partial^2 U_c}{\partial \lambda_p^2} < 0$。

因此，U_c 是关于下转人数 λ_p 的严格凹函数。

证毕。

6.2.2 系统分散决策

分散决策是一个以二级康复医院为主导的两阶段 Stackelberg 博弈，采用逆向递推法求解。首先，给定第一阶段的转移支付价格 P_s，三级医院则在第二阶段确定最优下转人数 $\lambda_p^{2*}(P_s)$。其次，当已知三级医院的最优转诊策略时，二级康复医院提出能使自身利润最大化的转移支付价格 $P_s^{2*}(\lambda_p^{2*})$。

6.2.2.1 三级医院的最优下转人数决策

三级医院以治疗患者所获得的利润最大化为优化目标，确定最优下转人数，优化问题为：

$$\underset{\lambda_p}{\text{Max}}\, U_1 \tag{6-18}$$

$$\lambda_1 - \lambda_p < \mu_1 \tag{6-19}$$

$$0 \leqslant \lambda_p \leqslant \lambda_1 \tag{6-20}$$

其中，U_1 由式（6-1）给出。约束式（6-19）为对于三级医院，考虑下转后的到达率小于三级医院的服务率，该约束在 M/M/1 排队模型中恒成立。约束式（6-20）确保了下转人数为非负值且不超过三级医院患者的到达率。

定理 6.1 不考虑再入院惩罚成本时，$U_1(\lambda_p | P_s)$ 是关于下转人数的凹函数，给定二级康复医院的转移支付价格 P_s，三级医院的最优下转人数为：

$$\lambda_p^{2*}(P_s) = \begin{cases} 0, & \dfrac{c_{1w}\mu_1}{(\mu_1-\lambda_1)^2} \leqslant P_s \\ \lambda_1, & P_s \leqslant \dfrac{c_{1w}}{\mu_1} \\ (\lambda_1-\mu_1)+\sqrt{\dfrac{c_{1w}\mu_1}{P_s}}, & \dfrac{c_{1w}}{\mu_1} < P_s < \dfrac{c_{1w}\mu_1}{(\mu_1-\lambda_1)^2} \end{cases}$$

证明：

当给定二级康复医院的转移支付价格 P_s 时，首先对三级医院的下转量求一阶导数和二阶导数：

$$\frac{\partial U_1(\lambda_p|P_s)}{\partial \lambda_p} = \frac{\partial\left(p_1\lambda_1 - P_s\lambda_p - c_{1w}\dfrac{(\lambda_1-\lambda_p)}{\mu_1-\lambda_1+\lambda_p}\right)}{\partial \lambda_p} = -P_s + \frac{c_{1w}\mu_1}{(\mu_1-\lambda_1+\lambda_p)^2} \quad (6\text{-}21)$$

$$\frac{\partial^2 U_1(\lambda_p|P_s)}{\partial \lambda_p^2} = \frac{-2c_{1w}\mu_1}{(\mu_1-\lambda_1+\lambda_p)^3} < 0 \quad (6\text{-}22)$$

因此，$U_1(\lambda_p|P_s)$ 是关于下转人数 λ_p 的凹函数，存在唯一极大值。

随后，令 $\dfrac{\partial U_1(\lambda_p|P_s)}{\partial \lambda_p} = 0$，得到三级医院最优转诊数为：

$$\lambda_p^{2*}(P_s) = (\lambda_1 - \mu_1) + \sqrt{\frac{c_{1w}\mu_1}{P_s}} \quad (6\text{-}23)$$

$$\lambda_p^{2*}(P_s) = (\lambda_1 - \mu_1) - \sqrt{\frac{c_{1w}\mu_1}{P_s}} \quad (6\text{-}24)$$

同样，$\lambda_p^{2*}(P_s)$ 还需要满足 $0 \leq \lambda_p \leq \lambda_1$，其中，对于式（6-24），则：

$$\lambda_p^{2*}(P_s) = (\lambda_1 - \mu_1) - \sqrt{\frac{c_{1w}\mu_1}{P_s}} < 0 \quad (6\text{-}25)$$

由于该值不在定义域内，所以舍去该值。对于式（6-23），则：

(1) $\lambda_p^{2*}(P_s) \leq 0 \Leftrightarrow (\lambda_1 - \mu_1) + \sqrt{\dfrac{c_{1w}\mu_1}{P_s}} \leq 0 \Leftrightarrow \dfrac{c_{1w}\mu_1}{(\mu_1-\lambda_1)^2} \leq P_s$，三级医院下转人数为 0。

(2) $\lambda_1 \leq \lambda_p^{2*}(P_s) \Leftrightarrow \lambda_1 \leq (\lambda_1-\mu_1) + \sqrt{\dfrac{c_{1w}\mu_1}{P_s}} \Leftrightarrow P_s \leq \dfrac{c_{1w}}{\mu_1}$，三级医院下转人数为 λ_1。

(3) $0 < \lambda_p^{2*}(P_s) < \lambda_1 \Leftrightarrow 0 < (\lambda_1-\mu_1) + \sqrt{\dfrac{c_{1w}\mu_1}{P_s}} < \lambda_1 \Leftrightarrow \dfrac{c_{1w}}{\mu_1} < P_s < \dfrac{c_{1w}\mu_1}{(\mu_1-\lambda_1)^2}$，三级医院下转人数为 $(\lambda_1-\mu_1) + \sqrt{\dfrac{c_{1w}\mu_1}{P_s}}$。

证毕。

6.2.2.2 二级康复医院最优转移支付价格决策

从上一步中我们得到三级医院的最优转诊人数为 $\lambda_p^{2*}(P_s)$。接下来，二级康复医院面临的决策问题是如何确定其最优转移支付价格 $P_s(\lambda_p^{2*})$，以使得其收益最大化。优化问题为：

$$\underset{P_s}{\text{Max}}\, U_2 \quad (6\text{-}26)$$

$$\lambda_2 + \lambda_p < \mu_2 \quad (6\text{-}27)$$

其中，U_2 由式（6-2）给出，约束式（6-27）表示对于二级康复医院，其自身患者的到达率加上三级医院下转的患者人数小于二级康复医院的服务率。

定理 6.2 不考虑再入院惩罚成本时，当三级医院给出最优下转量 $\lambda_p^{2*}(P_s)$ 时，二级康复医院给出的最优单位转移价格 P_s^{2*} 由下列一阶最优方程给出：

$$\left(P_s \lambda_p^{2*} - \frac{c_{2w}(\lambda_2 + \lambda_p^{2*})}{\mu_2 - (\lambda_2 + \lambda_p^{2*})} \right)' = 0$$

证明：

将三级医院最优下转量 $\lambda_p^{2*}(P_s)$ 带入二级康复医院的利润函数，在此基础上，二级康复医院的利润函数 $U_2(P_s | \lambda_p^{2*})$ 关于转移支付价格的 P_s 的一阶导数为：

$$\frac{\partial U_2}{\partial P_s} = \frac{\partial \left(p_2 \lambda_2 + P_s \lambda_p^{2*} - \frac{c_{2w}(\lambda_2 + \lambda_p^{2*})}{\mu_2 - (\lambda_2 + \lambda_p^{2*})} \right)}{\partial P_s} = \left(P_s \lambda_p^{2*} - \frac{c_{2w}(\lambda_2 + \lambda_p^{2*})}{\mu_2 - (\lambda_2 + \lambda_p^{2*})} \right)' \quad (6-28)$$

令 $\frac{\partial U_2}{\partial P_s} = 0$，可得到二级康复医院的最佳转移支付价格 P_s^{2*}，由于表达式过于复杂，将在数值分析中进一步讨论。

6.3 考虑再入院惩罚成本的下转策略研究

假设患者在三级医院出院后，以及下转至二级康复医院出院后，在一定时期内非预期再入院，医保部门将会对该医院进行惩罚。下转患者非预期再入院的惩罚成本由二级康复医院承担，三级医院出院患者的非预期再入院惩罚成本由三级医院自身承担。

2 家医院的利润函数分别表示为 $\tilde{U}_1$ 和 $\tilde{U}_2$。其中，三级医院 $\tilde{U}_1$ 的期望利润包括：(1) 给患者提供治疗服务的总收益 $p_1 \lambda_1$；(2) 支付给二级康复医院的患者转移费用 $P_s \lambda_p$；(3) 三级医院系统等待成本 $c_{1w} \frac{(\lambda_1 - \lambda_p)}{\mu_1 - (\lambda_1 - \lambda_p)}$；(4) 三级医院未下转患者出院后在一定时期内非预期再入院，三级医院承担的再入院惩罚成本 $Cr(\lambda_1 - \lambda_p)$。

同理，二级康复医院 $\tilde{U}_2$ 的期望利润包括：(1) 给患者提供治疗服务的总收益 $p_2 \lambda_2$；(2) 来自三级医院下转患者的转移收益 $P_s \lambda_p$；(3) 二级康复医院系统等待成本 $c_{2w} \frac{(\lambda_2 + \lambda_p)}{\mu_2 - (\lambda_2 + \lambda_p)}$；(4) 下转患者在一定时期内非预期再入院，二级康复医院承担的再入院惩罚成本 $C\theta \lambda_p$。

$$\tilde{U}_1 = p_1 \lambda_1 - P_s \lambda_p - c_{1w} \frac{(\lambda_1 - \lambda_p)}{\mu_1 - (\lambda_1 - \lambda_p)} - Cr(\lambda_1 - \lambda_p) \quad (6-29)$$

$$\tilde{U}_2 = p_2 \lambda_2 + P_s \lambda_p - c_{2w} \frac{(\lambda_2 + \lambda_p)}{\mu_2 - (\lambda_2 + \lambda_p)} - C\theta \lambda_p \quad (6-30)$$

6.3.1 系统集中决策

先从系统最优视角分析，从 2 家医院作为一个紧密型医联体的角度出发，考虑如果由政府从集中决策的立场进行优化，此时系统模型为：

$$\max_{\lambda_p} \tilde{U}_c = \tilde{U}_1 + \tilde{U}_2 \tag{6-31}$$

$$\lambda_1 - \lambda_p < \mu_1 \tag{6-32}$$

$$\lambda_2 + \lambda_p < \mu_2 \tag{6-33}$$

$$0 \leqslant \lambda_p \tag{6-34}$$

系统总利润为 2 家医院利润之和。约束式（6-32）表示三级医院考虑下转后的到达率小于三级医院的服务率。约束式（6-33）表示二级康复医院下转患者的到达率加上二级康复医院本身的到达率小于二级康复医院的服务率。约束式（6-34）确保下转人数不为负数。求解集中系统的最优转诊策略问题，得到如下引理。

引理 6.2 在系统假设下，考虑再入院惩罚成本时，$\tilde{U}_c$ 是关于定义域内下转人数 λ_p 的严格凹函数，则系统最优转诊数由一阶最优方程给出：

$$\frac{c_{1w}\mu_1}{(\mu_1 - \lambda_1 + \lambda_p)^2} - \frac{c_{2w}\mu_2}{(\mu_2 - \lambda_2 - \lambda_p)^2} + C(r-\theta) = 0$$

证明：
对系统利润函数求关于下转人数 λ_p 的一阶导数，可得：

$$\frac{\partial \tilde{U}_c}{\partial \lambda_p} = \frac{\partial \left(p_1\lambda_1 - P_s\lambda_p - c_{1w}\frac{(\lambda_1 - \lambda_p)}{\mu_1 - (\lambda_1 - \lambda_p)} - Cr(\lambda_1 - \lambda_p) + p_2\lambda_2 + P_s\lambda_p - c_{2w}\frac{(\lambda_2 + \lambda_p)}{\mu_2 - (\lambda_2 + \lambda_p)} - C\theta\lambda_p \right)}{\partial \lambda_p}$$

$$= \frac{c_{1w}\mu_1}{(\mu_1 - \lambda_1 + \lambda_p)^2} - \frac{c_{2w}\mu_2}{(\mu_2 - \lambda_2 - \lambda_p)^2} + C(r-\theta) \tag{6-35}$$

令 $\frac{\partial \tilde{U}_c}{\partial \lambda_p} = 0$，化简后，得到如下表达式：

$$\frac{c_{1w}\mu_1}{(\mu_1 - \lambda_1 + \lambda_p)^2} - \frac{c_{2w}\mu_2}{(\mu_2 - \lambda_2 - \lambda_p)^2} + C(r-\theta) = 0 \tag{6-36}$$

求解式（6-36）可得到集中决策时的最优下转量 λ_p^{3*}。由于 λ_p^{3*} 的表达式过于复杂，将在数值分析中讨论。系统总利润 $\tilde{U}_c$ 关于下转人数 λ_p 的变化如图 6-6 所示。求二阶导数可得：

$$\frac{\partial^2 \tilde{U}_c}{\partial \lambda_p^2} = \frac{-2c_{1w}\mu_1}{(\mu_1 - \lambda_1 + \lambda_p)^3} - \frac{2c_{2w}\mu_2}{(\mu_2 - \lambda_2 - \lambda_p)^3} < 0 \tag{6-37}$$

因此，当 $0 \leqslant \lambda_p < \mu_2 - \lambda_2$ 时，$\frac{\partial^2 \tilde{U}_c}{\partial \lambda_p^2} < 0$。$\tilde{U}_c$ 是关于下转人数 λ_p 的严格凹函数。因此，同引理 6.1，当存在 2 个大小不同的 λ_p^{3*} 时，应舍去未在定义域内的较大的那个值。

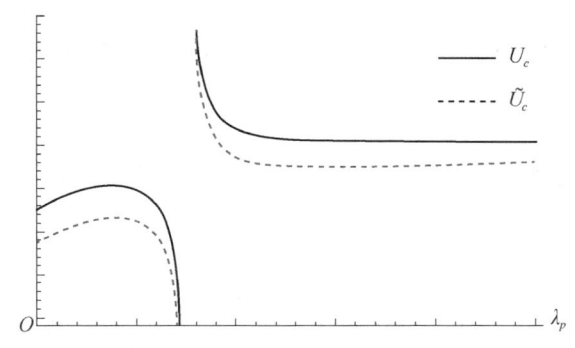

图6-6　考虑再入院惩罚成本时系统总利润 $\tilde{U}_c$ 关于 λ_p 的变化示意图

6.3.2　系统分散决策

分散决策是一个以二级康复医院为主导的 Stackelberg 博弈，采用逆向递推法求解，从而解决下转场景下患者非预期再入院的问题。当给定二级康复医院希望的转移支付价格 P_s 时，三级医院根据其期望利润最大化设定最优下转人数 $\lambda_p^{4*}(P_s)$；其次，二级康复医院根据三级医院的最优转诊策略，确定使其收益最大化的转移支付价格 $P_s^{4*}(\lambda_p^{4*})$。

6.3.2.1　三级医院最优下转人数决策

三级医院以治疗患者所获得的利润最大化为优化目标，确定最优下转人数，优化问题为：

$$\underset{\lambda_p}{\text{Max}}\, \tilde{U}_1 \tag{6-38}$$

$$\lambda_1 - \lambda_p < \mu_1 \tag{6-39}$$

$$0 \leq \lambda_p \leq \lambda_1 \tag{6-40}$$

其中，$\tilde{U}_1$ 由式（6-29）给出。约束式（6-39）表示三级医院考虑下转后的到达率小于三级医院的服务率，该约束在 M/M/1 排队模型中恒成立。约束式（6-40）确保下转人数为非负值且不超过三级医院患者的到达率。

定理 6.3　考虑再入院惩罚成本时，$\tilde{U}_1(\lambda_p | P_s)$ 是关于下转人数的凹函数，给定二级康复医院的转移支付价格 P_s（$P_s - Cr > 0$），得到三级医院的最优下转人数为：

$$\lambda_p^{4*}(P_s) = \begin{cases} 0, & \dfrac{c_{1w}\mu_1}{(\mu_1-\lambda_1)^2}+Cr \leq P_s \\[2mm] \lambda_1, & P_s \leq \dfrac{c_{1w}}{\mu_1}+Cr \\[2mm] (\lambda_1-\mu_1)+\sqrt{\dfrac{c_{1w}\mu_1}{P_s-Cr}}, & \dfrac{c_{1w}}{\mu_1}+Cr < P_s < \dfrac{c_{1w}\mu_1}{(\mu_1-\lambda_1)^2}+Cr \end{cases}$$

定理 6.4　考虑再入院惩罚成本时，三级医院的最优下转策略 $\lambda_p^{4*}(P_s)$ 是关于惩罚成本 C 的增函数。

定理 6.5 考虑再入院惩罚成本时，三级医院的最优下转策略 $\lambda_p^{4*}(P_s)$ 是关于再入院率 r 的增函数。

证明：

1. 当给定二级康复医院的转移支付价格 P_s 时，首先对三级医院的下转量求一阶导数和二阶导数：

$$\frac{\partial \tilde{U}_1}{\partial \lambda_p} = \frac{\partial \left(p_1\lambda_1 - P_s\lambda_p - c_{1w}\dfrac{(\lambda_1 - \lambda_p)}{\mu_1 - (\lambda_1 - \lambda_p)} - Cr(\lambda_1 - \lambda_p) \right)}{\partial \lambda_p} = \frac{c_{1w}\mu_1}{(\mu_1 - \lambda_1 + \lambda_p)^2} - P_s + Cr \tag{6-41}$$

$$\frac{\partial^2 \tilde{U}_1}{\partial \lambda_p^2} = \frac{-2c_{1w}\mu_1}{(\mu_1 - \lambda_1 + \lambda_p)^3} < 0 \tag{6-42}$$

因此，$\tilde{U}_1(\lambda_p | P_s)$ 是关于下转人数的凹函数，存在唯一极大值点。

随后，令一阶导数 $\dfrac{\partial \tilde{U}_1}{\partial \lambda_p} = 0$，得到三级医院最优下转量：

$$\lambda_p^{4*}(P_s) = (\lambda_1 - \mu_1) + \sqrt{\frac{c_{1w}\mu_1}{P_s - Cr}} \tag{6-43}$$

$$\lambda_p^{4*}(P_s) = (\lambda_1 - \mu_1) - \sqrt{\frac{c_{1w}\mu_1}{P_s - Cr}} \tag{6-44}$$

要有解，需要满足 $P_s - Cr > 0$。同样，$\lambda_p^{4*}(P_s)$ 还需要满足约束 $0 \leq \lambda_p \leq \lambda_1$，其中，对于式（6-44），则：

$$\lambda_p^{4*}(P_s) = (\lambda_1 - \mu_1) - \sqrt{\frac{c_{1w}\mu_1}{P_s - Cr}} < 0 \tag{6-45}$$

由于该值不在定义域内，所以舍去该值。对于式（6-43），则：

（1）$\lambda_p^{4*}(P_s) \leq 0 \Leftrightarrow (\lambda_1 - \mu_1) + \sqrt{\dfrac{c_{1w}\mu_1}{P_s - Cr}} \leq 0 \Leftrightarrow \dfrac{c_{1w}\mu_1}{(\mu_1 - \lambda_1)^2} + Cr \leq P_s$，三级医院下转人数为 0。

（2）$\lambda_1 \leq \lambda_p^{4*}(P_s) \Leftrightarrow \lambda_1 \leq (\lambda_1 - \mu_1) + \sqrt{\dfrac{c_{1w}\mu_1}{P_s - Cr}} \Leftrightarrow P_s \leq \dfrac{c_{1w}}{\mu_1} + Cr$，三级医院下转人数为 λ_1。

（3）$0 < \lambda_p^{4*}(P_s) < \lambda_1 \Leftrightarrow 0 < (\lambda_1 - \mu_1) + \sqrt{\dfrac{c_{1w}\mu_1}{P_s - Cr}} < \lambda_1 \Leftrightarrow \dfrac{c_{1w}}{\mu_1} + Cr < P_s < \dfrac{c_{1w}\mu_1}{(\mu_1 - \lambda_1)} + Cr$，三级医院下转人数为 $(\lambda_1 - \mu_1) + \sqrt{\dfrac{c_{1w}\mu_1}{P_s - Cr}}$。

2. 对 $\lambda_p^{4*}(P_s)$ 求关于 C 的一阶导数：

$$\frac{\partial \lambda_p^{4*}(P_s)}{\partial C} = \frac{\sqrt{c_{1w}\mu_1} r}{2\sqrt{(P_s - Cr)^3}} > 0 \qquad (6\text{-}46)$$

显然，$\lambda_p^{4*}(P_s)$ 关于再入院惩罚成本 C 单调递增。

3. 对 $\lambda_p^{4*}(P_s)$ 求关于 r 的一阶导数：

$$\frac{\partial \lambda_p^{4*}(P_s)}{\partial r} = \frac{\sqrt{c_{1w}\mu_1} C}{2\sqrt{(P_s - Cr)^3}} > 0 \qquad (6\text{-}47)$$

因此，$\lambda_p^{4*}(P_s)$ 关于再入院率 r 单调递增。

证毕。

6.3.2.2 二级康复医院最优转移支付价格决策

从上一步得到三级医院的最优转诊人数 $\lambda_p^{4*}(P_s)$。接下来，二级康复医院面临的决策问题是如何确定其最优转移支付价格 $P_s(\lambda_p^{4*})$，从而使得其利润最大化。

优化问题为：

$$\underset{P_s}{\text{Max}}\, \tilde{U}_2 \qquad (6\text{-}48)$$

$$\lambda_2 + \lambda_p < \mu_2 \qquad (6\text{-}49)$$

其中，$\tilde{U}_2$ 由式（6-30）给出，约束式（6-49）表示二级康复医院自身的患者到达率加上由三级医院下转的患者人数，小于二级康复医院的服务率。

定理 6.6 考虑再入院惩罚成本时，当三级医院给出最优下转量 $\lambda_p^{4*}(P_s)$ 时，二级康复医院给出最优单位转移价格 P_s^{4*}，由下列一阶最优方程给出：

$$\left(P_s \lambda_p^{4*} - \frac{c_{2w}(\lambda_2 + \lambda_p^{4*})}{\mu_2 - (\lambda_2 + \lambda_p^{4*})} - C\theta \lambda_p^{4*} \right)' = 0$$

证明：

将三级医院最优下转量 $\lambda_p^{4*}(P_s)$ 带入二级康复医院的利润函数，在此基础上，二级康复医院的利润函数 $\tilde{U}_2(P_s \mid \lambda_p^{4*})$ 关于转移支付价格 P_s 的一阶导数为：

$$\frac{\partial \tilde{U}_2}{\partial P_s} = \frac{\partial \left(p_2 \lambda_2 + P_s \lambda_p^{4*} - c_{2w}\dfrac{(\lambda_2 + \lambda_p^{4*})}{\mu_2 - (\lambda_2 + \lambda_p^{4*})} - C\theta \lambda_p^{4*} \right)}{\partial P_s} \qquad (6\text{-}50)$$

$$= \left(P_s \lambda_p^{4*} - \frac{c_{2w}(\lambda_2 + \lambda_p^{4*})}{\mu_2 - (\lambda_2 + \lambda_p^{4*})} - C\theta \lambda_p^{4*} \right)'$$

令 $\dfrac{\partial \tilde{U}_2}{\partial P_s} = 0$，可得到二级康复医院的最佳转移支付价格 P_s^{4*}，由于表达式过于复杂，将

在数值分析中进一步讨论。

6.4 系统协调优化与下转策略比较分析

对于是否考虑再入院惩罚成本的 2 种情景下,将 2 种决策模式的最优下转人数和最优转移支付价格进行比较分析,得到表 6-1。其中,由于最优下转人数 λ_p^{3*}、最优转移支付价格 P_s^{2*} 和 P_s^{4*} 的表达式过于复杂且存在隐函数,将在数值分析中具体讨论。

表 6-1 最优下转人数和最优转移支付价格

情景	决策模式	序号	最优下转人数	最优转移支付价格
不考虑再入院惩罚成本	系统集中决策	1	$\lambda_p^{1*} = \dfrac{\begin{pmatrix}(\mu_2-\lambda_2)c_{1w}\mu_1+(\mu_1-\lambda_1)c_{2w}\mu_2\\-(\mu_1-\lambda_1+\mu_2-\lambda_2)\sqrt{c_{1w}\mu_1 c_{2w}\mu_2}\end{pmatrix}}{c_{1w}\mu_1-c_{2w}\mu_2}$	—
	系统分散决策	2	$\lambda_p^{2*}(P_s)=(\lambda_1-\mu_1)+\sqrt{\dfrac{c_{1w}\mu_1}{P_s}}$	P_s^{2*}
考虑再入院惩罚成本	系统集中决策	3	求解等式 $\dfrac{c_{1w}\mu_1}{(\mu_1-\lambda_1+\lambda_p)^2}-\dfrac{c_{2w}\mu_2}{(\mu_2-\lambda_2-\lambda_p)^2}+C(r-\theta)=0$ 得最优解 λ_p^{3*}	—
	系统分散决策	4	$\lambda_p^{4*}(P_s)=(\lambda_1-\mu_1)+\sqrt{\dfrac{c_{1w}\mu_1}{P_s-Cr}}$	P_s^{4*}

注:系统集中决策时(序号 1 和序号 3),最优转移支付价格在系统总利润函数中不存在。

6.4.1 分散决策向集中决策协调优化

本节将进一步分析研究情形 5:在松散型医联体向紧密型医联体转变或演进的趋势下,协调系统分散决策等于集中决策最优下转人数的条件。由于存在是否考虑再入院惩罚成本的 2 种情景,因此具体细分为以下 3 个议题。

议题 5-1 不考虑再入院惩罚成本时,协调系统分散决策 λ_p^{2*} 等于系统集中决策 λ_p^{1*} 的条件是什么。

议题 5-2 考虑再入院惩罚成本时,协调系统分散决策 λ_p^{4*} 等于系统集中决策 λ_p^{3*} 的条件是什么。

议题 5-3 以上 2 种情景的协调条件存在什么关系。

在以上 3 个议题中,议题 5-1 可以通过理论推导得到结果,但由于议题 5-2 和议题 5-3 涉及 λ_p^{3*},因此,将在数值分析中进行讨论分析。

定理 6.7（议题 5-1） 当不考虑再入院惩罚成本时，存在唯一最优转移支付价格 P_s，使得系统分散决策时的最优下转人数等于系统集中决策时的最优下转人数，且：

$$P_s = \left(\frac{\sqrt{c_{1w}\mu_1} + \sqrt{c_{2w}\mu_2}}{\mu_1 - \lambda_1 + \mu_2 - \lambda_2} \right)^2$$

证明：

令 $\lambda_p^{1*} = \lambda_p^{2*}$，得到：

$$\frac{\begin{pmatrix}(\mu_2 - \lambda_2)c_{1w}\mu_1 + (\mu_1 - \lambda_1)c_{2w}\mu_2 - \\ (\mu_1 - \lambda_1 + \mu_2 - \lambda_2)\sqrt{c_{1w}\mu_1 c_{2w}\mu_2}\end{pmatrix}}{c_{1w}\mu_1 - c_{2w}\mu_2} = (\lambda_1 - \mu_1) + \sqrt{\frac{c_{1w}\mu_1}{P_s}} \quad (6\text{-}51)$$

由式（6-13）和式（6-51），可得到：

$$\frac{A_2 B_1 + A_1 B_2 - (A_1 + A_2)\sqrt{B_1 B_2}}{B_1 - B_2} = -A_1 + \sqrt{\frac{B_1}{P_s}} \quad (6\text{-}52)$$

等式两边同时加 A_1，得到：

$$\frac{A_2 B_1 + A_1 B_2 - (A_1 + A_2)\sqrt{B_1 B_2}}{B_1 - B_2} + A_1 = \sqrt{\frac{B_1}{P_s}} \quad (6\text{-}53)$$

进一步约简式（6-53）左边，得到：

$$\frac{A_2 B_1 + A_1 B_2 - (A_1 + A_2)\sqrt{B_1 B_2} + A_1 B_1 - A_1 B_2}{B_1 - B_2} = \sqrt{\frac{B_1}{P_s}} \Leftrightarrow \frac{(A_1 + A_2)(B_1 - \sqrt{B_1 B_2})}{B_1 - B_2} = \sqrt{\frac{B_1}{P_s}} \quad (6\text{-}54)$$

对式（6-54）两边同时约简 $\sqrt{B_1}$，得到：

$$\frac{(A_1 + A_2)\sqrt{B_1}(\sqrt{B_1} - \sqrt{B_2})}{(\sqrt{B_1} + \sqrt{B_2})(\sqrt{B_1} - \sqrt{B_2})} = \sqrt{\frac{B_1}{P_s}} \Leftrightarrow \frac{(A_1 + A_2)}{(\sqrt{B_1} + \sqrt{B_2})} = \frac{1}{\sqrt{P_s}} \quad (6\text{-}55)$$

最终，得到转移支付价格 P_s 的表达式为：

$$P_s = \left(\frac{\sqrt{B_1} + \sqrt{B_2}}{A_1 + A_2} \right)^2 \quad (6\text{-}56)$$

将 $\mu_1 - \lambda_1 = A_1$、$\mu_2 - \lambda_2 = A_2$、$c_{1w}\mu_1 = B_1$、$c_{2w}\mu_2 = B_2$ 代入式（6-56），得到：

$$P_s = \left(\frac{\sqrt{c_{1w}\mu_1} + \sqrt{c_{2w}\mu_2}}{\mu_1 - \lambda_1 + \mu_2 - \lambda_2} \right)^2 \quad (6\text{-}57)$$

证毕。

6.4.2 两种情景的下转策略比较分析

本节将进一步分析研究情形 6：考虑再入院惩罚成本时决策结果如何变化。由于存在紧密型、松散型 2 种医联体组织形式，具体细分为以下 3 个议题。

议题 6-1 在紧密型医联体中，考虑再入院惩罚成本系统集中决策最优下转人数 λ_p^{3*} 时，系统集中决策最优下转人数 λ_p^{1*} 的变化情况如何。

议题 6-2 在松散型医联体中,考虑再入院惩罚成本系统分散决策最优下转人数 λ_p^{4*} 时,系统分散决策最优下转人数 λ_p^{2*} 的变化情况如何。

议题 6-3 在松散型医联体中,考虑再入院惩罚成本系统分散决策最优转移支付价格 P_s^{4*} 时,系统分散决策最优转移支付价格 P_s^{2*} 的变化情况如何。

在以上 3 个议题中,议题 6-2 可以通过理论推导得到结果,但由于议题 6-1 涉及 λ_p^{3*},议题 6-3 涉及 P_s^{2*}、P_s^{4*},因此,将在数值分析中进行讨论分析。

定理 6.8(议题 6-2) 在松散型医联体中,考虑再入院惩罚成本时的系统分散决策 λ_p^{4*} 大于不考虑再入院惩罚成本时的系统分散决策 λ_p^{2*}。

证明:

由表 6-1 知,得:

$$\lambda_p^{2*} - \lambda_p^{4*} = \sqrt{\frac{c_{1w}\mu_1}{P_s}} - \sqrt{\frac{c_{1w}\mu_1}{P_s - Cr}} < 0 \qquad (6\text{-}58)$$

因此,λ_p^{2*} 小于 λ_p^{4*}。

证毕。

6.5 脑卒中患者下转策略设计实例分析

本书 6.4 节对议题 5-1 和议题 6-2 进行了理论推导,而本节将在此基础上,进一步讨论:(1) 系统协调优化条件;(2) 2 种情景的下转策略。

为更加直观地进行分析,本书将运用数值实例对结果进行分析验证,表 6-2 是三级医院和二级康复医院的参数设置。其中,再入院率参数的设置参考第 3 章研究结果,结果显示,二级康复医院的脑卒中出院患者的 30 天全因再入院率比三级医院脑卒中出院患者的 30 天全因再入院率更低。因此,三级医院的脑卒中患者 30 天全因非预期再入院率设置为 20%,二级康复医院的脑卒中患者 30 天全因非预期再入院率设置为 15%,假设再入院惩罚成本 C 为 6。

表 6-2 参数设置

参数	三级医院	二级康复医院
到达率	32	15
服务率	40	30
等候成本	15	5
诊疗价格	20	10
再入院率	20%	15%

将表 6-2 中的参数带入表 6-1 中,可得到脑卒中住院患者下转场景中不同情境下不同决策模式的最优下转人数和最优转移支付价格,见表 6-3。

表 6-3 最优下转人数系统协调优化与决策结果比较分析

情景	决策模式	最优下转人数和最优转移支付价格	协调优化	决策结果比较
不考虑再入院惩罚成本	系统集中决策	研究情形 1： $\lambda_p^{1*} = 7.33$	研究情形 5：议题 5-1，$\lambda_p^{2*} = \lambda_p^{1*}$ 的协调条件为 $P_s^{5*} = 2.55$；议题 5-2，$\lambda_p^{4*} = \lambda_p^{3*}$ 的协调条件为 $P_s^{6*} = 3.66$；议题 5-3，$P_s^{5*} < P_s^{6*}$	研究情形 6：议题 6-1，$\lambda_p^{1*} < \lambda_p^{3*}$；议题 6-2，$\lambda_p^{2*} < \lambda_p^{4*}$；议题 6-3，$P_s^{2*} < P_s^{4*}$
	系统分散决策	研究情形 2： $\lambda_p^{2*}(P_s) = -8 + \sqrt{\dfrac{600}{P_s}}$； $P_s^{2*} = 4.05$		
考虑再入院惩罚成本	系统集中决策	研究情形 3： $\lambda_p^{3*} = 7.62$		
	系统分散决策	研究情形 4： $\lambda_p^{4*}(P_s) = -8 + \sqrt{\dfrac{600}{P_s - 1.2}}$； $P_s^{4*} = 5.03$		

6.5.1 系统协调优化条件结果分析

根据表 6-3 的结果，分别得到 2 种情景下 2 种决策模式的最优下转人数和最优转移支付价格，分别是研究情形 1 的 λ_p^{1*}、研究情形 2 的 λ_p^{2*} 和 P_s^{2*}、研究情形 3 的 λ_p^{3*}，以及研究情形 4 的 λ_p^{4*} 和 P_s^{4*}。

在此基础上，展开对研究情形 5 和研究情形 6 的分析。

在研究情形 5 中，对于议题 5-1，当不考虑再入院惩罚成本时，协调系统分散决策时的最优下转人数 λ_p^{2*} 等于系统集中决策时的最优下转人数 λ_p^{1*} 的条件，是最优转移支付价格 P_s^{5*} 为 2.55。对于议题 5-2，考虑再入院惩罚成本时的最优下转人数 λ_p^{4*} 与 λ_p^{3*} 的协调优化，已知通过式（6-36），$600(15-\lambda_p)^2 - 150(8+\lambda_p)^2 + 0.3(8+\lambda_p)^2(15-\lambda_p)^2 = 0$，可得考虑再入院惩罚成本时的系统集中决策下转人数 λ_p^{3*}=7.62 或 29.3，因为下转人数 29.3 加上二级康复医院本身的到达率 15 超过了二级康复医院的服务率（44.3>30），不满足约束式（6-33），即不在定义域内，所以舍去此较大值，λ_p^{3*} 取较小值为 7.62。令考虑再入院惩罚成本时的系统分散决策下转人数 λ_p^{4*} 等于系统集中决策的 7.62，可得最优转移支付价格 P_s^{6*} 为 3.66。因此，对于议题 5-3，显然，$P_s^{5*} < P_s^{6*}$。

综上，不论是否考虑再入院惩罚成本，均存在唯一最优转移支付价格作为协调条件，使得系统分散决策时的最优下转人数等于系统集中决策时的最优下转人数，能够协调松散型医联体向紧密型医联体演进。但是，如果考虑再入院惩罚成本，作为协调条件的转移支付价格会增加（$P_s^{5*} < P_s^{6*}$）。

6.5.2 两种情景的下转策略比较分析

根据表 6-3 的结果，得到以下结论。

在紧密型医联体中，考虑再入院惩罚成本时的系统集中决策最优下转人数 λ_p^{3*} 与不考虑再入院惩罚成本时的系统集中决策最优下转人数 λ_p^{1*} 的关系为：$\lambda_p^{1*} < \lambda_p^{3*}$。

在松散型医联体中，考虑再入院惩罚成本时的系统分散决策最优下转人数 λ_p^{4*} 与不考虑再入院惩罚成本时的系统分散决策最优下转人数 λ_p^{2*} 的关系为：$\lambda_p^{2*} < \lambda_p^{4*}$。

在松散型医联体中，考虑再入院惩罚成本的系统分散决策最优转移支付价格 P_s^{4*} 与不考虑再入院惩罚成本时的系统分散决策最优转移支付价格 P_s^{2*} 的关系为：$P_s^{2*} < P_s^{4*}$。

综上，与不实施再入院惩罚相比，当对医疗服务机构和系统实施再入院惩罚后，就下转人数而言，紧密型医联体集中决策的下转人数将增加（$\lambda_p^{1*} < \lambda_p^{3*}$），松散型医联体分散决策的下转人数将增加（$\lambda_p^{2*} < \lambda_p^{4*}$）；就转移支付价格而言，松散型医联体分散决策的转移支付价格将增加（$P_s^{2*} < P_s^{4*}$）。由此可见，当政府对医院实施旨在提升医疗服务质量的再入院绩效率考核后，会对三级医院下转住院患者产生积极作用，有利于提高整个医疗系统的资源使用效率，实现患者的合理有序就医。

6.5.3 灵敏度分析

本节进一步探索关键参数即医院的服务产能（μ_1、μ_2）、再入院率（r、θ）对均衡决策（患者下转数量 λ_p^*、转移支付价格 P_s^*）和均衡利润（不考虑再入院惩罚成本时的系统利润 U_c、2家医院的各自利润 U_1 和 U_2；考虑再入院惩罚成本时系统利润 $\tilde{U}_c$、2家医院的各自利润 $\tilde{U}_1$ 和 $\tilde{U}_2$）的影响。

6.5.3.1 医院服务产能（μ_1、μ_2）的影响

（1）三级医院服务产能 μ_1 的影响

图 6-7 展示了三级医院服务产能 μ_1 对不同情景、不同决策模式下均衡决策（住院患者下转数量 λ_p^*、转移支付价格 P_s^*）和均衡利润的影响。

就下转人数而言，集中决策模式下，下转人数 λ_p^{1*} 和 λ_p^{3*} 随三级医院服务产能的增加而减少；分散决策模式下，下转人数 λ_p^{2*} 和 λ_p^{4*} 随三级医院服务产能的增加，呈现先增加后趋于平稳，最后逐渐减少的趋势。这表明在集中决策模式下，三级医院产能较充分时，系统或第三方将鼓励三级医院继续治疗恢复期患者，以减少下转人数。而在分散决策模式下，当三级医院服务产能较低时，虽其偏向下转更多恢复期患者，但二级康复医院此时会提出极高的转移支付价格，导致极少患者下转。当三级医院的产能增加到一定程度，二级康复医院提出的转移支付价格较为合理时，三级医院会转移更多患者。但是，当三级医院的产能增加较多，致使其系统拥堵情况较轻，患者等待成本大大降低，三级医院有能力护理更多恢复期患者时，则会减少患者下转数量。

就转移支付价格而言，分散决策模式下，二级康复医院转移支付价格 P_s^{2*} 和 P_s^{4*} 随三级医院服务产能的增加而降低。当三级医院产能增加时，其有充分的产能，系统等待时间减少，不仅能接收急性期患者，也有额外产能对恢复期患者进行充分护理，从而降低再入院率，下转越少患者对其越有利。若其下转动机不强，此时二级康复医院的主导作用被削弱，进一步影响二级康复医院的转移支付价格。

就均衡利润而言，集中决策模式下，系统总利润 U_c 和 $\tilde{U}_c$ 随三级医院产能的增加而增加。分散决策模式下，三级医院均衡利润 U_1 和 $\tilde{U}_1$ 随其产能的增加而增加；二级康复医院均

衡利润 U_2 和 $\tilde{U}_2$ 随三级医院产能的增加而减少。三级医院产能越高，下转患者的动机越小，二级康复医院收到的下转患者的利润就越小。与不考虑再入院惩罚成本相比，考虑再入院惩罚成本后，系统利润、三级医院利润有所减少，二级康复医院利润会略多，因为有来自三级医院的下转患者收益。

(a) 产能 μ_1 对下转数量的影响

(b) 产能 μ_1 对转移支付价格的影响

(c) 产能 μ_1 对系统、三级医院利润的影响

(d) 产能 μ_1 对二级康复医院利润的影响

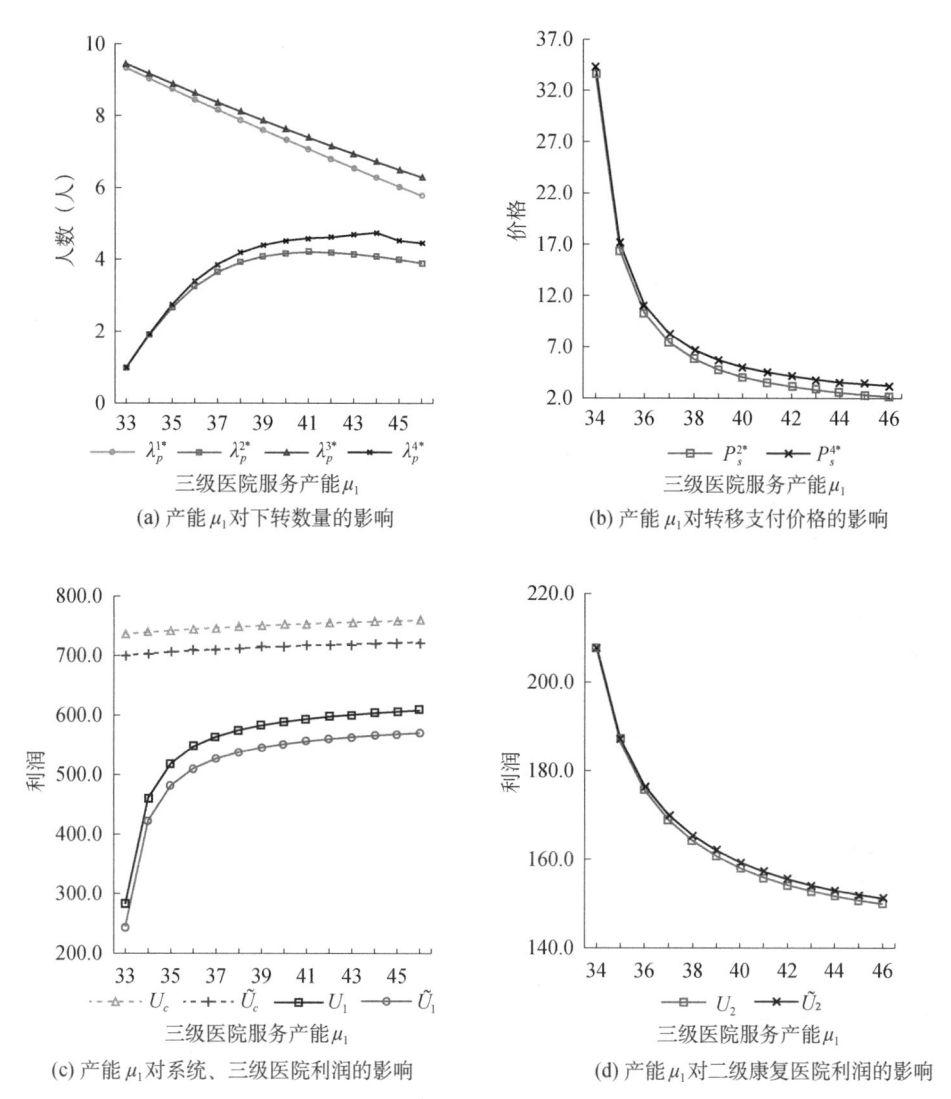

图 6-7　三级医院服务产能 μ_1 对均衡决策和均衡利润的影响

（2）二级康复医院服务产能 μ_2 的影响

图 6-8 展示了二级康复医院服务产能 μ_2 的变化对不同情景、不同决策模式下均衡决策（患者下转数量 λ_p^*、转移支付价格 P_s^*）和均衡利润的影响。

在任何医联体组织形式或决策模式下，即无论是紧密型医联体的系统集中决策模式，还是松散型医联体的分散决策模式，下转人数 λ_p^{1*} 和 λ_p^{3*}、λ_p^{2*} 和 λ_p^{4*} 均随二级康复医院产能的增加而增加。同时，随着二级康复医院服务产能的增加，虽然其决策的转移支付价格 P_s^{2*}

和 P_s^{4*} 会降低，但整个系统、三级医院和二级康复医院的均衡利润均会增加。因此，与增加三级医院产能相比，增加二级康复医院的产能，可降低整个医疗系统患者再入院率、患者等待时间，提高三级医院和二级康复医院效益，这表明下转方案可实现政府、三级医院、二级康复医院、患者共赢的目标。

(a) 产能 μ_2 对下转数量的影响

(b) 产能 μ_2 对转移支付价格的影响

(c) 产能 μ_2 对系统、三级医院利润的影响

(d) 产能 μ_2 对二级康复医院利润的影响

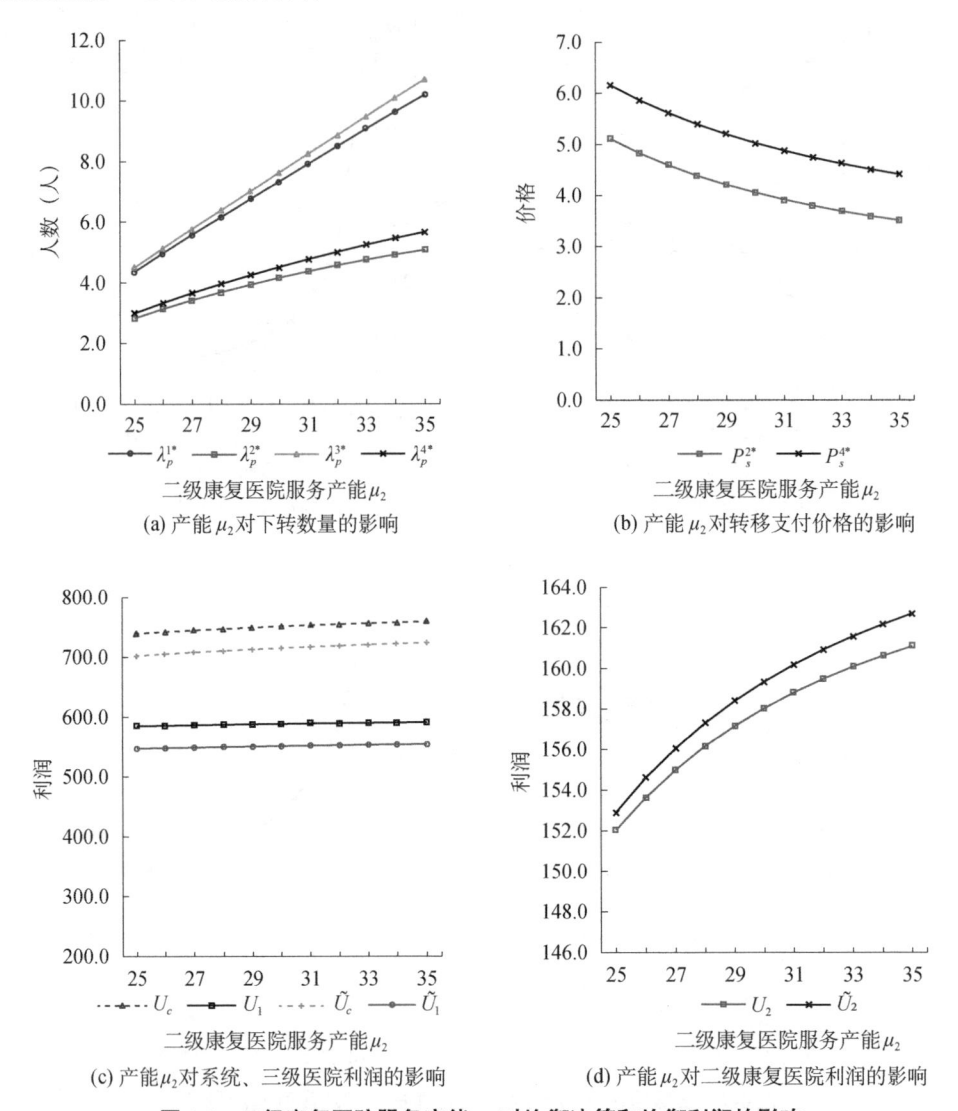

图 6-8　二级康复医院服务产能 μ_2 对均衡决策和均衡利润的影响

6.5.3.2　医院再入院率（r、θ）的影响

（1）三级医院再入院率 r 的影响

图 6-9 描述了三级医院再入院率 r 的变化对不同决策模式下均衡决策（患者下转数量 λ_p^*、转移支付价格 P_s^*）和均衡利润的影响。

就下转人数而言，随着三级医院再入院率 r 的增加，系统集中决策的下转人数 λ_p^{3*} 和分

散决策的下转人数 λ_p^{4*} 皆增加，表明系统、三级医院均倾向于下转更多脑卒中恢复期患者，以降低过高的再入院率。

就转移支付价格而言，随着三级医院再入院率 r 的增加，系统分散决策的转移支付价格 P_s^{4*} 也会增加，表明三级医院下转患者的意愿强烈时，二级康复医院的主导作用愈加突出，将在一定程度上提升转移支付价格。

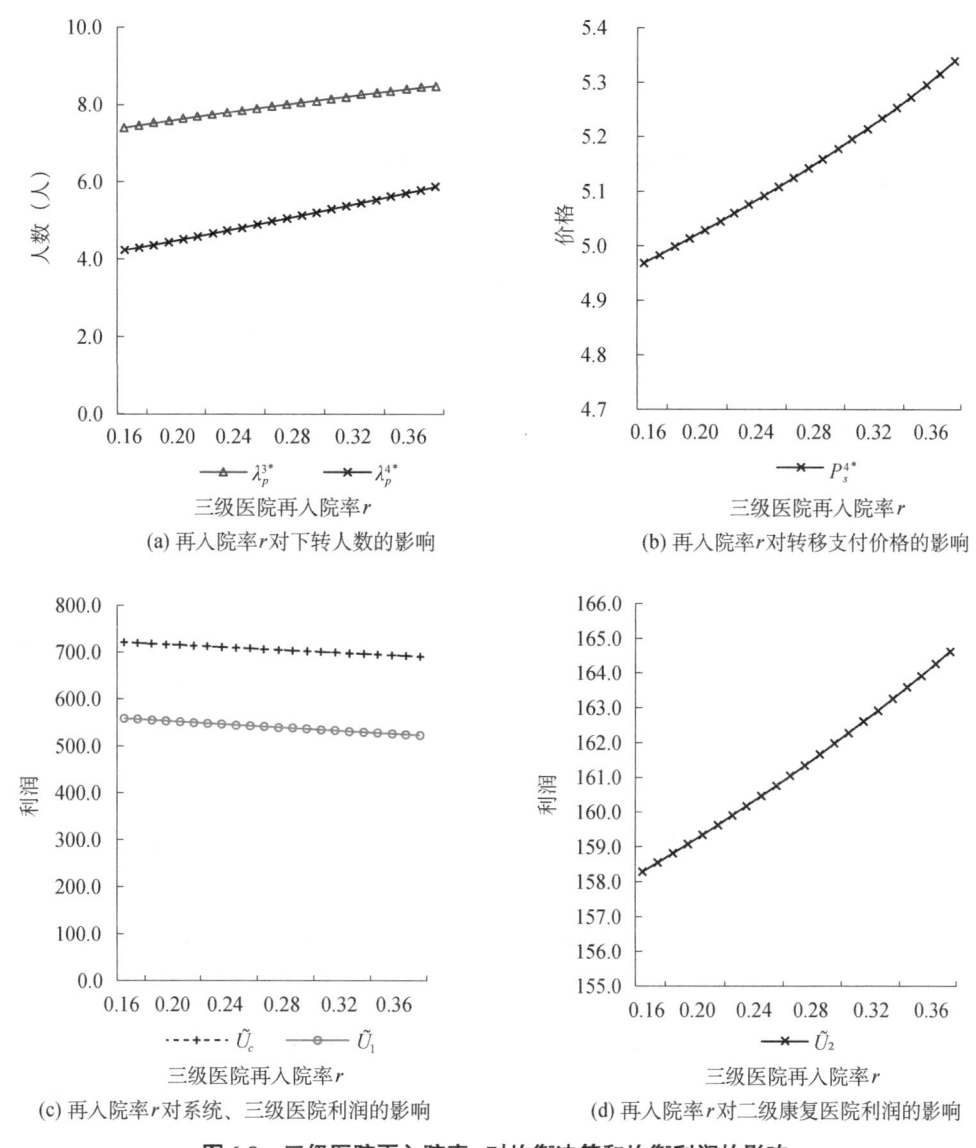

图6-9 三级医院再入院率 r 对均衡决策和均衡利润的影响

就均衡利润而言，随着三级医院再入院率的增加，系统均衡利润 $\tilde{U}_c\left(\lambda_p^{3*}\right)$ 和三级医院均衡利润 $\tilde{U}_1\left(\lambda_p^{4*}, P_s^{4*}\right)$ 皆会降低，而二级康复医院均衡利润 $\tilde{U}_2\left(\lambda_p^{4*}, P_s^{4*}\right)$ 会增加。这意味着三级医院过高的再入院率虽然能够增加下转患者数量，有利于二级康复医院增加收益，但是对政府、三级医院、患者不利，建议强化对三级医院再入院率的考核，促使其将再入院率尽可能控制在合理范围内。

（2）二级康复医院再入院率 θ 的影响

图 6-10 描述了二级康复医院再入院率 θ 的变化对不同决策模式下均衡决策（患者下转数量 λ_p^*、转移支付价格 P_s^*）和均衡利润的影响。

(a) 再入院率 θ 对下转人数的影响

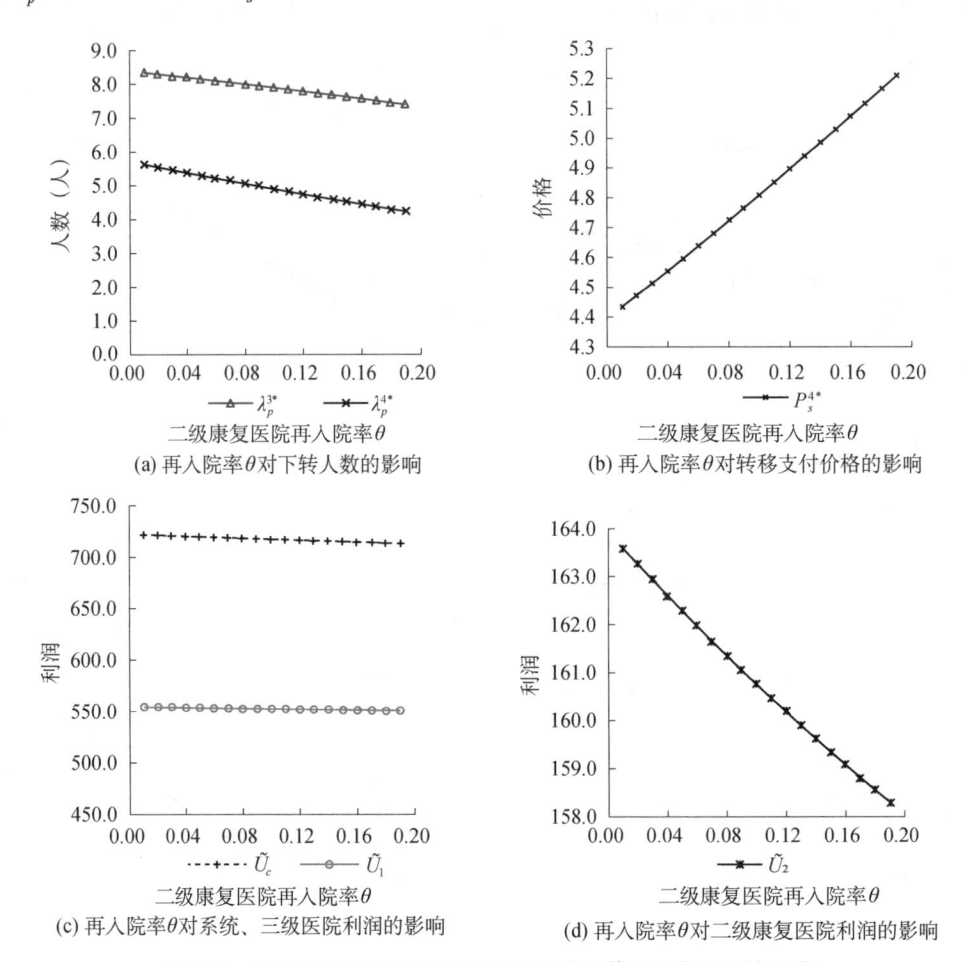

(b) 再入院率 θ 对转移支付价格的影响

(c) 再入院率 θ 对系统、三级医院利润的影响

(d) 再入院率 θ 对二级康复医院利润的影响

图 6-10 二级康复医院再入院率 θ 对均衡决策和均衡利润的影响

就下转人数而言，随着二级康复医院再入院率 θ 的增加，系统集中决策的下转人数 λ_p^{3*} 和分散决策的下转人数 λ_p^{4*} 均减少；相反，随着二级康复医院再入院率 θ 的降低，系统集中决策的下转人数 λ_p^{3*} 和分散决策的下转人数 λ_p^{4*} 均增加。这表明，当二级康复医院提供的康复护理服务质量较差，甚至无法起到降低下转患者再入院率的作用时，系统或三级医院将减少下转患者数量；相反，当二级康复医院努力提升其护理服务质量使其再入院率能够更低时，系统或三级医院将增加下转患者数量。与此同时，转移支付价格 P_s^{4*} 却随着二级康复医院再入院率的增高而增加，这是因为二级康复医院再入院率增加后，导致其再入院惩罚成本增加，二级康复医院会提出更高的转移支付价格，以在一定程度上抵消增加的惩罚

成本，或者通过提高转移支付价格门槛，避免三级医院下转更多脑卒中恢复期患者，以减少再入院惩罚成本。

就均衡利润而言，随着二级康复医院再入院率 θ 的增加，系统均衡利润 $\tilde{U}_c(\lambda_p^{3*})$、三级医院均衡利润 $\tilde{U}_1(\lambda_p^{4*}, P_s^{4*})$ 和二级康复医院均衡利润 $\tilde{U}_2(\lambda_p^{4*}, P_s^{4*})$ 均呈降低趋势。这意味着，除了关注二级康复医院的服务产能，还需要持续关注其医疗服务质量，且避免二级医院转为康复护理机构后服务质量下降也尤为重要。

6.6 本章小结

本章建立了由三级医院和二级康复医院构成的脑卒中住院患者下转系统，然后详细描绘了患者下转流程，设计了基于上级医院转诊支付的利益协调机制，通过借助分级诊疗制度帮助三级医院破解住院时间和非预期再入院率绩效考核的恶性循环，为三级医院的下转策略提供了实际有效的决策建议和理论方法。本章基于现实中紧密型、松散型2种不同组织形式的医联体，运用排队论、博弈论方法建立医疗机构之间的下转模型，从系统集中决策和分散决策的情况出发，讨论是否考虑再入院惩罚成本在2种情景下的下转策略。本章的主要内容和结论如下。

(1) 不考虑再入院惩罚成本时，系统集中决策总利润为凹函数，具有理论最优解 λ_p^{1*}；系统分散决策利润为凹函数，具有理论最优解 $\lambda_p^{2*}(P_s)$、$P_s^{2*}(\lambda_p^{2*})$。考虑再入院惩罚成本时，系统集中决策总利润为凹函数，具有理论最优解 λ_p^{3*}；系统分散决策利润为凹函数，具有理论最优解 $\lambda_p^{4*}(P_s)$、$P_s^{4*}(\lambda_p^{4*})$，且三级医院的最优下转策略 $\lambda_p^{4*}(P_s)$ 关于惩罚成本 C 呈单调递增、关于再入院率 r 呈单调递增。

(2) 通过模型性质与实证分析，得到相关参数为初始值的数值实例，验证并分析了2种不同情景下协调系统分散决策等于集中决策的最优下转人数的条件，且 $P_s^{5*} < P_s^{6*}$。

(3) 与不实施再入院惩罚相比，当对医疗服务机构和系统实施再入院惩罚后，无论是在松散型还是紧密型医联体中，最优下转人数和转移支付价格均增加。

(4) 将床位利用率不高的二级医院转型改建为康复医疗机构和护理院、护理中心，有利于降低整个医疗系统的患者再入院率、患者等待时间，提高三级医院和二级康复医院效益，实现政府、三级医院、二级康复医院、患者多方共赢的目标。此外，除了关注二级康复医院服务产能，还需要持续关注其医疗服务质量，且避免二级医院转为康复护理机构后服务质量下降也尤为重要。

最后，本章研究工作的贡献在于：为三级医院破解住院时间和非预期再入院率双重考核难题提供了新思路；提出将能提供延续性专科护理的二级康复医院纳入三级医院的转诊系统中，考虑三级医院下转患者将实现多方面收益，因此下转患者动机强烈；设计了与以往研究不同的三级医院转诊支付协调机制，同时为国家补齐康复护理短板提供了可参考的理论路径。

7 结论与展望

7.1 研究工作总结

伴随我国慢性病患者基数的持续扩大，慢性病已对我国居民健康构成巨大威胁，同时，由于慢性病迁延不愈的特征，患者再入院现象频发，这正在加速医疗资源和医保资金的消耗，进一步加剧医保资金收不抵支的问题。政府将再入院防控上升至国家层面，并纳入三级医院医疗服务质量与安全绩效考核。科学且具有成本效益的慢性病再入院风险预警和防控对患者健康、医院管理以及"健康中国"建设具有举足轻重的作用，对于控制国家医疗费用、提升国家医疗服务质量和医疗服务资源效率均具有十分重要的意义。本书从"健康中国"战略需求入手，以脑卒中为研究病种，针对再入院风险预警准确性、防控科学性不足的问题，提出了数据驱动的再入院风险预警和防控策略。本书的主要研究工作和结论总结为以下 4 点。

（1）全面、准确地分析脑卒中患者再入院风险。以西南 C 市 2015—2018 年的真实数据为研究对象，对 2 种再入院风险的预警因素和损失分别进行研究，主要结论如下。

① 脑卒中患者 30 天全因再入院率为 18.8%，高于发达国家，且近年来呈现显著升高趋势。发生再入院的患者医保额外支出费用为 7 645.5 元。30 天全因再入院的预警因素包括郊县、男性、50 岁以下、城乡居民医保、过短或过长的住院时间、首次就医医院为一级及以下基层医疗机构、出院状态不明、充血性心力衰竭或无转移实体瘤、液体与电解质紊乱、抑郁症。发生 30 天全因再入院的患者，将使医保花费与首次入院相比额外支出 76.4%。其中，二级康复医院与三级医院的 30 天全因再入院结果无显著差异，为第 6 章中三级医院的下转场景提供了可靠的现实依据。

② 脑卒中患者 4 年同因反复再入院率为 19.42%。随着患者入院次数的增加，患者死亡率呈上升趋势。4 年同因反复再入院的预警因素包括城区、男性、50 岁及以上、城镇职工医保、住院时间过长、首次就医医院为一级及以下基层医疗机构、出院状态标记为康复、伴并发症高血压、其他神经系统疾病或瘫痪。这 4 年中，每例患者同因再入院每增加 1 次，医保花费较首次入院额外支出 71.2%。患者入院次数每增加 1 次，患者院内生存时间就缩短 7.1%。

综上，脑卒中患者再入院风险的发生增加了医保额外花费，加速了患者预后死亡，无论是从医保支出、医院管理，还是从患者及其家庭角度出发，均有必要对以脑卒中为代表的慢性病再入院开展有效防控，以尽可能减少可以避免的再入院。

（2）在上述研究内容的基础上，纳入 2 种再入院风险事件各自的显著影响因素，针对医保数据非完全因素信息的层级结构特征（区域层、医院层、患者层）和非完全时间信息特征，建立能刻画再入院动态规律的多个预测模型，为进一步验证模型的有效性，本研究将模型应用于脑卒中患者不同再入院风险的预测，主要结论如下。

① 通过使用不可观察异质性变量来量化难以获得的缺失因素的影响，以及通过"删失"数据标记患者再入院的非完全时间信息，能够兼顾预测精度和模型的可解释性，预测 30 天全因再入院的 P-HLL，以及预测同因反复再入院的 P-PGL，有助于医护人员更准确地评估住院患者的再入院风险。本研究提出的模型可适用于不同的数据集和患者，具有一般性意义。

② 全面考虑可获得因素和不可获得因素的综合影响后，本研究发现，与患者自身相比，患者 30 天全因再入院更可能与首次住院期间医院的医疗服务水平、护理质量相关；患者 4 年期间的同因反复再入院，却是患者自身因素的影响程度>医院因素>区域因素，反映了在长期管控脑卒中发展的过程中，患者自身的教育水平、药物依从性、生活习惯等最为重要。该结论进一步明确了医院需要对出院不久的患者实施随访管理，以促进患者健康。

（3）在上述研究内容的基础上，运用聚类方法对患者再入院风险进行分层，从医院面临再入院率绩效考核的实际情况出发，通过构建整数规划模型，考虑干预效果的衰退特征和产能限制，建立一个相对科学的决策模型来处理不同出院时间的不同风险患者的医护联合随访策略，最终形成具有成本效益、及时性、可及性的随访计划，主要结论如下。

① 有效性更高的门诊干预之间的时间间隔可以更大，而有效性更低的电话/微信干预应该同时进行，以提高干预效果。门诊干预趋于完美干预时，其有效性比例增加不再大幅降低干预总成本。电话/微信干预的有效性比例值在 $(0.3, 0.4]$ 时，门诊干预与电话/微信干预相互配合，可能对医院和患者更具有实际意义。提升门诊干预对降低患者再入院的持续性影响更具有实践价值。虽然增大门诊干预和电话/微信干预衰退因子值，均会使得干预总成本降低，但是考虑到实际情况，增大电话/微信干预衰退因子导致的过于频繁的干预可能引起患者产生消极态度、应付了事。

② 医院在设计随访干预计划时，要合理配置不同类型的医疗资源。电话/微信干预虽然比门诊干预更便宜、更便捷、更灵活，但电话/微信干预并不能完全代替门诊干预，过度限制门诊产能不能有效降低再入院率。同时，门诊干预产能虽然可以弥补电话/微信干预产能的不足，但是干预总成本会增加。

③ 医院应尽早对高风险患者实施电话/微信随访，其门诊干预可间隔 4～7 天，电话/微信干预需要相对集中。中风险患者出院后第 2 天，应安排电话/微信干预，第 1～3 周安排 1～2 次门诊干预。低风险患者出院后第 1 周，安排 1 次门诊和 1 次电话/微信干预即可。

（4）三级医院面临住院时间考核，可能会提早通知患者出院，这进一步导致了再入院率的提升，陷入住院时间和再入院率绩效考核的恶性循环。因此本书研究三级医院下转一定数量的脑卒中恢复期患者至二级康复医院来破解其考核问题，并研究再入院率绩效考核对三级医院下转策略的影响。通过刻画期望收益和等候成本，提出了三级医院转诊支付的协调机制，主要结论如下。

① 三级医院的最优下转人数 $\lambda_p^{4*}(P_s)$ 关于再入院惩罚成本 C 呈单调递增、关于再入院

率 r 呈单调递增。与不实施再入院惩罚相比，当对医疗服务机构和系统实施再入院惩罚后，无论是在松散型还是紧密型医联体中，最优下转人数和转移支付价格均将增加。

② 将床位利用率不高的二级医院转型改建为康复医疗机构和护理院、护理中心，有利于降低整个医疗系统的患者再入院率、患者等待时间，提高三级医院和二级康复医院效益，下转方案可实现政府、三级医院、二级康复医院、患者多方共赢的目标。此外，除了关注二级康复医院服务产能，还需要持续关注其医疗服务质量，且避免二级医院转为康复护理机构后服务质量下降也尤为重要。

7.2 研究创新点

本研究将量化分析思想、传统优化分析思想延伸至预防性医疗服务设计与优化领域，提出了防控慢性病非预期再入院的预测研究、单体医院从时间维度延续性防控的随访协作优化、多家医院从空间维度延续性防控的住院患者转诊协作优化，对慢性病非预期再入院防控、提升医疗服务连续性和质量、减少卫生资源浪费具有重要意义。此外，本研究融合了统计学、生存分析、数学规划、排队博弈等学科理论，体现了多学科交叉融合创新，本研究的创新之处如下。

（1）基于医保大数据的脑卒中患者再入院风险因素识别。针对脑卒中患者的再入院风险事件，基于跨区域、跨医院的大规模、高质量、碎片化程度较低的医保大数据，系统、全面、准确地甄别出不同再入院风险事件预警因素，拓展了再入院风险的研究，为推进以脑卒中为典型代表的慢性病再入院防控及减少卫生资源浪费，以及为患者健康行动促进提供了理论支撑。

（2）基于非完全信息的脑卒中患者再入院过程预测模型研究。针对真实世界脑卒中患者再入院数据中预警因素信息不完全和时间信息不完全的特征，通过不可观察异质性变量和"删失"数据分别量化缺失因素信息和缺失时间信息对患者再入院的影响，构建基于非完全信息的再入院预测模型，探索脑卒中患者再入院的动态规律，把握其再入院动态特征，弥补以往研究基于二分类机器学习模型预测的不足，在可解释性的基础上提升预测性能，为患者再入院过程建模提供新的研究视角。

（3）考虑脑卒中患者再入院动态规律的随访优化策略研究。针对随访干预有效性随时间衰退的动态特征，构建考虑随访干预衰退因子的医护联合策略动态随访干预模型，并且应用预测得到的脑卒中患者再入院动态规律指导和优化随访干预策略，弥补以往文献中单一策略或静态干预模型的不足。此外，与以往等周期或次序性随访研究不同，针对三级医院面临再入院率绩效考核的实际需求，考虑到医院提出的再入院率阈值，采用可靠性领域预防性维护中的故障率（再入院率）阈值维护方法优化随访时间间隔，为解决单体医院防控脑卒中患者再入院的随访问题提供新的研究思路。

（4）考虑再入院率绩效考核约束的脑卒中患者下转策略研究。脑卒中恢复期患者由三级医院下转至二级康复医院后，能获得比直接回家或去社区医院更高质量的延续性专科护理，有助于三级医院解决住院时间和再入院率绩效考核的问题，并实现多方面收益，基于排队博弈模型提出考虑医疗服务质量差异的三级医院转诊支付协调机制。在此基础上，把握再入院惩罚成本对下转策略的影响，丰富多家医院协作的脑卒中患者再入院防控问题研究，为三级医院破解住院时间和再入院率绩效考核恶性循环问题提供了新的研究视角。

7.3　研究展望

尽管本书著者在研究和撰写过程中查阅了大量的文献资料，并且走访了多家医院，同时还深入医保部门调研，围绕中国重大慢性病脑卒中非预期再入院预警和防控问题开展较为系统的研究，但由于个人理论基础、研究经验、时间精力等方面的匮乏与不足，本书的研究工作仍然存在局限之处，有待完善。

（1）本书主要聚焦于中国脑卒中病种的非预期再入院防控问题，从数据挖掘、预测建模、随访优化到转诊优化，均基于前期脑卒中患者住院报销数据挖掘得到的结果，但对中国慢性病防控攻坚战中除以脑卒中为代表的心脑血管疾病外的癌症、慢性呼吸系统疾病和糖尿病是否具有较好的普适性，有待开展深入的研究。

（2）由于时间所限，在转诊模型中假设患者对三级医院下转建议和二级康复医院护理质量持有信任，当医院告知患者其病情已稳定可以转至二级康复医院接受更专业的护理服务时，若二级康复医院护理费用低于三级医院，则患者同意全部下转，但未考虑下转概率。未来的研究可以考虑转诊距离对患者意愿的影响，完善转诊模型。

附录 A

一、第3章的数据集信息说明和描述性统计数据

第三章的数据集信息说明和描述性性统计数据数据见表 A-1～表 A-4。

表 A-1 脑卒中患者 30 天全因再入院数据集变量信息

信息类别	变量名称	变量取值	变量类别
区域信息	区域	1=城区 1；2=城区 2；3=城区 3；4=城区 4；5=城区 5；6=城区 6；7=城区 7；8=城区 8；9=城区 9；10=城区 10；11=城区 11；12=城区 12；13=城区 13；14=城区 14；15=郊县 1；16=郊县 2；17=郊县 3；18=郊县 4；19=郊县 5；20=郊县 6；21=郊县 7；22=郊县 8；23=郊县 9	类别型
医院信息	医院级别	0=未定级医院；1=一级医院；2=二级医院；3=三级医院	有序型
医院信息	医院收费等级	6=三甲；5=三乙；4=二甲；3=二乙；2=二乙以下下浮 10%；1=二乙以下下浮 20%	有序型
医院信息	医院 ID	——	有序型
患者信息	性别	1=男性；2=女性	类别型
患者信息	年龄	1=[20, 50]；2=[51, 64]；3=[65, 104]	有序型
患者信息	医保类型	1=城镇职工医保；2=城乡居民医保	类别型
患者信息	入院季度	1=春；2=夏；3=秋；4=冬	有序型
患者信息	入院月份	[1, 12]	有序型
患者信息	是否周末入院	1=是；0=否	类别型
患者信息	首次住院时间（LOS）	1=(1, 7]；2=[8, 14]；3=[15, 21]；4=[22, 28]；5=29 天及以上	有序型
患者信息	出院季度	1=春；2=夏；3=秋；4=冬	有序型
患者信息	出院月份	[1, 12]	有序型
患者信息	是否周末出院	1=是；0=否	类别型
患者信息	出院状态	1=101：康复；2=201：转院（不纳入本研究）；3=301：死亡（剔除）；4=401：其他；5=501：中途结账	类别型

续表

信息类别		变量名称	变量取值	变量类别
患者信息	31种合并症	C1：充血性心力衰竭	1=是；0=否	类别型
		C2：心律失常	1=是；0=否	类别型
		C3：心脏瓣膜病	1=是；0=否	类别型
		C4：肺循环障碍	1=是；0=否	类别型
		C5：周围血管疾病	1=是；0=否	类别型
		C6：无并发症高血压	1=是；0=否	类别型
		C7：伴并发症高血压	1=是；0=否	类别型
		C8：瘫痪	1=是；0=否	类别型
		C9：其他神经系统疾病	1=是；0=否	类别型
		C10：慢性阻塞性肺病	1=是；0=否	类别型
		C11：无并发症糖尿病	1=是；0=否	类别型
		C12：伴并发症糖尿病	1=是；0=否	类别型
		C13：甲状腺功能衰退	1=是；0=否	类别型
		C14：肾衰竭	1=是；0=否	类别型
		C15：肝病	1=是；0=否	类别型
		C16：消化性溃疡	1=是；0=否	类别型
		C17：AIDS/HIV	1=是；0=否	类别型
		C18：淋巴瘤	1=是；0=否	类别型
		C19：转移癌	1=是；0=否	类别型
		C20：无转移实体瘤	1=是；0=否	类别型
		C21：类风湿关节炎/胶原血管疾病	1=是；0=否	类别型
		C22：凝血功能障碍	1=是；0=否	类别型
		C23：肥胖	1=是；0=否	类别型
		C24：体质量下降	1=是；0=否	类别型
		C25：液体与电解质紊乱	1=是；0=否	类别型
		C26：失血性贫血	1=是；0=否	类别型
		C27：营养缺乏性贫血	1=是；0=否	类别型
		C28：酗酒	1=是；0=否	类别型
		C29：滥用药物	1=是；0=否	类别型
		C30：精神疾病	1=是；0=否	类别型
		C31：抑郁症	1=是；0=否	类别型
	首次住院花费		（172，223716）	数值型
	30天再入院		1=是；0=否	类别型
	30天再入院花费		（123，357 936）	数值型
	2次入院总花费（累加花费）		（172，421 051）	数值型

续表

信息类别	变量名称	变量取值	变量类别
患者信息	再入院时间间隔	(0，30]	数值型
患者信息	再入院病因	1=高血压；2=呼吸系统；3=肌肉骨骼结缔组织；4=疾病和死亡的外因；5=精神和行为障碍；6=慢性风湿性心脏病；7=泌尿生殖系统疾病；8=某些传染病和寄生虫病；9=脑出血；10=脑梗；11=脑血管病；12=后遗症；13=内分泌营养和代谢疾病；14=皮肤病；15=其他心脏病；16=其他脑血管疾病；17=其他循环系统疾病；18=缺血性心脏病；19=神经系统疾病；20=损伤中毒和外因其他后果；21=消化系统疾病；22=血液及造血器官疾病；23=眼和附属器疾病；24=影响健康状态与保健机构接触的因素；25=症状、体征、临床与实验室异常所见，不可归类他处；26=肿瘤	类别型

表 A-2　脑卒中患者 4 年同因反复再入院数据集变量信息

信息类别	变量名称	变量取值	变量类别
区域信息	区域	1=城区 1；2=城区 2；3=城区 3；4=城区 4；5=城区 5；6=城区 6；7=城区 7；8=城区 8；9=城区 9；10=城区 10；11=城区 11；12=城区 12；13=城区 13；14=城区 14；15=郊县 1；16=郊县 2；17=郊县 3；18=郊县 4；19=郊县 5；20=郊县 6；21=郊县 7；22=郊县 8；23=郊县 9	类别型
医院信息	医院级别	0=未定级医院；1=一级医院；2=二级医院；3=三级医院	有序型
医院信息	医院收费等级	6=三甲；5=三乙；4=二甲；3=二乙；2=二乙以下下浮 10%；1=二乙以下下浮 20%	有序型
医院信息	医院 ID	——	有序型
患者信息	性别	1=男性；2=女性	类别型
患者信息	年龄	1=[20，50]；2=[51，64]；3=[65，104]	有序型
患者信息	医保类型	1=城镇职工医保；2=城乡居民医保	类别型
患者信息	入院季度	1=春；2=夏；3=秋；4=冬	有序型
患者信息	入院月份	[1，12]	有序型
患者信息	是否周末入院	1=是；0=否	类别型
患者信息	首次住院时间（LOS）	1=(1，7]；2=[8，14]；3=[15，21]；4=[22，28]；5=29 天及以上	有序型
患者信息	出院季度	1=春；2=夏；3=秋；4=冬	有序型
患者信息	出院月份	[1，12]	有序型
患者信息	是否周末出院	1=是；0=否	类别型
患者信息	出院状态	1=101：康复；2=201：转院；3=301：死亡；4=401：其他；5=501：中途结账	类别型

续表

信息类别		变量名称	变量取值	变量类别
患者信息	31种合并症	C1：充血性心力衰竭	1=是；0=否	类别型
		C2：心律失常	1=是；0=否	类别型
		C3：心脏瓣膜病	1=是；0=否	类别型
		C4：肺循环障碍	1=是；0=否	类别型
		C5：周围血管疾病	1=是；0=否	类别型
		C6：无并发症高血压	1=是；0=否	类别型
		C7：伴并发症高血压	1=是；0=否	类别型
		C8：瘫痪	1=是；0=否	类别型
		C9：其他神经系统疾病	1=是；0=否	类别型
		C10：慢性阻塞性肺病	1=是；0=否	类别型
		C11：无并发症糖尿病	1=是；0=否	类别型
		C12：伴并发症糖尿病	1=是；0=否	类别型
		C13：甲状腺功能衰退	1=是；0=否	类别型
		C14：肾衰竭	1=是；0=否	类别型
		C15：肝病	1=是；0=否	类别型
		C16：消化性溃疡	1=是；0=否	类别型
		C17：AIDS/HIV	1=是；0=否	类别型
		C18：淋巴瘤	1=是；0=否	类别型
		C19：转移癌	1=是；0=否	类别型
		C20：无转移实体瘤	1=是；0=否	类别型
		C21：类风湿关节炎/胶原血管疾病	1=是；0=否	类别型
		C22：凝血功能障碍	1=是；0=否	类别型
		C23：肥胖	1=是；0=否	类别型
		C24：体质量下降	1=是；0=否	类别型
		C25：液体与电解质紊乱	1=是；0=否	类别型
		C26：失血性贫血	1=是；0=否	类别型
		C27：营养缺乏性贫血	1=是；0=否	类别型
		C28：酗酒	1=是；0=否	类别型
		C29：滥用药物	1=是；0=否	类别型
		C30：精神疾病	1=是；0=否	类别型
		C31：抑郁症	1=是；0=否	类别型
		合并症数量	1=0~3；2=4~7	类别型
		首次住院花费	（575，271 542）	数值型
		首次再入院	1=是；0=否	类别型
		首次再入院花费	（178，332 131）	数值型

续表

信息类别	变量名称	变量取值	变量类别
患者信息	2次住院总花费（累加花费）	(178，433 212)	数值型
	首次再入院时间间隔	(0，1517]	数值型
	住院次数	[1，22]	数值型
	死亡	1=是；0=否	类别型
	缺血卒中亚病种	I63.801；I63.804；I63.900；I63.901；I63.902；I63.903；I63.904；I63.905；I63.906；其他	类别型

表 A-3 基于卡方检验的脑卒中患者 30 天全因再入院单因素分析

变量	总体（%）	30 天全因再入院		P 值
		否（%）	是（%）	
患者人数	18 983	15 423	3 560（18.8）	
不同人口学特征的患者 30 天全因再入院情况比较				
性别				0.003
男	9 133（48.1）	7 340（80.4）	1 793（19.6）	
女	9 850（51.9）	8 083（82.1）	1 767（17.9）	
年龄（岁）				<0.001
[20，50]	476（2.5）	343（72.0）	133（28.0）	
[51，64]	3 734（19.7）	3 008（80.6）	726（19.4）	
[65，104]	14 773（77.8）	12 072（81.7）	2 701（18.3）	
医保类型				<0.001
城乡居民医保	6 831（36.0）	5 333（78.1）	1 498（21.9）	
城镇职工医保	12 152（64.0）	10 090（83.0）	2 062（17.0）	
参保分中心区域				<0.001
城区 1	3 781（19.9）	3 123（82.6）	658（17.4）	
城区 2	482（2.5）	384（79.7）	98（20.3）	
城区 3	269（1.4）	224（83.3）	45（16.7）	
城区 4	855（4.5）	699（81.8）	156（18.2）	
城区 5	394（2.1）	314（79.7）	80（20.3）	
城区 6	899（4.7）	736（81.9）	163（18.1）	
城区 7	639（3.4）	535（83.7）	104（16.3）	
城区 8	808（4.3）	666（82.4）	142（17.6）	
城区 9	360（1.9）	289（80.3）	71（19.7）	
城区 10	916（4.8）	776（84.7）	140（15.3）	
城区 11	362（1.9）	284（78.5）	78（21.5）	
城区 12	113（0.6）	94（83.2）	19（16.8）	

续表

变量	总体（%）	30天全因再入院		P值
		否（%）	是（%）	
城区13	538（2.8）	435（80.9）	103（19.1）	
城区14	1 395（7.3）	1 192（85.4）	203（14.6）	
郊县1	642（3.4）	481（74.9）	161（25.1）	
郊县2	809（4.3）	633（78.2）	176（21.8）	
郊县3	1 534（8.1）	1 262（82.3）	272（17.7）	
郊县4	604（3.2）	451（74.7）	153（25.3）	
郊县5	306（1.6）	256（83.7）	50（16.3）	
郊县6	1 522（8）	1 243（81.7）	279（18.3）	
郊县7	545（2.9）	424（77.8）	121（22.2）	
郊县8	762（4.0）	556（73.0）	206（27.0）	
郊县9	448（2.4）	366（81.7）	82（18.3）	
不同住院过程患者再入院情况比较				
医院级别				<0.001
三级	5 769（30.4）	4 699（81.5）	1 070（18.5）	
二级	9 849（51.9）	8 102（82.3）	1 747（17.7）	
一级	2 419（12.7）	1 910（79.0）	509（21.0）	
未定级医院	946（5.0）	712（75.3）	234（24.7）	
收费等级				<0.001
三甲	1 499（7.9）	1 179（78.7）	320（21.3）	
三乙	4 270（22.5）	3 520（82.4）	750（17.6）	
二甲	7 793（41.1）	6 430（82.5）	1 363（17.5）	
二乙	1 335（7.0）	1 106（82.8）	229（17.2）	
二乙以下下浮10%	1 242（6.5）	970（78.1）	272（21.9）	
二乙以下下浮20%	2 844（15.0）	2 218（78.0）	626（22.0）	
入院季度				0.130
1	5 581（29.4）	4 582（82.1）	999（17.9）	
2	5 461（28.8）	4 401（80.6）	1 060（19.4）	
3	4 522（23.8）	3 687（81.5）	835（18.5）	
4	3 419（18.0）	2 753（80.5）	666（19.5）	
入院月份（月）				<0.001
1	2 147（11.3）	1 755（81.7）	392（18.3）	
2	1 451（7.6）	1 163（80.2）	288（19.8）	
3	1 983（10.4）	1 664（83.9）	319（16.1）	
4	1 817（9.6）	1 518（83.5）	299（16.5）	
5	1 897（10）	1 488（78.4）	409（21.6）	

续表

变量	总体（%）	30天全因再入院		P值
		否（%）	是（%）	
6	1 747（9.2）	1 395（79.9）	352（20.1）	
7	1 704（9.0）	1 348（79.1）	356（20.9）	
8	1 502（7.9）	1 248（83.1）	254（16.9）	
9	1 316（6.9）	1 091（82.9）	225（17.1）	
10	1 311（6.9）	1 073（81.8）	238（18.2）	
11	1 183（6.2）	945（79.9）	238（20.1）	
12	925（4.9）	735（79.5）	190（20.5）	
周末入院				0.639
否	14 765（77.8）	12 007（81.3）	2 758（18.7）	
是	4 218（22.2）	3 416（81.0）	802（19.0）	
首次住院时间（月）				<0.001
[1, 7]	4 309（22.7）	3 496（81.1）	813（18.9）	
[8, 14]	9 897（52.1）	8 318（84.0）	1 579（16.0）	
[15, 21]	3 304（17.4）	2 650（80.2）	654（19.8）	
[22, 28]	869（4.6）	611（70.3）	258（29.7）	
≥29	604（3.2）	348（57.6）	256（42.4）	
出院季度				0.667
1	5 034（26.5）	4 115（81.7）	919（18.3）	
2	5 577（29.4）	4 521（81.1）	1 056（18.9）	
3	4 711（24.8）	3 831（81.3）	880（18.7）	
4	3 661（19.3）	2 956（80.7）	705（19.3）	
出院月份（月）				<0.001
1	1 654（8.7）	1 371（82.9）	283（17.1）	
2	1 547（8.1）	1 240（80.2）	307（19.8）	
3	1 833（9.7）	1 504（82.1）	329（17.9）	
4	1 939（10.2）	1 615（83.3）	324（16.7）	
5	1 821（9.6）	1 478（81.2）	343（18.8）	
6	1 817（9.6）	1 428（78.6）	389（21.4）	
7	1 770（9.3）	1 399（79.0）	371（21.0）	
8	1 521（8.0）	1 247（82.0）	274（18.0）	
9	1 420（7.5）	1 185（83.5）	235（16.5）	
10	1 296（6.8）	1 050（81.0）	246（19.0）	
11	1 185（6.2）	968（81.7）	217（18.3）	
12	1 180（6.2）	938（79.5）	242（20.5）	

续表

变量	总体（%）	30天全因再入院		P值
		否（%）	是（%）	
周末出院				0.090
否	14 767（77.8）	12 036（81.5）	2 731（18.5）	
是	4 216（22.2）	3 387（80.3）	829（19.7）	
出院状态				<0.001
康复	15 447（81.4）	12 646（81.9）	2 801（18.1）	
其他	3 400（17.9）	2 669（78.5）	731（21.5）	
中途结账	136（0.7）	108（79.4）	28（20.6）	
不同临床特征患者再入院情况比较				
是否患有下列合并症				
C1：充血性心力衰竭	1 415（7.5）	1 117（78.9）	298（21.1）	0.023
C2：心律失常	1 486（7.8）	1 215（81.8）	271（18.2）	0.619
C3：心脏瓣膜病	141（0.7）	116（82.3）	25（17.7）	0.838
C4：肺循环障碍	369（1.9）	287（77.8）	82（22.2）	0.098
C5：周围血管疾病	2 658（14.0）	2 199（82.7）	459（17.3）	0.037
C6：无并发症高血压	1（0.0）	1（100.0）	0（0.0）	1.000
C7：伴并发症高血压	1 400（7.4）	1 160（82.9）	240（17.1）	0.117
C8：瘫痪	29（0.2）	23（79.3）	6（20.7）	0.977
C9：其他神经系统疾病	1 896（10.0）	1 553（81.9）	343（18.1）	0.454
C10：慢性阻塞性肺病	2 293（12.1）	1 851（80.7）	442（19.3）	0.513
C11：无并发症糖尿病	55（0.3）	39（70.9）	16（29.1）	0.073
C12：伴并发症糖尿病	765（4.0）	643（84.1）	122（15.9）	0.047
C13：甲状腺功能衰退	5（0.0）	5（100.0）	0（0.0）	0.616
C14：肾衰竭	319（1.7）	263（82.4）	56（17.6）	0.631
C15：肝病	1 862（9.8）	1 534（82.4）	328（17.6）	0.196
C16：消化性溃疡	131（0.7）	106（80.9）	25（19.1）	1.000
C17：AIDS/HIV	3（0.0）	1（33.3）	2（66.7）	0.166
C18：淋巴瘤	4（0.0）	2（50.0）	2（50.0）	0.337
C19：转移癌	8（0.0）	4（50.0）	4（50.0）	0.070
C20：无转移实体瘤	128（0.7）	91（71.1）	37（28.9）	0.005
C21：类风湿关节炎/胶原血管疾病	131（0.7）	110（84.0）	21（16.0）	0.491
C22：凝血功能障碍	253（1.3）	206（81.4）	47（18.6）	1.000
C23：肥胖	5（0.0）	4（80.0）	1（20.0）	1.000
C24：体质量下降	3（0.0）	1（33.3）	2（66.7）	0.166
C25：液体与电解质紊乱	1 807（9.5）	1417（78.4）	390（21.6）	0.001

续表

变量	总体（%）	30天全因再入院		P值
		否（%）	是（%）	
C26：失血性贫血	15（0.1）	11（73.3）	4（26.7）	0.649
C27：营养缺乏性贫血	44（0.2）	33（75.0）	11（25.0）	0.385
C28：酗酒	35（0.2）	30（85.7）	5（14.3）	0.645
C29：滥用药物	0（0.0）	0（0.0）	0（0.0）	—
C30：精神疾病	29（0.2）	23（79.3）	6（20.7）	0.977
C31：抑郁症	121（0.6）	87（71.9）	34（28.1）	0.012
再入院病因				<0.001
耳和乳突疾病	200（1.1）	172（86.0）	28（14.0）	
肺源性心脏病	20（0.1）	12（60.0）	8（40.0）	
高血压	987（5.2）	855（86.6）	132（13.4）	
呼吸系统疾病	2 656（14.0）	2 239（84.3）	417（15.7）	
肌肉、骨骼、结缔组织疾病	935（4.9）	792（84.7）	143（15.3）	
疾病和死亡的外因	9（0.0）	6（66.7）	3（33.3）	
精神和行为障碍	94（0.5）	82（87.2）	12（12.8）	
慢性风湿性心脏病	31（0.2）	24（77.4）	7（22.6）	
泌尿生殖系统疾病	311（1.6）	263（84.6）	48（15.4）	
某些传染病和寄生虫病	116（0.6）	90（77.6）	26（22.4）	
脑出血	263（1.4）	231（87.8）	32（12.2）	
缺血性脑卒中	6 902（36.4）	5 183（75.1）	1 719（24.9）	
脑血管病后遗症	225（1.2）	181（80.4）	44（19.6）	
内分泌营养和代谢疾病	594（3.1）	511（86.0）	83（14.0）	
皮肤疾病	56（0.3）	48（85.7）	8（14.3）	
其他心脏病	258（1.4）	206（79.8）	52（20.2）	
其他脑血管疾病	1 710（9.0）	1 513（88.5）	197（11.5）	
其他循环系统疾病	91（0.5）	72（79.1）	19（20.9）	
缺血性心脏病	750（4.0）	627（83.6）	123（16.4）	
神经系统疾病	1 108（5.8）	927（83.7）	181（16.3）	
损伤中毒和外因其他后果	232（1.2）	209（90.1）	23（9.9）	
消化系统疾病	839（4.4）	712（84.9）	127（15.1）	
血液及造血器官疾病	63（0.3）	48（76.2）	15（23.8）	
眼和附属器疾病	63（0.3）	56（88.9）	7（11.1）	
影响健康状态与保健机构接触的因素	16（0.1）	14（87.5）	2（12.5）	
症状、体征、临床与实验室异常所见	283（1.5）	222（78.4）	61（21.6）	
肿瘤	171（0.9）	128（74.9）	43（25.1）	

表 A-4 基于卡方检验的脑卒中患者 4 年同因再入院单因素分析

变量	脑卒中患者		同因首次再入院			P 值
	人数（人）	占比（%）	非再入院（人/人次）	再入院（人/人次）	再入院比/率（%）	
患者人数	101 042	100	85 130	15 912	15.7	
入院人次	125 397	100	101 042	24 355	19.9	
不同人口学特征患者同因再入院情况比较						
性别						<0.001
男性	49 250	48.7	41 285	7 965	16.2	
女性	51 792	51.2	43 845	7 947	15.3	
年龄（岁）						<0.001
[20, 50]	4 872	4.8	4 364	508	10.4	
[51, 64]	20 963	20.7	18 104	2 859	13.6	
[65, 107]	75 207	74.4	62 662	12 545	16.7	
医保类型						<0.001
城镇职工医保	60 912	60.2	50 474	10 438	17.1	
城乡居民医保	40 130	39.7	34 656	5 474	13.6	
报销比例						<0.001
[0.5~0.7)	14 067	13.9	12 532	1 535	10.9	
[0.7~0.9)	32 139	31.8	27 640	4 499	14.0	
[0.9~1.0]	54 836	54.2	44 958	9 878	18.0	
区域						<0.001
城区 1	19 986	19.8	16 100	3 886	19.4	
城区 2	2 685	2.7	2 208	477	17.8	
城区 3	2 106	2.1	1 848	258	12.3	
城区 4	3 677	3.6	2 896	781	21.2	
城区 5	2 149	2.1	1 763	386	18.0	
城区 6	4 538	4.5	3 820	718	15.8	
城区 7	3 689	3.6	3 251	438	11.9	
城区 8	3 744	3.7	3 186	558	14.9	
城区 9	2 068	2.0	1 693	375	18.1	
城区 10	4 243	4.2	3 651	592	14.0	
城区 11	2 121	2.1	1 862	259	12.2	
城区 12	2 109	2.1	1 860	249	11.8	
城区 13	2 527	2.5	2 052	475	18.8	
城区 14	6 893	6.8	5 830	1 063	15.4	
郊县 1	4 042	4.0	3 542	500	12.4	
郊县 2	3 790	3.7	3 244	546	14.4	

续表

变量	脑卒中患者		同因首次再入院			P值
	人数（人）	占比（%）	非再入院（人/人次）	再入院（人/人次）	再入院比/率（%）	
郊县3	5 928	5.9	4 924	1 004	16.9	
郊县4	3 961	3.9	3 596	365	9.2	
郊县5	5 036	5.0	4 365	671	13.3	
郊县6	7 565	7.5	6 440	1 125	14.9	
郊县7	2 392	2.4	2 021	371	15.5	
郊县8	3 790	3.7	3 228	562	14.8	
郊县9	2 003	2.0	1 750	253	12.6	
不同住院过程患者同因再入院情况比较						
医院级别						<0.001
三级医院	43 117	42.6	37 267	5 850	13.6	
二级医院	41 385	40.9	34 613	6 772	16.4	
一级医院	8 716	8.6	6 786	1 930	22.1	
社区医院	1 081	1.1	879	202	18.7	
乡镇卫生院	6 743	6.7	5 585	1 158	17.2	
首次LOS						<0.001
[1, 7]	27 311	27.0	24 335	2 976	10.9	
[8, 14]	49 278	48.7	41 496	7 782	15.8	
[15, 21]	16 187	16.0	13 029	3 158	19.5	
[22, 28]	4 409	4.4	3 438	971	22.0	
≥29	3 857	3.8	2 832	1 025	26.6	
入院季度						<0.001
1	25 550	25.3	20 946	4 604	18.0	
2	28 280	28.0	23 532	4 748	16.8	
3	25 853	25.6	22 177	3 676	14.2	
4	21 359	21.1	18 475	2 884	13.5	
入院月份（月）						<0.001
1	9 035	8.9	7 282	1 753	19.4	
2	7 099	7.0	5 869	1 230	17.3	
3	9 416	9.3	7 795	1 621	17.2	
4	9 264	9.2	7 640	1 624	17.5	
5	9 679	9.6	8 062	1 617	16.7	
6	9 337	9.2	7 830	1 507	16.1	
7	9 384	9.3	7 997	1 387	14.8	
8	8 741	8.6	7 537	1 204	13.8	

续表

变量	脑卒中患者		同因首次再入院			P值
	人数（人）	占比（%）	非再入院（人/人次）	再入院（人/人次）	再入院比/率（%）	
9	7 728	7.6	6 643	1 085	14.0	
10	7 741	7.7	6 635	1 106	14.3	
11	7 608	7.5	6 635	973	12.8	
12	6 010	5.9	5 205	805	13.4	
入院日						0.019
1	17 497	17.3	14 734	2 763	15.8	
2	15 664	15.5	13 268	2 396	15.3	
3	15 159	15.0	12 777	2 382	15.7	
4	15 236	15.1	12 711	2 525	16.6	
5	14 715	14.5	12 450	2 265	15.4	
6	11 607	11.5	9 833	1 774	15.3	
7	11 164	11.0	9 357	1 807	16.2	
出院状态						<0.001
康复	77 200	76.4	65 018	12 182	15.8	
转院	4 930	4.9	4 053	877	17.8	
死亡	924	0.9	924	0	0.0	
中途结账	17 926	17.7	15 078	2 848	15.9	
其他	62	0.1	57	5	8.1	
不同临床特征患者同因再入院情况比较						
脑卒中亚病种						<0.001
I63.801	11 958	11.8	11 315	643	5.4	
I63.804	301	0.3	242	59	19.6	
I63.900	5 564	5.5	5 285	279	5.0	
I63.901	5 927	5.9	4 751	1 176	19.8	
I63.902	58 654	58.0	47 842	10 812	18.4	
I63.903	16 586	16.4	13 818	2 768	16.7	
I63.904	909	0.9	803	106	11.7	
I63.905	680	0.7	640	40	5.9	
I63.906	167	0.2	159	8	4.8	
其他	296	0.3	275	21	7.1	
C1						<0.001
0	94 249	93.2	79 532	14 717	15.6	
1	6 793	6.7	5 598	1 195	17.6	
C4						0.025

续表

变量		脑卒中患者		同因首次再入院			P值
		人数（人）	占比（%）	非再入院（人/人次）	再入院（人/人次）	再入院比/率（%）	
	0	99 193	98.1	83 537	15 656	15.8	
	1	1 849	1.8	1 593	256	13.8	
C7							0.001
	0	93 970	92.9	79 267	14 703	15.6	
	1	7 072	7.0	5 863	1 209	17.1	
C8							<0.001
	0	100 931	99.8	85 051	15 880	15.7	
	1	111	0.1	79	32	28.8	
C9							<0.001
	0	92 278	91.2	77 933	14 345	15.5	
	1	8 764	8.7	7 197	1 567	17.9	
C12							<0.001
	0	97 578	96.5	82 320	15 258	15.6	
	1	3 464	3.4	2 810	654	18.9	
C15							<0.001
	0	90 964	89.9	76 490	14 474	15.9	
	1	10 078	10.0	8 640	1 438	14.3	
C25							0.002
	0	90 687	89.7	76 298	14 389	15.9	
	1	10 355	10.2	8 832	1 523	14.7	

二、第5章的模型参数值

第5章的模型参数值见表 A-5～表 A-6。

表 A-5　三个风险水平患者的30天再入院概率密度分布 $\tilde{\lambda}_{ti}$

已出院时间（天）	高风险患者	中风险患者	低风险患者
1	0.040	0.004	0.001
2	0.066	0.013	0.001
3	0.054	0.012	0.002
4	0.050	0.011	0.003
5	0.037	0.010	0.008
6	0.033	0.009	0.005

续表

已出院时间（天）	高风险患者	中风险患者	低风险患者
7	0.042	0.009	0.006
8	0.042	0.009	0.004
9	0.025	0.008	0.001
10	0.025	0.007	<0.001
11	0.024	0.005	<0.001
12	0.023	0.005	<0.001
13	0.023	0.007	<0.001
14	0.023	0.005	<0.001
15	0.020	0.007	<0.001
16	0.022	0.006	<0.001
17	0.021	0.005	<0.001
18	0.021	0.006	<0.001
19	0.021	0.005	<0.001
20	0.014	0.005	<0.001
21	0.012	0.003	<0.001
22	0.010	0.003	<0.001
23	0.009	0.003	<0.001
24	0.009	0.002	<0.001
25	0.008	0.001	<0.001
26	0.008	0.001	<0.001
27	0.005	0.001	<0.001
28	0.005	0.001	<0.001
29	0.001	0.001	<0.001
30	0.001	0.001	<0.001

表 A-6 随访干预方式相关参数

风险分层参数	高风险	中风险	低风险
门诊干预成本 c_{1i} 元/次	200	90	60
电话/微信干预成本 c_{2i} 元/次	40	30	10
门诊干预有效性 α_i	0.9	0.9	0.9
电话/微信干预有效性 β_i	0.4	0.4	0.4
门诊干预有效性影响衰退因子 P_1	0.6		
电话/微信干预有效性影响衰退因子 P_2	0.2		
门诊干预产能 W_1	50		
电话/微信干预产能 W_2	100		

三、第6章灵敏度分析的关键参数变化对均衡决策和利润的影响

第6章灵敏度分析的关键参数变化对均衡决策和利润的影响见表 A-7～表 A-10。

表 A-7 三级医院服务产能 μ_1 对均衡决策和均衡利润的影响

μ_1	λ_p^{1*}	λ_p^{2*}	λ_p^{3*}	λ_p^{4*}	P_s^{2*}	P_s^{4*}
33	9.32	0.99	9.44	0.99	125.26	125.87
34	9.02	1.90	9.16	1.92	33.56	34.33
35	8.73	2.66	8.89	2.75	16.39	17.09
36	8.44	3.24	8.62	3.39	10.31	11.08
37	8.16	3.65	8.36	3.86	7.43	8.27
38	7.88	3.91	8.11	4.18	5.80	6.70
39	7.60	4.08	7.87	4.39	4.77	5.71
40	7.33	4.17	7.62	4.52	4.05	5.03
41	7.07	4.20	7.39	4.59	3.53	4.53
42	6.80	4.19	7.16	4.61	3.13	4.15
43	6.54	4.14	6.93	4.68	2.81	3.82
44	6.28	4.08	6.71	4.74	2.55	3.55
45	6.03	3.99	6.50	4.52	2.34	3.40
46	5.78	3.90	6.29	4.45	2.15	3.23
μ_1	$U_c(\lambda_p^{1*})$	$U_1(\lambda_p^{2*}, P_s^{2*})$	$U_2(\lambda_p^{2*}, P_s^{2*})$	$\tilde{U}_c(\lambda_p^{3*})$	$\tilde{U}_1(\lambda_p^{4*}, P_s^{4*})$	$\tilde{U}_2(\lambda_p^{4*}, P_s^{4*})$
33	735.63	282.25	268.04	700.04	244.43	268.34
34	738.64	460.47	207.26	702.96	422.89	207.83
35	741.32	518.65	186.44	705.56	481.59	187.25
36	743.73	547.02	175.62	707.89	510.02	176.62
37	745.90	563.74	168.86	709.98	526.67	169.98
38	747.87	574.81	164.17	711.87	537.63	165.38
39	749.66	582.75	160.71	713.58	545.45	161.98
40	751.30	588.79	158.04	715.15	551.37	159.34
41	752.81	593.58	155.94	716.58	556.05	157.25
42	754.21	597.49	154.23	717.90	559.87	155.55
43	755.50	600.76	152.84	719.12	563.19	154.15
44	756.69	603.54	151.68	720.24	566.01	152.97
45	757.81	605.95	150.71	721.29	568.13	151.98
46	758.85	608.05	149.89	722.26	570.18	151.14

表 A-8 二级康复医院服务产能 μ_2 对均衡决策和均衡利润的影响

μ_2	λ_p^{1*}	λ_p^{2*}	λ_p^{3*}	λ_p^{4*}	P_s^{2*}	P_s^{4*}
25	4.36	2.84	4.50	3.00	5.11	6.16
26	4.97	3.14	5.13	3.34	4.83	5.86
27	5.57	3.43	5.76	3.66	4.59	5.61
28	6.16	3.69	6.39	3.96	4.39	5.39
29	6.75	3.94	7.01	4.25	4.21	5.20
30	7.33	4.17	7.62	4.52	4.05	5.03
31	7.91	4.38	8.24	4.77	3.92	4.88
32	8.49	4.57	8.86	5.01	3.80	4.74
33	9.06	4.75	9.47	5.24	3.69	4.62
34	9.62	4.92	10.08	5.46	3.60	4.51
35	10.18	5.07	10.69	5.66	3.51	4.42
μ_2	$\tilde{U}_c(\lambda_p^{1*})$	$U_1(\lambda_p^{2*}, P_s^{2*})$	$U_2(\lambda_p^{2*}, P_s^{2*})$	$\tilde{U}_c(\lambda_p^{3*})$	$\tilde{U}_1(\lambda_p^{4*}, P_s^{4*})$	$\tilde{U}_2(\lambda_p^{4*}, P_s^{4*})$
25	739.29	585.14	152.04	702.22	547.18	152.92
26	742.18	585.97	153.64	705.30	548.11	154.61
27	744.79	586.75	155.00	708.09	548.99	156.06
28	747.16	587.48	156.16	710.64	549.83	157.31
29	749.32	588.16	157.17	712.99	550.62	158.40
30	751.30	588.79	158.04	715.15	551.37	159.34
31	753.13	589.38	158.81	717.15	552.07	160.18
32	754.81	589.92	159.48	719.01	552.73	160.92
33	756.37	590.41	160.08	720.75	553.35	161.58
34	757.82	590.87	160.61	722.38	553.93	162.16
35	759.18	591.30	161.09	723.91	554.48	162.69

表 A-9 三级医院再入院率 r 对均衡决策和均衡利润的影响

r	λ_p^{3*}	λ_p^{4*}	P_s^{4*}	$\tilde{U}_c(\lambda_p^{3*})$	$\tilde{U}_1(\lambda_p^{4*}, P_s^{4*})$	$\tilde{U}_2(\lambda_p^{4*}, P_s^{4*})$
0.16	7.39	4.23	4.97	721.03	558.26	158.29
0.17	7.45	4.30	4.98	719.55	556.54	158.55
0.18	7.51	4.37	5.00	718.08	554.81	158.81
0.19	7.57	4.45	5.01	716.61	553.09	159.08
0.20	7.62	4.52	5.03	715.15	551.37	159.34
0.21	7.68	4.59	5.04	713.69	549.65	159.62
0.22	7.74	4.67	5.06	712.23	547.94	159.90
0.23	7.79	4.74	5.08	710.78	546.23	160.18
0.24	7.84	4.82	5.09	709.33	544.52	160.46

续表

r	λ_p^{3*}	λ_p^{4*}	P_s^{4*}	$\tilde{U}_c(\lambda_p^{3*})$	$\tilde{U}_1(\lambda_p^{4*}, P_s^{4*})$	$\tilde{U}_2(\lambda_p^{4*}, P_s^{4*})$
0.25	7.90	4.89	5.11	707.88	542.81	160.76
0.26	7.95	4.97	5.13	706.43	541.10	161.05
0.27	8.00	5.05	5.14	704.99	539.40	161.35
0.28	8.05	5.13	5.16	703.55	537.69	161.66
0.29	8.10	5.21	5.18	702.12	535.99	161.97
0.30	8.15	5.29	5.20	700.69	534.29	162.28
0.31	8.20	5.37	5.21	699.26	532.59	162.60
0.32	8.25	5.46	5.23	697.83	530.89	162.93
0.33	8.30	5.54	5.25	696.41	529.19	163.26
0.34	8.34	5.62	5.27	694.99	527.49	163.59
0.35	8.39	5.70	5.30	693.57	525.79	163.93
0.36	8.44	5.79	5.32	692.15	524.09	164.28
0.37	8.48	5.87	5.34	690.74	522.39	164.63

表 A-10 二级康复医院再入院率 θ 对均衡决策和均衡利润的影响

θ	λ_p^{3*}	λ_p^{4*}	P_s^{4*}	$\tilde{U}_c(\lambda_p^{3*})$	$\tilde{U}_1(\lambda_p^{4*}, P_s^{4*})$	$\tilde{U}_2(\lambda_p^{4*}, P_s^{4*})$
0.01	8.34	5.62	4.43	721.87	554.37	163.59
0.02	8.30	5.54	4.47	721.37	554.15	163.26
0.03	8.25	5.46	4.51	720.87	553.93	162.93
0.04	8.20	5.37	4.55	720.38	553.71	162.60
0.05	8.15	5.29	4.60	719.89	553.49	162.28
0.06	8.10	5.21	4.64	719.40	553.27	161.97
0.07	8.05	5.13	4.68	718.91	553.05	161.66
0.08	8.00	5.05	4.72	718.43	552.84	161.35
0.09	7.95	4.97	4.77	717.95	552.62	161.05
0.10	7.90	4.89	4.81	717.48	552.41	160.76
0.11	7.84	4.82	4.85	717.01	552.20	160.46
0.12	7.79	4.74	4.90	716.54	551.99	160.18
0.13	7.74	4.67	4.94	716.07	551.78	159.90
0.14	7.68	4.59	4.98	715.61	551.57	159.62
0.15	7.62	4.52	5.03	715.15	551.37	159.34
0.16	7.57	4.45	5.07	714.69	551.17	159.08
0.17	7.51	4.37	5.12	714.24	550.97	158.81
0.18	7.45	4.30	5.16	713.79	550.78	158.55
0.19	7.39	4.23	5.21	713.35	550.58	158.29

参考文献

[1] 国务院. 中国防治慢性病中长期规划（2017—2025 年）[EB/OL].（2017-02-14）[2017-02-20].

[2] 马丽媛，王增武，樊静，等.《中国心血管健康与疾病报告 2021》要点解读[J]. 中国全科医学，2022，25（27）：3331-3346.

[3] 世界银行. 慢性病对中国经济社会福祉构成威胁[EB/OL].（2011-07-27）[2011-07-30].

[4] 国务院. 国务院关于实施健康中国行动的意见[EB/OL].（2019-07-15）[2019-07-20].

[5] 健康中国行动推进委员会. 健康中国行动（2019—2030 年）[EB/OL].（2019-07-15）[2019-07-20].

[6] WANG W，JIANG B，SUN H，et al. Prevalence，incidence，and mortality of stroke in China[J]. Circulation，2017，135（8）：759-771.

[7] WU S，WU B，LIU M，et al. Stroke in China：advances and challenges in epidemiology，prevention，and management[J]. The Lancet Neurology，2019，18（4）：394-405.

[8] 央视新闻客户端. 我国卒中患病总人数超 2800 万[EB/OL].（2021-10-29）[2021-10-30].

[9] 中国脑卒中防治报告编写组.《中国脑卒中防治报告 2019》概要[J]. 中国脑血管病杂志，2020，17（5）：272-281.

[10] DONKOR E S. Stroke in the 21st century：a snapshot of the burden，epidemiology，and quality of life[J]. Stroke Research and Treatment，2018，2018：1-10.

[11] MA Q，LI R，WANG L，et al. Temporal trend and attributable risk factors of stroke burden in China，1990-2019：an analysis for the global burden of disease study 2019[J]. The Lancet Public Health，2021，6（12）：e897-e906.

[12] 国务院."十四五"国民健康规划[EB/OL].（2022-04-27）[2022-04-28].

[13] 国家卫生健康委. 三级医院评审标准（2020 年版）[EB/OL].（2020-12-21）[2020-12-25].

[14] 国家卫生健康委. 三级医院评审标准（2020 年版）实施细则[EB/OL].（2021-10-09）[2021-10-13].

[15] 张传备，李方，翟春晓，等. 高斯过程模型对慢性心衰患者 1 年内再入院的风险评估[J]. 山东大学学报（医学版），2020，58（6）：28-33.

[16] 杨杰，张永媛，王清亮，等. 2018 年济南市某三级医院 31 天内非计划再入院研究[J]. 山东大学学报. 医学版，2020，58（2）：90-95.

[17] 赵莉丽，李卫红. 眼部疾病 31 日内再入院指标评价及影响因素分析[J]. 中国医院管理，2016，36（1）：51-53.

[18] 国务院. 关于推进分级诊疗制度建设的指导意见[EB/OL].（2015-09-11）[2018-09-20].

[19] 中华人民共和国国家发展和改革委员会."十四五"优质高效医疗卫生服务体系建设实施方案[EB/OL].（2021-06-17）[2021-06-20].

[20] BERTSH K M. Day-of-discharge planning at acute care hospitals[D]. Dayton：Wright State University，2014.

[21] LASATER K B. Hospital nursing linked to readmissions following total hip and knee arthroplasty[M]. University of Pennsylvania，2015.

[22] 杨辉，THOMAS S. 再入院：概念、测量和政策意义[J]. 中国卫生质量管理，2009，16（5）：113-115.

[23] HONG A，SHAH Y，SINGH K，et al. Characteristics and predictors of 7- and 30-day hospital readmissions to pediatric neurology[J]. Neurology，2019，92（16）：e1926-e1932.

[24] KILKENNY M F，LONGWORTH M，POLLACK M，et al. Factors associated with 28-day hospital readmission after stroke in Australia[J]. Stroke，2013，44（8）：2260-2268.

[25] WEN T，LIU B，WAN X，et al. Risk factors associated with 31-day unplanned readmission in 50，912 discharged patients after stroke in China[J]. BMC Neurology，2018，18（1）：218.

[26] 陈丽. 我国再入院率衡量住院医疗服务质量的适用性分析[J]. 中国医院管理，2016，36（1）：48-50.

[27] Kim Y，Ejaz A，Xu L，et al. Understanding recurrent readmission after major surgery among patients with employer-provided health insurance[J]. The American Journal of Surgery，2016，212（2）：305-314.

[28] KOCIOL R D，LOPES R D，CLARE R，et al. International variation in and factors associated with hospital readmission after myocardial infarction[J]. JAMA，2012，307（1）：66-74.

[29] NAKAGAWA K，AHN H J，TAIRA D A，et al. Ethnic comparison of 30-day potentially preventable readmissions after stroke in Hawaii[J]. Stroke，2016，47（10）：2611-2617.

[30] COPPA K，KIM E J，OPPENHEIM M I，et al. Examination of post-discharge follow-up appointment status and 30-day readmission[J]. Gen Intern Med，2021，36（5）：1214-1221.

[31] 苗晓慧，赵俐红，涂双燕，等. 脑卒中病人再入院率及相关因素研究进展[J]. 护理研究，2016，30（14）：1684-1686.

[32] Centers for Medicare & Medicaid Services（CMS）. 2016 Condition-specific measures updates and specifications report hospital-level 30-day risk-standardized readmission measures [EB/OL].（2016-03-25）[2016-03-25].

[33] Department Of Health. Equity and excellence：Liberating the NHS[EB/OL].（2010-07-10）[2018-01-08].

[34] KOLMOS M，CHRISTOFFERSEN L，KRUUSE C. Recurrent ischemic stroke-a systematic review and meta-analysis[J]. Journal of Stroke and Cerebrovascular Diseases，2021，30（8）：105935.

[35] DESAI M M，STAUFFER B D，FERINGA H H H，et al. Statistical models and patient predictors of readmission for acute myocardial infarction[J]. Circulation：Cardiovascular Quality and Outcomes，2009，2（5）：500-507.

[36] KANSAGARA D, ENGLANDER H, SALANITRO A, et al. Risk prediction models for hospital readmission: a systematic review[J]. JAMA. 2011, 06 (15): 1688-1698.

[37] KIM L K, YEO I, CHEUNG J W, et al. Thirty-day readmission rates, timing, causes, and costs after ST-segment-elevation myocardial infarction in the United States: a national readmission database analysis 2010-2014[J]. Journal of the American Heart Association, 2018, 7 (18): e009863.

[38] TRIPATHI A, ABBOTT J D, FONAROW G C, et al. Thirty-day readmission rate and costs after percutaneous coronary intervention in the United States[J]. Circulation: Cardiovascular Interventions, 2017, 10 (12): e005925.

[39] RIOS-DIAZ A J, CUNNING J R, BROACH R B, et al. One-year health care utilization and recurrence after incisional hernia repair in the United States: a population-based study using the nationwide readmission database[J]. Journal of Surgical Research, 2020, 255: 267-276.

[40] POLLIFRONE M, CALLENDER L, BENNETT M, et al. Predictors for 30-day readmissions after traumatic brain injury[J]. Journal of Head Trauma Rehabilitation, 2021, 36 (3): e178-e185.

[41] ARUNDEL C, LAM P H, KHOSLA R, et al. Association of 30-day all-cause readmission with long-term outcomes in hospitalized older medicare beneficiaries with heart failure[J]. The American Journal of Medicine, 2016, 129 (11): 1178-1184.

[42] SHAHEEN A A, NGUYEN H H, CONGLY S E, et al. Nationwide estimates and risk factors of hospital readmission in patients with cirrhosis in the United States[J]. Liver International, 2019, 39 (5): 878-884.

[43] SHIRAISHI Y, KOHSAKA S, SATO N, et al. 9-year trend in the management of acute heart failure in Japan: a report from the national consortium of acute heart failure registries[J]. Journal of the American Heart Association, 2018, 7 (18): e008687.

[44] Centers for Medicare & Medicaid Services (CMS). Variation in 30-day readmission rates across hospitals following hospitalizations for acute myocardial infarction, chronic obstructive pulmonary disease, heart failure, pneumonia, and acute ischemic stroke. [EB/OL]. (2017-09-25) [2017-09-25].

[45] LEE S A, PARK E, SHIN J, et al. Patient and hospital factors associated with 30-day unplanned readmission in patients with stroke[J]. Journal of Investigative Medicine, 2019, 67 (1): 52-58.

[46] LABROSCIANO C, AIR T, TAVELLA R, et al. Readmissions following hospitalisations for cardiovascular disease: a scoping review of the Australian literature[J]. Australian Health Review, 2020, 44 (1): 93.

[47] RUFF C, GERHARZ A, GROLL A, et al. Disease-dependent variations in the timing and causes of readmissions in Germany: a claims data analysis for six different conditions[J]. PLOS ONE, 2021, 16 (4): e250298.

[48] ANG S H, HWONG W Y, BOTS M L, et al. Risk of 28-day readmissions among stroke patients in Malaysia (2008-2015): trends, causes and its associated factors[J]. PLOS ONE,

2021，16（1）：e245448.

[49] BJERKREIM A T, KHANEVSKI A N, SELVIK H A, et al. The impact of ischaemic stroke subtype on 30-day hospital readmissions[J]. Stroke Research and Treatment，2018，2018：1-7.

[50] 文天才，刘保延，张艳宁. 缺血性脑卒中患者31天内非计划性再入院风险因素研究：随机森林模型[J]. 中国循证医学杂志，2019，19（5）：532-538.

[51] XU Y, YANG X, HUANG H, et al. Extreme gradient boosting model has a better performance in predicting the risk of 90-day readmissions in patients with ischaemic stroke[J]. Journal of Stroke and Cerebrovascular Diseases，2019，28（12）：104441.

[52] 孙超，胡慧秀，邓颖，等. 老年缺血性脑卒中患者非计划性再入院危险因素分析及风险预测模型构建[J]. 中国护理管理，2020，20（11）：1601-1605.

[53] TOO G, WEN T, BOEHME A K, et al. Timing and risk factors of postpartum stroke[J]. Obstetrics and Gynecology，2018，131（1）：70-78.

[54] 李思琴，袁平乔，黄姝绮，等. 脑卒中病人30d内非计划再入院相关因素研究进展[J]. 护理研究，2019，33（19）：3356-3360.

[55] ZHOU H, DELLA P R, ROBERTS P, et al. Utility of models to predict 28-day or 30-day unplanned hospital readmissions：an updated systematic review[J]. BMJ Open，2016，6（6）：e11060.

[56] ARTETXE A, BERISTAIN A, GRAÑA M. Predictive models for hospital readmission risk：a systematic review of methods[J]. Computer Methods and Programs in Biomedicine，2018，164：49-64.

[57] COFFEY A, LEAHY-WARREN P, SAVAGE E, et al. Interventions to promote early discharge and avoid inappropriate hospital（re）admission：a systematic review[J]. International Journal of Environmental Research and Public Health，2019，16（14）：1-16.

[58] FRANCKOWIAK T M, RAUB J N, YOST R. Derivation and validation of a hospital all-cause 30-day readmission index[J]. American Journal of Health-System Pharmacy，2019，76（7）：436-443.

[59] MIN X, YU B, WANG F. Predictive modeling of the hospital readmission risk from patients' claims data using machine learning：a case study on COPD[J]. Scientific Reports，2019，9（1）：1-10.

[60] 李金林，赵秀林，张素威，等. 非计划再入院风险预测研究[J]. 北京理工大学学报，2020，40（2）：198-205.

[61] ZHANG Z, QIU H, LI W, et al. A stacking-based model for predicting 30-day all-cause hospital readmissions of patients with acute myocardial infarction[J]. BMC Medical Informatics and Decision Making，2020，20（1）：1-13.

[62] SHANG Y, JIANG K, WANG L, et al. The 30-days hospital readmission risk in diabetic patients：predictive modeling with machine learning classifiers[J]. BMC Medical Informatics and Decision Making，2021，21（S2）：1-11.

[63] 林瑜，吴静依，蔺轲，等. 基于集成学习模型预测重症患者再入重症监护病房的风险[J]. 北京大学学报（医学版），2021，53（3）：566-572.

[64] LINEBACK C M, GARG R, OH E, et al. Prediction of 30-day readmission after stroke using machine learning and natural language processing[J]. Frontiers in Neurology, 2021, 12: 1-8.

[65] CUONG L D P, WANG D. A comparison of machine learning methods to predict hospital readmission of diabetic patient[J]. Studies of Applied Economics, 2021, 39(4): 1-15.

[66] AMRITPHALE A, CHATTERJEE R, CHATTERJEE S, et al. Predictors of 30-day unplanned readmission after carotid artery stenting using artificial intelligence[J]. Advances in Therapy, 2021, 38(6): 2954-2972.

[67] SHAH A A, DEVANA S K, LEE C, et al. Prediction of major complications and readmission after lumbar spinal fusion: a machine learning–driven approach[J]. World Neurosurgery, 2021, 152: e227-e234.

[68] AFRASH M R, KAZEMI-ARPANAHI H, SHANBEHZADEH M, et al. Predicting hospital readmission risk in patients with the COVID-19: a machine learning approach[J]. Informatics in Medicine Unlocked, 2022, 30: 100908.

[69] HOGAN A H, BRIMACOMBE M, MOSHA M, et al. Comparing artificial intelligence and traditional methods to identify factors associated with pediatric asthma readmission[J]. Academic Pediatrics, 2022, 22(1): 55-61.

[70] UNO H, CAI T, PENCINA M J, et al. On the C-statistics for evaluating overall adequacy of risk prediction procedures with censored survival data[J]. Statistics in Medicine, 2011, 30(10): 1105-1117.

[71] WESTREICH D, COLE S R, FUNK M J, et al. The role of the C-statistic in variable selection for propensity score models[J]. Pharmacoepidemiology and Drug Safety, 2011, 20(3): 317-320.

[72] GATT M L, CASSAR M, BUTTIGIEG S C. A review of literature on risk prediction tools for hospital readmissions in older adults[J]. Journal of Health Organization and Management, 2022, 36(4): 521-557.

[73] The Society Of Thoracic. STS Adult Cardiac Surgery Database Version 4.20[EB/OL]. (2022-02-08)[2022-02-10].

[74] Center For Outcomes Research & Evaluation. Readmission Risk Calculators[EB/OL]. (2018-07-20)[2019-06-10].

[75] MAHMOUDI E, KAMDAR N, KIM N, et al. Use of electronic medical records in development and validation of risk prediction models of hospital readmission: systematic review[J]. BMJ, 2020: m958.

[76] HUANG Y, TALWAR A, CHATTERJEE S, et al. Application of machine learning in predicting hospital readmissions: a scoping review of the literature[J]. BMC Medical Research Methodology, 2021, 21(1): 1-14.

[77] GOLDFIELD N I, MCCULLOUGH E C, HUGHES J S, et al. Identifying potentially preventable readmissions[J]. Health Care Financing Review, 2008, 30(1): 75-91.

[78] FOSTER D, HARKNESS G. Healthcare Reform: Pending Changes to Reimbursement

for 30-day Readmissions[M]. Ann Arbor, MI.: Thomson Reuters, 2010.

[79] HANSEN L O, YOUNG R S, HINAMI K, et al. Interventions to reduce 30-day rehospitalization: a systematic review[J]. Annals of internal medicine, 2011, 155 (8): 520-528.

[80] 覃桂荣. 出院患者延续护理的现状及发展趋势[J]. 护理学杂志, 2012, 23 (3): 89-91.

[81] JACKSON C, SHAHSAHEBI M, WEDLAKE T, et al. Timeliness of outpatient follow-up: an evidence-based approach for planning after hospital discharge[J]. The Annals of Family Medicine, 2015, 13 (2): 115-122.

[82] MISKY G J, WALD H L, COLEMAN E A. Post-hospitalization transitions: examining the effects of timing of primary care provider follow-up[J]. Journal of Hospital Medicine, 2010, 5 (7): 392-397.

[83] FIELD T S, OGAREK J, GARBER L, et al. Association of early post-discharge follow-up by a primary care physician and 30-day rehospitalization among older adults[J]. Journal General Internal Medicine, 2015, 30 (5): 565-571.

[84] KASHIWAGI D T, BURTON M C, KIRKLAND L L, et al. Do timely outpatient follow-up visits decrease hospital readmission rates[J]. American Journal of Medical Quality, 2011, 27 (1): 11-15.

[85] TSILIMINGRAS D, GHOSH S, DUKE A, et al. The association of post-discharge adverse events with timely follow-up visits after hospital discharge[J]. PLOS ONE, 2017, 12 (8): e182669.

[86] BUDHRAM S C. An Economic Evaluation Comparing Stroke Telemedicine to Conventional Stroke Medicine[M]. Robert Morris University, 2011.

[87] 谢敏. 从国家自然科学基金项目资助情况看我国预防医学的研究情况[J]. 世界科技研究与发展, 2021, 43 (2): 228-241.

[88] MCCALL J J. Maintenance policies for stochastically failing equipment: a survey [J]. Management Science, 1965, 11 (5): 493-524.

[89] ALASWAD S, XIANG Y. A review on condition-based maintenance optimization models for stochastically deteriorating system[J]. Reliability Engineering & System Safety, 2017, 157: 54-63.

[90] ZHAO X, FOULADIRAD M, BÉRENGUER C, et al. Condition-based inspection/replacement policies for non-monotone deteriorating systems with environmental covariates[J]. Reliability Engineering & System Safety, 2010, 95 (8): 921-934.

[91] LAM J Y J, BANJEVIC D. A myopic policy for optimal inspection scheduling for condition based maintenance[J]. Reliability Engineering & System Safety, 2015, 144: 1-11.

[92] TANG D, YU J, CHEN X, et al. An optimal condition-based maintenance policy for a degrading system subject to the competing risks of soft and hard failure[J]. Computers & Industrial Engineering, 2015, 83: 100-110.

[93] LIN Z, HUANG Y, FANG C. Non-periodic preventive maintenance with reliability thresholds for complex repairable systems[J]. Reliability Engineering & System Safety, 2015, 136: 145-156.

[94] ZEQUEIRA R I, BÉRENGUER C. Optimal scheduling of non-perfect inspections[J]. IMA Journal of Management Mathematics, 2006, 17 (2): 187-207.

[95] BERRADE M D, CAVALCANTE C A V, Scarf P A. Maintenance scheduling of a protection system is subject to imperfect inspection and replacement[J]. European Journal of Operational Research, 2012, 218 (3): 716-725.

[96] HE K, MAILLART L M, PROKOPYEV O A. Scheduling preventive maintenance as a function of an imperfect inspection interval[J]. IEEE Transactions on Reliability, 2015, 64 (3): 983-997.

[97] YEH R H, CHANG W L. Optimal threshold value of failure-rate for leased products with preventive maintenance actions[J]. Mathematical and Computer Modelling, 2007, 46 (5-6): 730-737.

[98] SCHUTZ J, REZG N, Léger J B. Periodic and sequential preventive maintenance policies over a finite planning horizon with a dynamic failure law[J]. Journal of Intelligent Manufacturing, 2011, 22 (4): 523-532.

[99] YEH R H, CHANG W L, Lo H. Optimal threshold values of age and two-phase maintenance policy for leased equipments using the age reduction method[J]. Annals of Operations Research, 2010, 181 (1): 171-183.

[100] WANG Z, YANG J, WANG G, et al. Sequential imperfect preventive maintenance policy with random maintenance quality under reliability limit[J]. Proceedings of the Institution of Mechanical Engineers, Part C: Journal of Mechanical Engineering Science, 2011, 225 (8): 1926-1935.

[101] DOYEN L, DROUILHET R, BRENIERE L. A generic framework for generalized virtual age models[J]. IEEE Transactions on Reliability, 2020, 69 (2): 816-832.

[102] LIN D, ZUO M, YAM R. General sequential imperfect preventive maintenance models[J]. International Journal of Reliability, Quality, and Safety Engineering, 2000, 7 (3): 253-266.

[103] LIN D, ZUO M J, YAM R C M. Sequential imperfect preventive maintenance models with two categories of failure modes[J]. Naval Research Logistics, 2001, 48 (2): 172-183.

[104] DO P, VOISIN A, LEVRAT E, et al. A proactive condition-based maintenance strategy with both perfect and imperfect maintenance actions[J]. Reliability Engineering & System Safety, 2015, 133: 22-32.

[105] GOUIAA-MTIBAA A, DELLAGI S, ACHOUR Z, et al. Integrated maintenance-quality policy with rework process under improved imperfect preventive maintenance[J]. Reliability Engineering & System Safety, 2018, 173: 1-11.

[106] BARLOW R E P F. Mathematical Theory of Reliability[M]. Society for Industrial and Applied Mathematics, 1996.

[107] WANG H. A survey of maintenance policies of deteriorating systems[J]. European Journal of Operational Research, 2002, 139 (3): 469-489.

[108] GRALL A, DIEULLE L, BERENGUUER C, et al. Continuous time predictive

[108] maintenance scheduling for a deteriorating system[J]. IEEE Transactions on Reliability, 2002, 51 (2): 141-150.

[109] FOULADIRAD M, GRALL A, DIEULLE L. On the use of on-line detection for maintenance of gradually deteriorating systems[J]. Reliability Engineering & System Safety, 2008, 93 (12): 1814-1820.

[110] FOULADIRAD M, GRALL A. Monitoring and condition-based maintenance with abrupt change in a system's deterioration rate[J]. International Journal of Systems Science, 2015, 46 (12): 2183-2194.

[111] WEIDE J M, PANDEY M D, NOORTWIJK J. Discounted cost model for condition-based maintenance optimization[J]. Reliability Engineering & System Safety, 2010, 95 (3): 236-246.

[112] WEIDE J M, PANDEY M D. Stochastic analysis of shock process and modeling of condition-based maintenance[J]. Reliability Engineering & System Safety, 2011, 96 (6): 619-626.

[113] BISWAS A, SARKAR J, SARKAR S. Availability of a periodically inspected system, maintained under an imperfect-repair policy[J]. IEEE Transactions on Reliability, 2003, 52 (3): 311-318.

[114] XU H, HU W. Availability optimisation of repairable system with preventive maintenance policy[J]. International Journal of Systems Science, 2008, 39 (6): 655-664.

[115] ZHU Y, ELSAYED E A, LIAO H, et al. Availability optimization of systems is subject to competing risk[J]. European Journal of Operational Research, 2010, 202 (3): 781-788.

[116] LIAO H, ELSAYED E A, CHAN L. Maintenance of continuously monitored degrading systems[J]. European Journal of Operational Research, 2006, 175 (2): 821-835.

[117] SAIHI A, BEN-DAYA M, AS'AD R A. Maintenance and sustainability: a systematic review of modeling-based literature[J]. Journal of Quality in Maintenance Engineering, 2022.

[118] GUSTAVSSON E, PATRIKSSON M, STRÖMBERG A, et al. Preventive maintenance scheduling of multi-component systems with interval costs[J]. Computers & Industrial Engineering, 2014, 76: 390-400.

[119] CUONG D, ROB B, ANDREAS H. Maintenance scheduling for railway tracks under limited possession time[J]. Journal of Transportation Engineering Part A: Systems, 2018, 144 (8): 4018039.

[120] CHANSOMBAT S, PONGCHAROEN P, HICKS C. A mixed-integer linear programming model for integrated production and preventive maintenance scheduling in the capital goods industry[J]. International Journal of Production Research, 2019, 57 (1): 61-82.

[121] ZHANG T, ANDREWS J, WANG R. Optimal scheduling of track maintenance on a railway network[J]. Quality and Reliability Engineering International, 2013, 29 (2): 285-297.

[122] SU Z, JAMSHIDI A, NÚÑEZ A, et al. Integrated condition-based track maintenance planning and crew scheduling of railway networks[J]. Transportation Research Part C: Emerging Technologies, 2019, 105: 359-384.

[123] ALRABGHI A, TIWARI A. State of the art in simulation-based optimisation for maintenance systems[J]. Computers & Industrial Engineering, 2015, 82: 167-182.

[124] TRIGUEIRO D S, MONTEVECHI B J, MIRANDA R D, et al. Discrete simulation-based optimization methods for industrial engineering problems: A systematic literature review[J]. Computers & Industrial Engineering, 2019, 128: 526-540.

[125] OYARBIDE-ZUBILLAGA A, GOTI A, SANCHEZ A. Preventive maintenance optimisation of multi-equipment manufacturing systems by combining discrete event simulation and multi-objective evolutionary algorithms[J]. Production Planning & Control, 2008, 19 (4): 342-355.

[126] ALRABGHI A, TIWARI A. A novel approach for modelling complex maintenance systems using discrete event simulation[J]. Reliability Engineering & System Safety, 2016, 154: 160-170.

[127] LIU X, HU M, HELM J E, et al. Missed opportunities in preventing hospital readmissions: redesigning post-discharge checkup policies[J]. Production and Operations Management, 2018, 27 (12): 2226-2250.

[128] LEE H K, JIN R, FENG Y, et al. An analytical framework for TJR readmission prediction and cost-effective intervention[J]. IEEE Journal of Biomedical and Health Informatics, 2019, 23 (4): 1760-1772.

[129] ZHONG X, LEE S, ZHAO C, et al. Reducing COPD readmissions through predictive modeling and incentive-based interventions[J]. Health Care Management Science, 2019, 22 (1): 121-139.

[130] LI M, LIU Z, LIU Y, et al. Optimal follow-up policies for monitoring chronic diseases based on virtual age[J]. International Journal of Production Research, 2021, (ahead-of-print): 1-15.

[131] LAHIJANIAN B, ALVARADO M. Care strategies for reducing hospital readmissions using stochastic programming[J]. Healthcare, 2021, 9 (8): 940.

[132] BAYATI M, BRAVERMAN M, GILLAM M, et al. Data-driven decisions for reducing readmissions for heart failure: general methodology and case study[J]. PLOS One, 2014, 9 (10): e109264.

[133] ZHANG S, HANAGAL P, FRAZIER P I, et al. Optimal patient-specific post-operative surveillance for vascular surgery[C]//Proceedings of the 7th INFORMS Workshop on Data Mining and Health Informatics, Phoenix, AZ, USA. 2012: 1-6.

[134] HELM J E, LAVIERI M S, VAN OYEN M P, et al. Dynamic forecasting and control algorithms of glaucoma progression for clinician decision support[J]. Operations Research, 2015, 63 (5): 979-999.

[135] NENOVA Z, SHANG J. Personalized chronic disease follow-up appointments: risk-stratified care through big data[J]. Production and Operations Management, 2022, 31 (2): 583-606.

[136] KHASAWNEH A A. Guidelines for comparing interventions, predicting high-risk patients, and conducting optimization for early HF readmission[D]. Akron: University of Akron, 2017.

[137] LEE S, WANG S, BAIN P A, et al. Modeling and analysis of postdischarge intervention process to reduce COPD readmissions[J]. IEEE Transactions on Automation Science and Engineering, 2019, 16 (1): 21-34.

[138] LIN Y, HUANG S, SIMON G E, et al. Cost-effectiveness analysis of prognostic-based depression monitoring[J]. IISE Transactions on Healthcare Systems Engineering, 2019, 9 (1): 41-54.

[139] HELM J E, ALAEDDINI A, STAUFFER J M, et al. Reducing hospital readmissions by integrating empirical prediction with resource optimization[J]. Production and Operations Management, 2016, 25 (2): 233-257.

[140] 魏登军, 黎夏. 国外分级诊疗体系及其对我国的启示[J]. 中国初级卫生保健, 2016, 30 (2): 8-10.

[141] SHUMSKY R A. Gatekeepers and referrals in services[J]. Management Science, 2003, 49 (7): 839-856.

[142] 陈妍, 周文慧, 华中生, 等. 面向延时敏感患者的转诊系统定价与能力规划[J]. 管理科学学报, 2015, 18 (4): 73-83.

[143] 贾俊秀, 侯毅姝, 杜黎. 考虑转诊率的健康服务质量及定价决策研究[J]. 中国管理科学, 2022: 1-16.

[144] WEN J P, JIANG H Y, SONG J. A stochastic queueing model for capacity allocation in the hierarchical healthcare delivery system[J]. Asia-Pacific Journal of Operational Research, 2019, 36 (1): 1-24.

[145] LIU X, CAI X, ZHAO R, et al. Mutual referral policy for coordinating health care systems of different scales[J]. International Journal of Production Research, 2015, 53 (24): 7411-7433.

[146] GUO M, LI B, SU W, et al. Effectiveness of referral incentive policy: exploring using queuing network model with blocking[C]// International Conference on Service Systems & Service Management. ICSSSM11, 2011, pp. 1-6.

[147] 申颖, 黄为然, 纪舒妤, 等. 1997—2017 年我国双向转诊现状和效果及问题的系统评价[J]. 中国全科医学, 2018, 21 (29): 3604-3610.

[148] 梁思园, 何莉, 宋宿杭, 等. 我国医疗联合体发展和实践典型分析[J]. 中国卫生政策研究, 2016, 9 (5): 42-48.

[149] GAO G, WU Z, WANG S. Study on the incentive and coordination mechanism of tumor healthcare alliance based on evolutionary game[J]. Journal of Combinatorial Optimization, 2021 (1): 1-21.

[150] LI N, KONG N, LI Q, et al. Evaluation of reverse referral partnership in a tiered hospital system-A queuing-based approach[J]. International Journal of Production Research, 2017, 55 (19): 5647-5663.

[151] 李忠萍, 王建军, 单巍. 基于分级诊疗体系的下转决策及支付机制研究[J]. 系统工程理论与实践, 2019, 39 (8): 2126-2137.

[152] 李忠萍, 王建军. 分级诊疗体系下的转诊决策与政府协调机制研究[J]. 系统工程

理论与实践，2020，40（11）：2897-2909.

[153] 李忠萍，王建军，张歆眸，等. 分级医疗体制下的转诊与政府补贴策略[J]. 系统工程学报，2021，36（3）：400-415.

[154] 马萌，韦才敏，李忠萍. 基于分级诊疗体系的转诊与政府投资决策研究[J]. 经济数学，2020，37（4）：130-140.

[155] LI N，PAN J，XIE X. Operational decision making for a referral coordination alliance-When should patients be referred and where should they be referred to[J]. Omega，2020，96：102077.

[156] LI N，PAN J，CHEN N. Coordination control for hospital referral with multitype patients[J]. IEEE Transactions on Automation Science and Engineering，2022，19（3）：2295-2309.

[157] WANG J，LI Z，SHI J J，et al. Hospital referral and capacity strategies in the two-tier healthcare systems[J]. Omega，2021，100：102229.

[158] 王伟，李娜. 考虑医疗质量差异的医院转诊决策优化[J]. 浙江大学学报（工学版），2021，55（7）：1261-1269.

[159] 白琼. 美国医院降低再入院率的策略与启示[J]. 中国卫生质量管理，2020，27（5）：148-151.

[160] ZHANG Y，GUAN Y，ZHANG Y，et al. Recurrence rate and relevant associated factors of stroke among patients with small artery occlusion in northern China[J]. Scientific Reports，2019，9（1）：1-8.

[161] SHARMA N，SCHWENDIMANN R，ENDRICH O，et al. Comparing Charlson and Elixhauser comorbidity indices with different weightings to predict in-hospital mortality：an analysis of national inpatient data[J]. BMC Health Services Research，2021，21（1）：13.

[162] QUAN H，SUNDARARAJAN V，HALFON P，et al. Coding algorithms for defining comorbidities in ICD-9-CM and ICD-10 administrative data[J]. Medical care，2005，43（11）：1130-1139.

[163] WANG P，WANG Y，ZHAO X，et al. In-hospital medical complications associated with stroke recurrence after initial ischemic stroke[J]. Medicine，2016，95（37）：e4929.

[164] 中国脑卒中防治报告编写组. 《中国脑卒中防治报告 2019》概要[J]. 中国脑血管病杂志，2020，17（5）：272-281.

[165] LI L，PAN Y，WANG M，et al. Trends and predictors of myocardial infarction or vascular death after ischaemic stroke or TIA in China，2007-2018：insights from China National Stroke Registries[J]. Stroke and Vascular Neurology，2021，6（2）：214-221.

[166] 何梅，翟伟. 脑卒中患者非计划再入院的研究进展[J]. 中国护理管理，2017，17（4）：524-527.

[167] LIU X，VATN J，DIJOUX Y，et al. Unobserved heterogeneity in stable imperfect repair models[J]. Reliability Engineering & System Safety，2020，203：107039.

[168] KLEINBAUM D G K M. Survival analysis：A self-learning text[M]. New York：Springer，2012.

[169] DEMPSTER A P, LAIRD N M, Rubin D B. Maximum likelihood from incomplete data via the EM algorithm[J]. Journal of the Royal Statistical Society. Series B, Methodological, 1977, 39 (1): 1-38.

[170] O'QUIGLEY J, STARE J. Proportional hazards models with frailties and random effects[J]. Statistics in Medicine, 2002, 21 (21): 3219-3233.

[171] KLEIN J P. Semiparametric estimation of random effects using the Cox model based on the EM algorithm[J]. Biometrics, 1992, 48 (3): 795-806.

[172] PENCINA M J, D'AGOSTINO RB SR, SONG L. Quantifying discrimination of Framingham risk functions with different survival C statistics[J]. Statistics in Medicine, 2012, 31 (15): 1543-1553.

[173] KRIPALANI S, THEOBALD C N, ANCTIL B, et al. Reducing hospital readmission rates: current strategies and future directions[J]. Annual Review of Medicine, 2014, 65: 471-485.

[174] LICHTMAN J H, LEIFHEIT-LIMSON E C, JONES S B, et al. Preventable readmissions within 30 days of ischemic stroke among medicare beneficiaries[J]. Stroke, 2013, 44 (12): 3429-3435.

[175] TONKIKH O, SHADMI E, FLAKS-MANOV N, et al. Functional status before and during acute hospitalization and readmission risk identification[J]. Journal of Hospital Medicine, 2016, 11 (9): 636-641.

[176] FINLAYSON K, CHANG A M, COURTNEY M D, et al. Transitional care interventions reduce unplanned hospital readmissions in high-risk older adults[J]. BMC Health Services Research, 2018, 18 (1): 956.

[177] 王一然, 冷志伟, 赵艺皓, 等. 我国康复服务供需衔接的保障机制问题分析[J]. 中国卫生政策研究, 2022, 15 (2): 65-70.

[178] 蔡文璟, 蒋艳, 段丽娟. 区域内多层级慢性病连续照护链模型研究[J]. 中国医院管理, 2019, 39 (3): 71-73.